191

Anaesthesiologie und Intensivmedizin
Anaesthesiology and Intensive Care Medicine

vormals „Anaesthesiologie und Wiederbelebung"
begründet von R. Frey, F. Kern und O. Mayrhofer

Herausgeber:

H. Bergmann · Linz (Schriftleiter)
J. B. Brückner · Berlin   M. Gemperle · Genève
W. F. Henschel · Bremen   O. Mayrhofer · Wien
K. Meßmer · Heidelberg   K. Peter · München

Spezielle Anaesthesieprobleme

Zentraleuropäischer Anaesthesiekongreß
Graz 1985   Band II

Herausgegeben von
W. F. List, O. Mayrhofer und H. V. Schalk

Mit 100 Abbildungen und 40 Tabellen

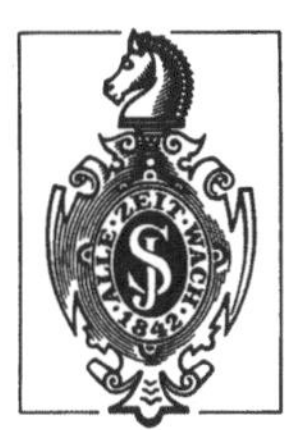

Springer-Verlag
Berlin · Heidelberg · New York
London · Paris · Tokyo

Prof. Dr. Werner F. List   Dr. Hanns Volker Schalk
Institut für Anästhesiologie der Universität Graz,
Landeskrankenhaus, Auenbruggerplatz, A-8036 Graz

Prof. Dr. Dr. h.c. mult. Otto Mayrhofer
Institut für Anästhesiologie der Universität Wien,
Spitalgasse 23, A-1090 Wien

ISBN-13: 978-3-540-16629-0   e-ISBN-13978-3-642-71281-4
DOI: 10.1007/978-3-642-71281-4

CIP-Kurztitelaufnahme der Deutschen Bibliothek
Spezielle Anaesthesieprobleme / Zentraleurop. Anaesthesiekongreß;
Graz 1985. Hrsg. von W. F. List.
- Berlin; Heidelberg; New York; London; Paris; Tokyo: Springer 1986
Band II (Anaesthesiologie und Intensivmedizin; 191)
ISBN 3-540-16629-7 (Berlin, Heidelberg, New York)
ISBN 0-387-16629-7 (New York, Berlin, Heidelberg)
NE: List, Werner F. [Hrsg.]; ZAK ‹1985, Graz›; GT

2119/3140-543210

Vorwort

Vom 11.–14. 9. 1985 fand in Graz der ZAK 85, die 19. gemeinsame Tagung der Deutschen Gesellschaft für Anästhesiologie und Intensivmedizin, der Schweizerischen Gesellschaft für Anästhesiologie und Reanimation (Société Suisse d'Anesthésiologie et de Réanimation) und der Österreichischen Gesellschaft für Anästhesiologie, Reanimation und Intensivtherapie statt. Die nunmehr vorliegenden Kongreßbände geben die ungekürzten wissenschaftlichen Vorträge wieder, die zu den Hauptthemen und Workshops von den zur Teilnahme eingeladenen namhaften deutschsprachigen und ausländischen Kollegen gehalten wurden.

Im vorliegenden Band werden spezielle Anästhesieprobleme wie Myokardmetabolismus, Prophylaxe, Diagnostik und Therapie der Myokardischämie sowie die perioperativen Anästhesieprobleme bei herzkranken Patienten behandelt. Ein weiteres Hauptthema befaßt sich mit praktischen Aspekten der Regionalanästhesie wie Wahl und Toxizität der Lokalanästhetika, Peridural- und Interkostalblockade. Anästhesie- und intensivmedizinische Probleme beim Früh- und Neugeborenen runden diesen Band spezieller Anästhesieprobleme noch ab.

Die optimale Mitarbeit der Autoren hat es ermöglicht, daß die Kongreßbände nur wenige Monate nach Ende des Kongresses in gedruckter Form vorliegen können. Dem Springer-Verlag sei für die ausgezeichnete Zusammenarbeit und den schnellen Druck gedankt, der die volle Aktualität durch eine so frühzeitige Herausgabe der beim ZAK 85 in Graz gebrachten wissenschaftlichen Arbeiten ermöglicht hat.

Graz, im Juli 1986   Werner F. List

Inhaltsverzeichnis

III Anästhesie und Intensivmedizin bei Früh- und Neugeborenen
(Leitung: J. Wawersik und G. Trittenwein)

Autorenverzeichnis

---

* Anfangsseiten der jeweiligen Beiträge ·

Adressenverzeichnis
der erstgenannten Beitragsautoren

Dr. K.-H. Altemeyer
Zentrum für Anästhesiologie des Klinikums der Universität Ulm,
Steinhövelstraße 9, D-7900 Ulm

Dr. J. Biscoping
Institut für Anästhesiologie der Universitätskliniken,
Klinikstraße 29, D-6300 Gießen

Dr. E. Bosina
Abteilung für Anästhesiologie, Mautner-Markhofsches
Kinderspital, Baumgasse 75, A-1030 Wien

Dr. H. Dähn
Institut für Anästhesiologie der Universität Düsseldorf,
Moorenstraße 5, D-4000 Düsseldorf

Prof. Dr. R. Dennhardt
Institut für Anästhesiologie am Klinikum Steglitz,
Hindenburgdamm 30, D-1000 Berlin 45

Prof. Dr. Ruth Gattiker
Institut für Anästhesiologie, Kantonsspital, Rämisstraße 100,
CH-8006 Zürich

Prof. Dr. J. Hausdörfer
Anästhesiologie III (Klinikum Süd), Medizinische Hochschule
Hannover, Postfach 610180, D-3000 Hannover 61

Prof. Dr. K. Hiotakis
Abteilung für Anästhesie, Universitätsklinik für Chirurgie,
A-8036 LKH Graz

Dr. K. Hudabiunigg
Institut für Anästhesiologie der Universität Graz,
Landeskrankenhaus, Auenbruggerplatz, A-8036 Graz

Prof. Dr. R. Kurz
Kinderklinik der Universität Graz, Landeskrankenhaus,
Auenbruggerplatz, A-8036 Graz

Prof. Dr. O. Mayrhofer
Institut für Anästhesiologie der Universität Wien,
Spitalgasse 23, A-1090 Wien

Prof. Dr. R. G. Merin
Department of Anesthesiology, Health Science Center,
6421 Fannin, 5020 MSMB, Houston, TX 77030, USA

Dr. G. Mitterschiffthaler
Universitätsklinik für Anästhesiologie, Anichstraße 35,
A-6020 Innsbruck

Dr. J. Motsch
Am Webenheimer Boesch 10, D-6653 Blieskastel-Bierbach

Dr. P. Moulaert
Anästhesieabteilung, Universität Gent, Akademisch Ziekenhuis,
De Pintelaan 185, B-9000 Gent

Dr. C. P. Naumann
Abteilung für Intensivmedizin und Institut für Anästhesiologie,
Kantonsspital, CH-9011 St. Gallen

Prof. Dr. H. Nolte
Institut für Anästhesiologie, Portastraße 9, D-4950 Minden

Prof. Dr. D. Olthoff
Albert-Hößler-Straße 10, DDR-1130 Berlin

Prof. Dr. M. Pečan
Universitätsinstitut für Anästhesiologie, Universitätskliniken,
Zaloška 7, YU-61000 Ljubljana

Dr. K. Reinhart
Abteilung für Anästhesiologie, Klinikum Steglitz,
Hindenburgdamm 30, D-1000 Berlin 45

Dr. O. Schulte-Steinberg
Dietrichweide 7, D-8135 Söcking

Dr. M. Schultz
Zentrum Anästhesiologie der Universität Ulm,
Steinhövelstraße 9, D-7900 Ulm

Dr. Margot Semsroth
Klinik für Anästhesiologie und Allgemeine Intensivmedizin
der Universität Wien, Spitalgasse 23, A-1090 Wien

Prof. Dr. G. Silvay
Department of Anesthesiology, Mount Sinai Medical Center,
New York, NY 10029, USA

Dr. K. Skarvan
Department für Anästhesie, Kantonsspital, CH-4031 Basel

Dr. G. Sprotte
Institut für Anästhesiologie der Universität Würzburg,
Josef-Schneider-Straße 2, D-8700 Würzburg

Prof. Dr. J. Tarnow
Institut für Anästhesiologie, Klinikum Charlottenburg,
Spandauer Damm 130, D-1000 Berlin 19

Dr. G. Trittenwein
Institut für Anästhesiologie der Universität Graz,
Landeskrankenhaus, Auenbruggerplatz, A-8036 Graz

Prof. Dr. J. Wawersik
Zentrale Abteilung für Anästhesie des Klinikums der
Christian-Albrechts-Universität, Hospitalstraße 40, D-2300 Kiel

I Herz und Anästhesie

Leitung: R. Gattiker und K. Hiotakis

Herz und Anästhesie

R. Gattiker

Einleitung

Das Thema „Herz und Anästhesie" ist in den letzten 2–3 Dezennien zunehmend aktuell geworden. Die Gründe dafür sind vielfältig. Eine Statistik von E. Grundy [2] aus dem Jahre 1983 zeigt, daß 28% aller 75- und über 75jährigen Menschen der Weltbevölkerung in dem verhältnismäßig kleinen Erdteil Europa leben. Die Fortschritte der Medizin im allgemeinen, und diejenigen der Chirurgie und Anästhesiologie im besonderen, haben es ermöglicht, die Indikation zu einem operativen Eingriff für ältere und alte Patienten bedeutend zu erweitern. Dies hat zur Folge, daß der Anästhesiologe in zunehmendem Maße mit der dem Alter inhärenten Multimorbidität konfrontiert wird. Herz- und Kreislauferkrankungen stehen dabei an erster Stelle und sind die häufigste Ursache perioperativer Komplikationen. Wijesurendra et al. [7] konnten zeigen, daß die Häufigkeit von Herz-Kreislauferkrankungen als Nebendiagnose bei chirurgischen Patienten proportional und linear mit fortschreitendem Alter zunimmt. Prädominierend ist dabei der gesamte Formenkreis der Hypertonie und der koronaren Herzkrankheit (KHK). Neben der manifesten symptomatischen KHK ist vor allem auch der potentiellen KHK, wie sie bei allen männlichen Patienten über 45 Jahre, die mit Risikofaktoren belastet sind, vermutet werden muß, und der wahrscheinlichen KHK bei Patienten mit anderen vaskulären Erkrankungen, größte Aufmerksamkeit zu schenken [1]. Jede regionale Durchblutungsstörung muß als Ausdruck einer generalisierten Krankheit betrachtet werden, die sehr wohl auch das koronare Gefäßbett mit einbeziehen kann, ohne vorerst manifeste Störungen zu verursachen. Eine derartige latente Form der KHK kann gerade in der perioperativen Phase erstmals manifest werden.

Aber auch durchgemachte Myokardinfarkte stellen ein erhöhtes Risiko für einen chirurgischen Eingriff dar. Die Inzidenz eines perioperativen Reinfarktes ist durchschnittlich 10mal höher als die Inzidenz eines Erstinfarktes [4, 5, 6]. Besonders gefährdet sind Patienten, die 3–6 Monate vor einem geplanten chirurgischen Eingriff einen Myokardinfarkt durchgemacht haben [3, 4, 5, 6]. Die Mortalität eines Reinfarktes in der perioperativen Phase ist enorm hoch [4, 5, 6].

Interferenzwirkungen von Anästhetika mit Langzeittherapien, unter denen die meisten Patienten mit Herz-Kreislauferkrankungen stehen, müssen bei der Planung des Anästhesieverfahrens berücksichtigt werden. Dies betrifft besonders β-Rezeptorenblocker, Kalzium-Antagonisten, Antihypertensiva, Digitalispräparate und Diuretika. Therapien, unter denen ein Patient präoperativ gut eingestellt ist, sollten vor der Operation nicht abgesetzt werden. Vielmehr wird vom Anästhesisten verlangt, daß er Wirkungen und Nebenwirkungen, sowie Interferenz- und Kumulationswirkungen solcher Pharmaka mit Anästhetika kennt und entsprechende Maßnahmen zur Verhinderung von Komplikationen ergreifen kann. Der myokardialen Sauerstoffbilanz kommt während des gesamten perioperativen Verlaufs größte Bedeutung zu. Sie sollte durch Optimierung des Sauerstoffangebotes und Ökonomisierung des Bedarfs im Gleichgewicht gehalten werden.

Geeignete Screening-Methoden zur präoperativen Erfassung manifester und latenter Herz-Kreislauferkrankungen, Methoden zur Diagnostik intraoperativer Myokardischämien, Grundkenntnisse des myokardialen Metabolismus, Maßnahmen zum optimalen Schutz des Myokards, Behandlungsprinzipien des insuffizienten Herzens und die postoperative Behandlung herz-kreislaufgeschädigter Patienten sind die Themen der heutigen Sitzung „Herz und Anästhesie".

Literatur

1. Gattiker R (1983) Anästhesie bei Hochdruck und koronarer Herzkrankheit. Deutsche Akademie für Anästhesieologische Fortbildung Nr. 8, Mai, Berlin, p 60
2. Grundy E (1983) Distribution of the 75 year old people of the world in different regions. J Amer Geriat Soc 31:325
3. Rao TLK, Jacobs KH, El-Etr AA (1983) Reinfarction following anesthesia in patients with myocardial infarction. Anesthesiology 59:499
4. Steen PA, Tinker JH, Tarhan S (1978) Myocardial infarction after anesthesia and surgery. JAMA 239:2566
5. Tarhan S, Moffitt EA, Taylor WF, Giuliani ER (1972) Myocardial infarction after general anesthesia. JAMA 20:1451
6. Topkins MJ, Artusio JF (1964) Myocardial infarction and surgery: a five year study. Anesthesia and Analgesia 43:716
7. Wijesurendra RJ, Northan AA, Millar RA (1981) Incidence of concurrent systemic disease in the surgical population of a tertiary care hospital. Canad Anaesth Soc J 28:67

Untersuchungen zum kardialen Risiko
bei allgemeinchirurgischen Anästhesien

D. Olthoff und A. Teichmann

Zunächst ist eine Korrektur zum Thema erforderlich. Unter dem Begriff „kardiales Risiko" wäre eine Aussage zur Häufigkeit bestimmter Komplikationen und fataler Ausgänge allein aus der präexistenten Herzerkrankung abzuleiten. Das ist u. E. nicht möglich, da eine solche Vielzahl von Variablen in das Gesamtrisiko eines diagnostischen oder operativen Eingriffs eingeht, daß bekanntlich selbst bei identischen Eingriffen an verschiedenen Kliniken ein unterschiedliches Risiko besteht.

So kann es sich hier nur um die Beschäftigung mit kardialen Risikofaktoren handeln, um Angaben zu ihrer Häufigkeit und um Wege zu ihrer möglichst präzisen und rechtzeitigen, qualitativen und quantitativen Erfassung.

Die Beschäftigung mit Risikofaktoren ist wieder aktuell geworden, weil die anästhesiologische Fachgebietsentwicklung die operativen Partnerdisziplinen in einem Zeitraum von nur 25 Jahren zu dem Eindruck verleitet hat, daß es keinerlei Ausschlußgründe (Alter, Vorschädigung) für auch noch so komplizierte Eingriffe mehr gibt. Das erscheint auf den ersten Blick auch richtig, weil z. B. unter den tödlichen, intraoperativen, nicht-chirurgischen Zwischenfällen die apparativ-technischen Komplikationen (Handhabungs- und Bedienungsfehler, echte technische Defekte) in den Vordergrund gerückt sind und patientenseitige Ursachen an Bedeutung verloren haben. Tatsächlich ist es aber so, daß die auf der Basis von Risikofaktoren entstehenden Komplikationen intraoperativ beherrscht werden durch die permanente ärztliche Überwachung und rechtzeitig eingeleitete Therapiemaßnahmen: Sie treten nun postoperativ auf und werden dann als selbständige, fast schicksalhafte und nicht zu beeinflussende Vorgänge aufgefaßt. Die Angaben über perioperative Myokardinfarkte bei vorbestehender CIHK belegen diese Aussage: Nur 11% ereignen sich intraoperativ, aber 77% im postoperativen Verlauf bis zum 7. Tage [6]. Und die aus umfangreichen Statistiken mitteleuropäischer Kliniken bekannten Letalitätsraten operativer Eingriffe zwischen 2 und 8% [9] sollten Anlaß sein, sich mit den Risikofaktoren in ihrer Bedeutung für den gesamten Klinikaufenthalt kritisch zu befassen.

Das besondere Interesse an den kardialen Risikofaktoren und ihre Einstufung als wichtigste Gruppe [1, 3, 5, 7, 22, 24, 30 u. a.] ergibt sich:

1. aus dem Anteil von mehr als 50% Herz-Kreislauf-Erkrankungen in den Todesursachenstatistiken, d. h. mindestens jeder 2. Patient der über 40jährigen hat eine derartige Vorschädigung von lebensbegrenzendem Schweregrad;
2. aus dem Nachweis von 42%, in höheren Altersgruppen bis zu 70% pathologischer EKG-Veränderungen bei präoperativen Routineuntersuchungen [14];
3. aus dem Anteil von rund 50% kardiovaskulären Ursachen an der o. g. Hospitalletalität von 2–8% [25];

4. aus dem Nachweis der Zunahme kardiovaskulärer Komplikationen auf das 4–5fache bei präoperativ krankhaftem Untersuchungsbefund [9, 17] bzw. in den höheren ASA-Risikogruppen [10];
5. aus der unverändert hohen Letalität aus kardialer Ursache in der Allgemeinchirurgie gegenüber einer Reduktion in speziellen Arbeitsgebieten wie der Herz- und Gefäßchirurgie [16].

Bis zu diesem Punkt ist sicher leicht Zustimmung und Einigkeit zu erlangen, während unterschiedliche Auffassungen zu erwarten sind, wenn es um die Erfassung und Bewertung der Risikofaktoren geht. Kardiale Risikofaktoren sind z.B. in der vielverwendeten ASA-Klassifikation enthalten [13], – sie werden in Abhängigkeit von den klinischen Kenntnissen und der Persönlichkeitsstruktur des Anästhesisten jedoch ganz unterschiedlich berücksichtigt. Ihre Bedeutung im Zusammenhang mit gravierenden Punkten des Operationsablaufs (z.B. Art und Zeitdauer des Eingriffs) wird in dieser reinen Befundbeschreibung nicht gewichtet. Erst neuere anästhesiologische Befundskalen (s. Mannheimer Check-Liste) haben die detaillierte Befunderhebung mit zusätzlichen Risikofaktoren verknüpft und damit qualifiziert [9, 14, 17, 27]. Eine ausschließlich die kardialen Risikofaktoren erfassende Skalierung wurde erst durch den Index von Goldman et al. 1977 eingeführt und mit „Mortalitätsraten" korreliert [8]. Durch das Zusammenfassen von anamnestischen Episoden, aktuellem Zustand und prognostischen Kriterien schien ein besonders geeignetes Instrument der Risikofaktoren-Beurteilung geschaffen worden zu sein. Aber auch dieser „spezifische" Index enthält die typischen Schwächen einer inkompletten Erfassung mit breitem Ermessensspielraum des Erfassenden; seine begrenzte Aussagekraft ist z.B. für gefäßchirurgische Patienten nachgewiesen worden [11]. Die Problematik der Risiko-Skalen kann an einem Vergleich aus einer kleinen Untersuchungsreihe verdeutlicht werden.

51 kardiochirurgische Patienten mit Indikation zum aortokoronaren Bypass (n = 27) bzw. singulärem Klappenersatz (n = 24) wurden von 3 Fachärzten unabhängig voneinander in 3 Risikoskalen eingeteilt und unter Prämedikationsbedingungen unmittelbar präoperativ in ihrem kardialen Zustand exakt erfaßt (hämodynamische Monitoring). Die Ergebnisse sind doch aufschlußreich. Trotz der unterschiedlichen Anlage der Skalen ergibt sich statistisch eine Übereinstimmung der Patientenzuordnung zu den Risikogruppen, die Skalen sind austauschbar (Abb. 1 und 2). Die beste Identifikation von Patienten mit hämodynamischen Abweichungen ist erstaunlicherweise mit der ASA-Klassifikation gegeben (Abb. 3). Zu einer ähnlichen Aussage kamen kürzlich Heinrich et al. [10]. Die Hauptursache für das Versagen der weiterentwickelten oder spezifischen Risikoskalen liegt darin, daß sie neben der graduellen Bewertung einzelner Faktoren gleichzeitig andere völlig ausschließen: In der o.g. Goldman-Skala ist z.B. die Angina pectoris als Hauptsymptom eines Koronarleidens nicht enthalten. Der Myokardinfarkt wird nur berücksichtigt, wenn er sich innerhalb der sechs präoperativen Monate ereignete. Eine den Anästhesieverlauf beeinflussende medikamentöse Therapie erscheint nicht.

Faßt man die Betrachtung der Befund- und Risikoskalen zusammen, so sind sie offensichtlich nur geeignet:
- als didaktische Leitlinie für die klinische Befunderhebung und -bewertung,
- als Verständigungsmittel mit den Partnerdisziplinen, und
- als Grundlage einer retrospektiven, statistischen Analyse von Risikofaktoren.

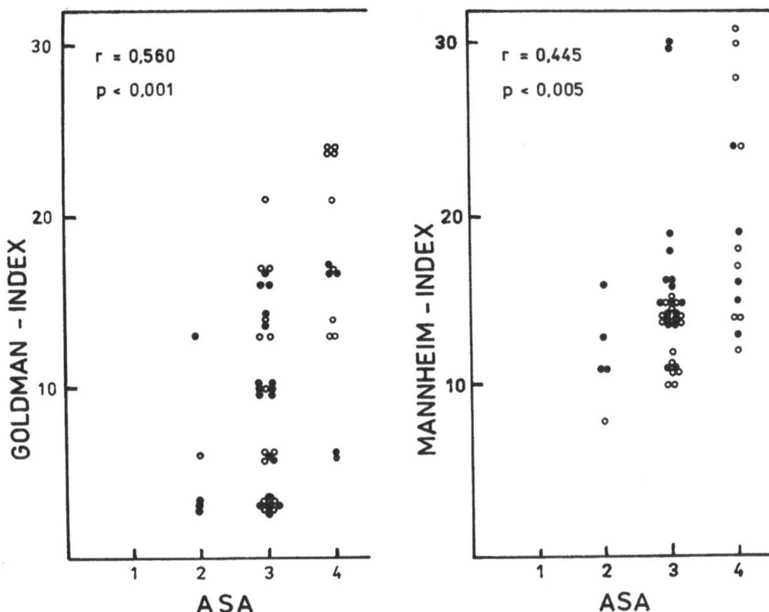

Abb. 1. Vergleichende Zuordnung von 51 Patieten mit kardiochirurgischer Operationsindikation (● 27 mit CIHK; ○ mit Mitral- oder Aortenfehlern) zu Risiko- bzw. Befund (ASA)-Skalen

Sie sind nicht geeignet:

- zur kompletten Erfassung anästhesiologisch wichtiger Risikofaktoren;
- für die prospektive Erfassung des individuellen Risikos;
- für die rechtzeitige Absicherung eines ausreichenden Monitoring bzw. einer adäquaten Therapie.

Oder anders ausgedrückt: es wird unterschiedlich akzentuiert und unterschiedlich differenziert von Risiko-Faktoren, Risiko-Indizes, Risiko-Gruppen gesprochen; gesucht wird aber der einzelne, besonders gefährdete Patient. Das Notwendige wird gut in der Titelzeile einer Arbeit von Striebel und Lutz [27] ausgedrückt.

Die dort beschriebene Mannheimer Check-Liste erfaßt aber nicht das objektive und individuelle, sondern eben auch nur das ärztlich-subjektive und statistische Risiko. Dazu tragen solche Gegenüberstellungen wie EKG normal, mäßige EKG-Veränderungen, usw. bei. Zur Verdeutlichung noch einmal das Beispiel des Myokardinfaktes als der häufigsten und gefährlichsten perioperativen Komplikation (0,1–0,7% insgesamt; 7% bei Zustand nach Myokardinfarkt!). Aus den Daten der Mayo-Klinik wurde abgeleitet und allgemein akzeptiert (s. Goldman-Skala; Mannheimer Check-Liste), daß 6 Monate nach einem Myokardinfarkt keine elektiven Operationen durchgeführt werden sollen [3, 26, 28–30]. Dieser Zeitraum wird für eine Ausheilung des Myokardfarktes und Stabilisierung des kardiovaskulären Systems unter neuen Bedingungen angesetzt. Unausgesprochen bleibt die wirkliche Begründung aus der statistischen Betrachtungsweise, daß nämlich in dieser Zeit die Patienten mit schweren Rhythmusstö-

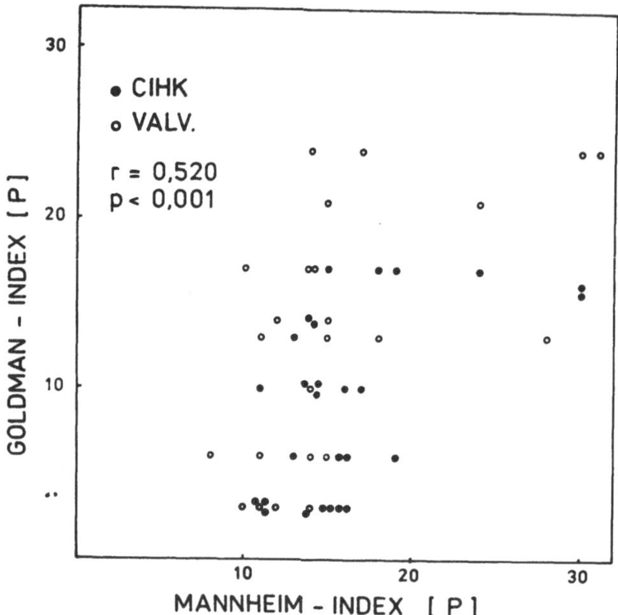

Abb. 2. Nachweis der Austauschbarkeit eines spezifisch kardialen Risiko-Index (Goldman's Cardiac Risk Index) und einer umfassenderen anästhesiologischen Risiko-Skala (Mannheimer Checkliste) (Patienten wie Abb. 1)

„Risiko-Index"	Parameter							
	HR	MAP	RAP	PAP	PCWP	CI	LVSWI	Alter
ASA	−	−	−	+	+	+	+	+ +
Mannheim	−	−	−	−	−~	−	−	+
Goldman	−	−	−	−	−	−	−	+

Abb. 3. Vergleich präoperativer hämodynamischer Werte mit Befund- bzw. Risiko-Skalen. (Patienten wie Abb. 1). Signifikante Korrelationen (+ p<0,005; + + p<0,001) bestehen nur zur ASA-Klassifikation

rungen, Reinfarkten und schlechter Ventrikelfunktion ihre lebensbegrenzenden Komplikationen hatten und in der verbleibenden Patientengruppe nicht mehr enthalten sind [2, 23, 31]. Für diese Auffassung hat Rao inzwischen mit der Reduzierung der perioperativen Mortalität von Myokardinfarkt-Patienten bei Akut-Operationen den besten Beweis erbracht [20, 21].

Bei 733 Patienten wurde ein invasives hämodynamisches Monitoring eingesetzt und die kardiale Funktion gezielt gesteuert. Das Resultat ist eine Reduktion der Reinfarktrate von 7 auf 1,9%, besonders überzeugend ist der Erfolg dieses Vorgehens in der

Gegenüberstellung der ersten 6 Monate nach Infarkt. Offensichtlich müssen also mehr harte, quantitative Daten des kardial-gefährdeten Patienten in die Einschätzung eingehen. Der von Rao beschrittene Weg ist für die Postinfarktpatienten auf Grund der einen eindeutigen anamnestischen Angabe unter dem Zwang einer Akut-Operation möglich, – die teure, zeitlich aufwendige und nicht immer ungefährliche Methodik [15] bei der größeren Restgruppe kardialer Risikopatienten (insbesondere bei den Grenzfällen bzw. nicht erkannten Erkrankungen) aber nicht generell anwendbar.

Wie häufig ist der kardiale Risikopatient und wie kann man ihn an Hand welcher Kriterien herausfinden?

Wir hatten die Grundvorstellung, in einem Ablaufschema die übliche anamnestische und klinische Befunderhebung einerseits und die mögliche exakte invasive Erfassung der Hämodynamik andererseits mit einem zwischengeschalteten non-invasiven Verfahren zu verknüpfen (Abb. 4). Die Aussagekraft der ersten beiden Stufen wurde zunächst bei 362 Patienten überprüft.

In den anamnestischen Daten dieser Gruppe der über 40jährigen Patienten wurden wichtige kardiovaskuläre Vorerkrankungen (Hypertonie; Zustand nach Myokardinfarkt, Angina pectoris etc.) erfaßt. Insgesamt gab nur die Hälfte der Patienten keine Vorerkrankung an, die höchsten Prozentanteile fanden sich bei den gefäßchirurgischen Patienten. Bei der anschließenden hämodynamischen Untersuchung sollte als zusätzliche Information vor allem die linksventrikuläre Funktion erfaßt werden. Dazu wurde die Radiokardiographie mit 113m-Indium neben arteriellen und zentralvenösen Druckwerten genutzt. In Übereinstimmung mit anderen Untersuchungen über die indirekten quantitativen Erfassungsmöglichkeiten der linksventrikulären Funktion [15, 19] ist insbesondere die LVEF allein bzw. in Kombination mit erhöhtem CVP von hoher Anzeige- bzw. Aussagekraft (Abb. 5). Daraus resultieren unsere Kriterien der Risiko-Patienten (LVEF < 55% mit CVP-Steigerung über 10 mm Hg bzw. LVEF-Senkung auf Werte unter 40% allein) und erste Angaben zur Häufigkeit in den einzelnen Patientengruppen mit Vorerkrankungen (Abb. 6). Daraus ergibt sich, daß etwa jeder 5. Patient (in den anamnestischen Daten war es jeder 2.) eine Beeinträchtigung der Herz-

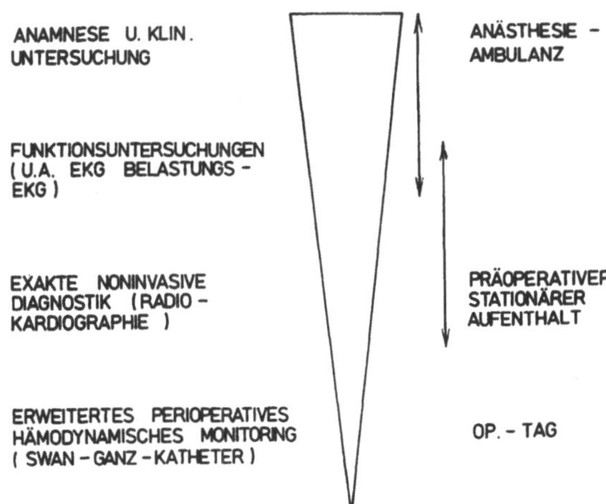

Abb. 4. Inhalt und zeitliche Zuordnung eines Ablaufschemas zur Identifikation und Betreuung kardial-gefährdeter Patienten

insges.	179	66	40	43	33
Pat. Gruppe	klin. o. B.	Hypertonie	Zust. n. MI	CIHK	and. path. Herz- o. Lungenbef.
CI (2,8 - 3,6 l/min/m^2)	9 (5)	10 (15,2)	6 (15)	8 (18,6)	5 (15,2)
SI (38 - 48 ml/m^2)	18 (10)	12 (18,2)	8 (20)	10 (23,3)	6 (18,2)
TPR (1000-1500 dyn·s·cm^{-5})	9 (5)	5 (7,6)	6 (15)	7 (16,3)	4 (12,0)
LVEF (<55 %)	22 (12,3)	8 (12,1)	10 (25)	17 (39,5)	14 (42,4)
CVP (>10 mm Hg)	27 (15,1)	12 (18,2)	8 (20)	12 (28,0)	10 (30,3)

Abb. 5. Präoperative hämodynamische Normwert-Abweichungen (noninvasive nuklearkardiologische Methodik) in allgemeinchirurgischen Patientengruppen ohne und mit anamnestischen Risikofaktoren [n (%)]

insgesamt	74 von 362	= 20,4 %
Gef. chir.	29 von 40	= 72,5 %
sonstige Op. bei Hypertonie	8 von 59	= 13,6 %
sonstige Op. nach MI	7 von 34	= 20,6 %
sonstige Op. bei CIHK	15 von 38	= 39,5 %

Abb. 6. Anteile der Risiko-Patienten nach nuklearkardiologischen Kriterien (Defin.: LVEF < 55% + CVP > 10 mm Hg oder LVEF < 40%) in Gruppen mit anamnestischen Risikofaktoren

leistung aufweist. Besonders hoch ist der Anteil in der gefäßchirurgischen Gruppe und beachtenswert u. E. auch der höhere Anteil von Risiko-Patienten in der CIHK- gegenüber der Myokardinfarkt-Gruppe. (Die Prozentangaben sollen nicht das Ziel der Untersuchungsstufe überlagern; es wird für jeden Patienten die Vorschädigung meßbar!)

Interessant ist hier der Vergleich zu den bereits vorgestellten kardiochirurgischen Patienten mit präoperativer invasiver Befunderhebung (Abb. 7). Nach einem von Gardner vorgeschlagenen Klassifizierungsschema [4] sind aus PCWP und LVSWI exakte Zuordnungen möglich. Hier weisen 16 der 51 Patienten ($\approx$ 31%) linksventrikuläre Beeinträchtigungen auf. Die weite Streuung der Dysfunktionen anzeigenden Punkte weist auf die unterschiedlichen Ursachen und damit spezifischen Anknüpfungspunkte der Therapie hin.

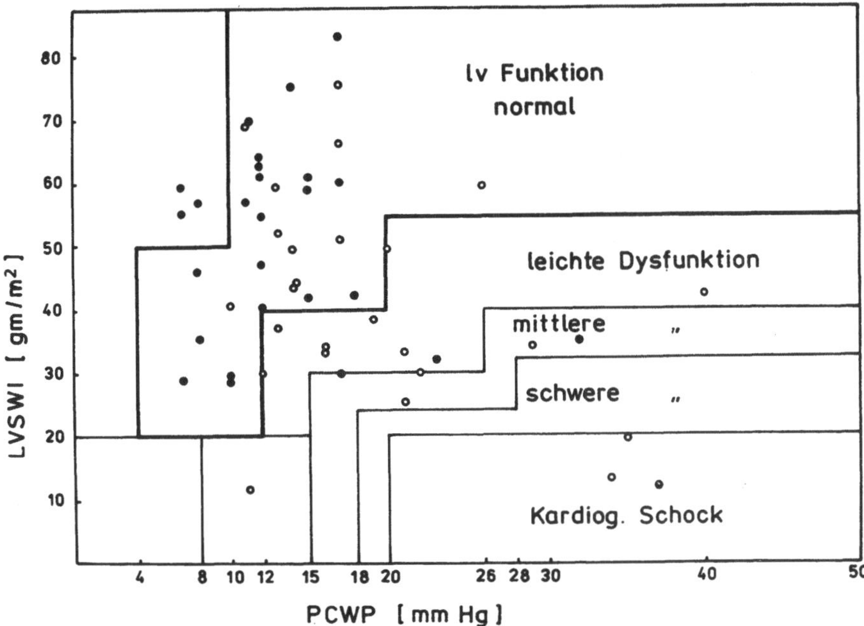

Abb. 7. Einordnungsmöglichkeit nach invasiv ermittelten Kriterien der linksventrikulären Funktion, dargestellt für 51 Patienten mit kardiochirurgischer Operationsindikation (● Patienten mit CIHK, o Patienten mit Mitral- oder Aortenfehlern)

Abschließend sollen zur Vermittlung vom quantitativen Umfang in den Einzelschritten und den möglichen Ergebnissen einige Daten aus einem halbjährigen Anwendungszeitraum dargestellt werden (Abb. 8). Die Ausdehnung auf die Altersgruppe über 20 Jahre erklärt einige Differenzen zur 1. Serie, in der es vordergründig um die Gewichtung der noninvasiven präoperativen Diagnostik der linksventrikulären Funktion ging. In der 2. Serie erfolgte die Zuweisung zur Funktionsdiagnostik und Radiokardiographie gezielt auf anästhesiologische Anforderung. Die Differenz der Patientenzahlen zwischen Risikoeinstufung und Einsatz des perioperativen invasiven Monitoring ergibt sich aus der Tatsache, daß in dieser Einführungsphase der Methodik im allgemein-chirurgischen Bereich Eingriffe unter voraussichtlich 1 Stunde Dauer nicht einbezogen wurden.

Schlußfolgerungen

Vor dem Hintergrund der dargestellten Überlegungen und Untersuchungsergebnisse glauben wir feststellen zu können:

– daß die heute gebräuchlichen präoperativen Befundskalen und Checklisten die kardialen Risikofaktoren nicht ausreichend erfassen; Versuche zu ihrer Verbesserung [18, 19] ohne messende Verfahren aber sinnlos sind;

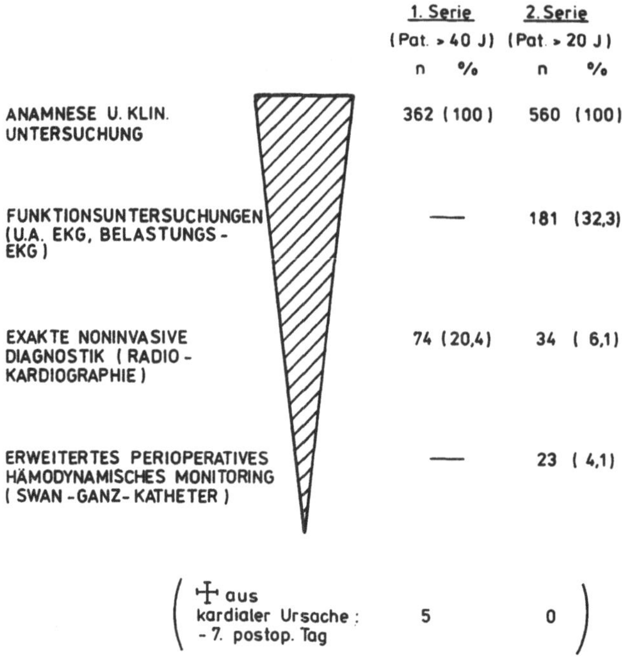

Abb. 8. Quantitative Angaben zur Anwendung des Schemas zur Identifikation und Betreuung kardial-gefährdeter Patienten im perioperativen Zeitraum

- daß unter verschiedenen Möglichkeiten einer verbesserten Identifikation kardial-gefährdeter Patienten [1, 15, 19] die nuklearmedizinische Methodik besonders geeignet ist;
- daß eine Senkung der perioperativen Morbidität und Mortalität aus kardialer Ursache nach exakter Erfassung der Risikofaktoren über eine präoperative Zustandsverbesserung und gezielte perioperative Überwachungs- und Therapiemaßnahmen auch für allgemeinchirurgische Patienten nötig und möglich ist [5, 12, 16 u.a.].

Literatur

1. Coriat P, Harari A, Daboz M, Viars P (1982) Clinical perdictors of intraoperative myocardial ischemia in patients with coronary artery disease undergoing non-cardiac surgery Acta Anaesth Scand 26:287
2. Döring H, Loddenkemper R (1962) Statistische Untersuchungen über den Herzinfarkt. Zschr Kreislaufforsch 51:401
3. Eerola M, Eerola R, Kaukinen S, Kauginen L (1980) Risk factors in surgical patients with verified preoperative myocardial infarction. Acta Anaest Scand 24:219
4. Gardner RM (1983) Information management-hemodynamic monitoring. Sem Anesth II:287
5. Goldberg AH (1976) The patient with heart disease: preoperative evaluation and preparation. Anesth Analg 55:618
6. Goldman L (1980) Guidelines for evaluating and preparing the cardiac patient for general surgery. J Cardiovasc Med 5

7. Goldman L (1983) Cardiac risks and complications of noncardiac surgery. Ann Intern Med 98:504
8. Goldman L, Caldera DL, Nussbaum SR, Southwick FS, Krogstad D, Murray B, Burke DS, O'Malley TA, Goroll AH, Caplan CH, Nolan J, Carabello B, Slater EE (1977) Multifactorial index of cardiac risk in noncardiac surgical procedures. New Engl J Med 297:845
9. Hartung HJ, Johann A, Osswald PM, Lutz H (1984) Häufigkeit intra- und postoperativer Herzkreislauf- und Atmungskomplikationen in Abhängigkeit vom präoperativen Zustand des Patienten. Anaesthesist 33:417
10. Heinrich H, Ahnefeld FW, Bisio E, ERdle HP, Winter H (1985) Zusammenhänge zwischen präoperativer Risikobeurteilung und intraoperativer Rate kardiozirkulatorischer Komplikationen. Herz/Kreislauf 3:122
11. Jeffrey CC, Kunsman J, Cullen DJ, Brewster DC (1983) A prospective evaluation of cardiac risk index. Anesthesiology 58:462
12. Kaplan JA (1981) Vasodilators or inotropic agents in management of intraoperative cardiac failure. In: Anesthesiology, Proceedings of the 7th World Congress of Anaesthesiologists. Excerpta Medica; Amsterdam-Oxford-Princeton, p 350
13. Keats AS (1978) The ASA classification of physical status- a recapitulation. Anesthesiology 49:233
14. Lutz H, Osswald PM, Bender HJ (1983) Ist die Forderung nach einem präoperativen Routine-Untersuchungsprogramm (RUP) gerechtfertigt? Anästh Intensivther Notfallmed 18:153
15. Mattlemen SJ, Hakki AH, Iskandrian AS, Segal BL, Kane SA (1983) Reliability of bedside evaluation in determining left ventricular function; correlation with left ventricular ejection fraction determined by radionuclide ventriculography. J Am Coll Cardiol 1:417
16. Moffitt EA (1981) Risk of anaesthesia early after infarction. Present status of the problem. In: Anesthesiology, Proceedings of the 7th World Congress of Anaesthesiologists. Excerpta Medica; Amsterdam-Oxford-Princeton, p 377
17. Osswald PM, Hartung HJ, Bender HJ, Becker P, Lutz H (1983) Zeitpunkt und Häufigkeit perioperativer Herzkreislaufkomplikationen bei geriatrischen Patienten. Anaesth Intensivther Notfallmed 18:193
18. Paiement B, Maillé J-G, Boulanger M, Taillefer J, Sahab P, Pelletien C, Dyrda I (1980) La visite pre-operatoire en chirurgie cardiovasculaire. Canad Anaesth Soc J 27:229
19. Pietak SP, Teasdale SJ (1979) Hemodynamic monitoring and care of the patient at high risk for anesthesia. CMA Journal 121:922
20. Rao TLK (1983) Cardiac monitoring for the noncardiac surgical patient. Sem Anesth II:241
21. Rao TLK, Jacobs KH a, El-Etr AA (1983) Reinfarction following anesthesia in patients with myocardial infarction. Anesthesiology 59:499
22. Roy WL, Edelist G, Gilbert B (1979) Myocardial ischemia during non-cardiac surgical procedures in patients with coronary-artery disease. Anesthesiology 51:393
23. Schettler G, Nüssel E (1974) Neuere Resultate aus der epidemiologischen Herzinfarktforschung in Heidelberg. Dtsch Med Wschr 99:2001
24. Schoeppel SL, Wilkinson C, Waters J, Meyers SN (1983) Effects of myocardial infarction on perioperative cardiac complications. Anesth Analg 62:493
25. Shibutani K, Del Guercio LRM (1983) Preoperative hemodynamic assessment of the high-risk patient. Sem Anesth II:231
26. Steen PA, Tinker JH, Tarhan S (1978) Myocardial reinfarction after anesthesia and surgery. J Am Med Ass 239:2566
27. Striebel JP, Lutz H (1981) Objektive, individuelle Kalkulation des Anästhesierisikos. Klinikarzt 10:67
28. Tarhan S, Moffitt EA, Taylor WF, Giuliani ER (1972) Myocardial infarction after general surgery. J Am Med Ass 220:1451
29. Tinker JH (1982) Perioperative myocardial infarction. Sem Anesth I:253
30. Tinker JH, Noback CR, Vlietstra RE, Freye RL (1981) Management of patients with heart disease for noncardiac surgery. J Am Med Ass 246:1348
31. Weiß B, Ivens K, Schuchart J, Ziegler WJ (1983) Herzinfarkt bei über 70jährigen. Epidemiologische Untersuchungen zum klinischen Verlauf. Fortschr Med 101:591

Möglichkeiten und Grenzen der perioperativen Diagnostik einer akuten Myokardischämie

J. Tarnow

Die Häufigkeit perioperativer Myokardischämien bei allgemeinchirurgischen Patienten mit koronarer Herzkrankheit beträgt nach Roy et al. [23] 38%, bei koronarchirurgischen Patienten wird eine fast identische Ischämieinzidenz angegeben (36,9%) [25]. Slogoff und Keats [25] konnten kürzlich nachweisen, daß das postoperative Infarktrisiko nahezu 3mal höher ist, wenn unmittelbar vor der Narkoseeinleitung oder intraoperativ Zeichen einer Myokardischämie (V_5 ST-Senkung $>0,1$ mV) auftreten. Dieser Zusammenhang zeigt, daß der Ischämiediagnostik in der operativen Medizin eine hohe prognostische und natürlich auch therapeutische Bedeutung zukommt. Tabelle 1 faßt die derzeit für den Bereich der operativen Medizin in Betracht kommenden Möglichkeiten zusammen.

Das wichtigste subjektive Symptom einer akuten Myokardischämie ist die Angina pectoris, wobei es sich allerdings um ein Spätsymptom handelt. Zum anderen sind die Beschwerden häufig atypisch oder fehlen ganz, so z. B. unter Narkosebedingungen.

Unter den objektiven Methoden hat die Überwachung des Elektrokardiogramms nach wie vor einen hohen Stellenwert, erfahrungsgemäß werden jedoch einige techni-

Tabelle 1. Diagnostische Möglichkeiten einer Myokardischämie

Subjektiv (Angina pectoris)

Elektrokardiographie
- Ableitung V_4 oder V_5, visuelle oder rechnergestützte Auswertung (Aufzeichnung einer ST-Segment-Trendlinie)
- Präkordiales mapping
- Ösophagus-EKG

Pulmonaliskatheter
- Anstieg des PCWP
- Auftreten prominenter a/v-Wellen in der phasisch registrierten PCWP-Kurve

2 D-Echokardiographie
(Erfassung regionaler Kontraktionsanomalien, vorzugsweise von apikal oder transösophageal)

Kardiokymographie
(Erfassung regionaler Kontraktionsanomalien)

Nuclear-„Stethoskop"
(Bestimmung der Auswurffraktion)

Sondierung des Sinus coronarius und der Vena cordis magna
- Durchblutungsmessung global und regional
- Messung der globalen und regionalen O_2-Sättigung
- Messung der globalen und regionalen Laktatkonzentration

sche Details nicht genügend beachtet: Eine verläßliche quantitative Bewertung der ST-Strecke setzt nicht nur eine Eichung des EKG-Signals voraus (z.B. 1 mV = 10 mm), sondern vor allem auch die Analyse zum richtigen Zeitpunkt, d. h. 60–80 ms nach dem J-Punkt (Abb. 1). Die Beachtung dieser Regel ist besonders bei nicht-horizontalen Abweichungen der ST-Strecke von der isoelektrischen Linie von Bedeutung. Ischämische

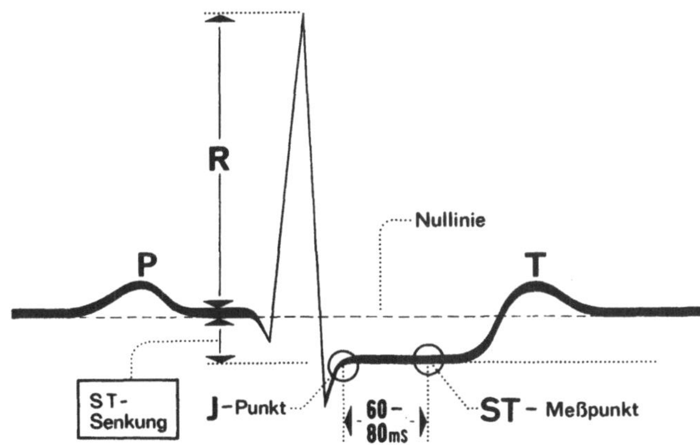

Abb. 1. J-Punkt und Meßzeitpunkt für die Quantifizierung einer ST-Senkung (60–80 ms nach J). (Nach Samek et al. [24])

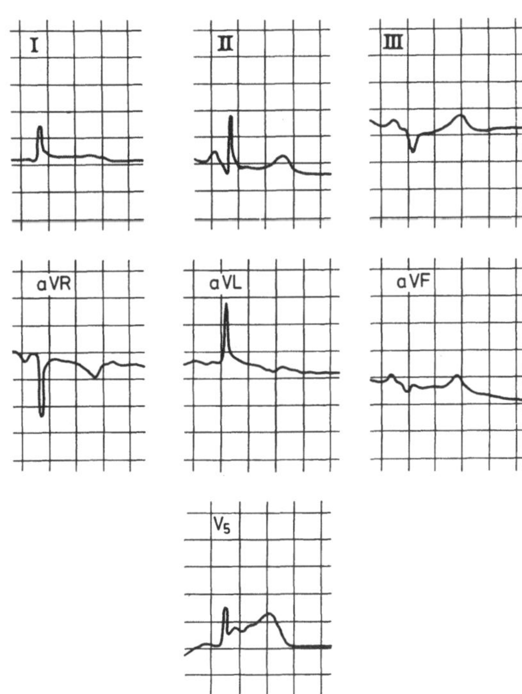

Abb. 2. Transmurale Myokardischämie mit deutlicher ST-Hebung in V_5 (3–4 mm), nur geringe Abweichungen der ST-Strecke in den Extremitätenableitungen.
(Modifiziert nach Kaplan et al. [12])

ST-Streckenveränderungen erscheinen am häufigsten und deutlichsten in den linksprä-
kordialen Ableitungen V_4 oder V_5 (Abb. 2). Die Registrierung mehrerer Brustwandab-
leitungen – wie z. B. beim sog. präkordialen mapping (Abb. 3) – erhöht die Sensitivität

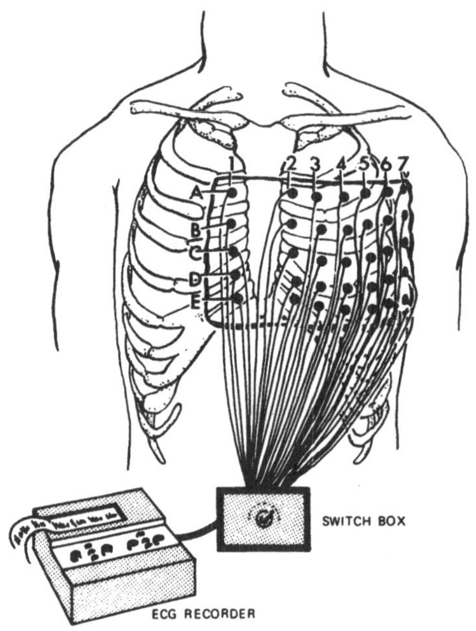

Abb. 3. Präkordiales mapping mit 35 Brustwand-
ableitungen. (Nach Maroko et al. [18])

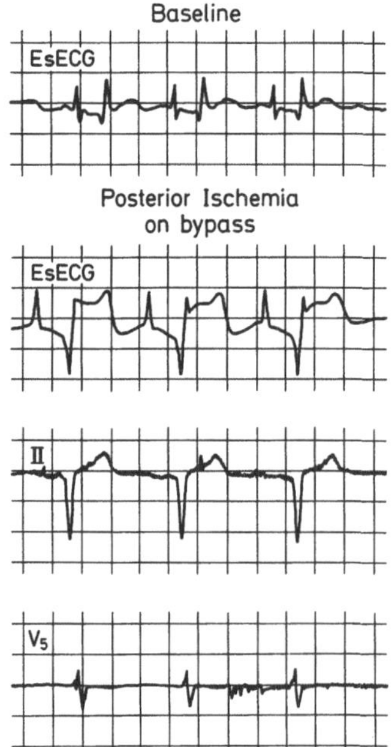

Abb. 4. Hinterwand-Ischämie mit Elevation des ST-Segmentes, die nur im ösophagealen EKG (EsECG) erkennbar ist. Die
im Vergleich zu den Ableitungen II und V_5 eindeutige Identi-
fizierbarkeit der P-Wellen im EsECG erleichtert außerdem die
Diagnose eines regelmäßigen Sinusrhythmus. (Nach Kates et
al. [14])

der Methode. Isolierte Myokardischämien im Bereich der Hinterwand können durch Ableitung eines Ösophaguselektrokardiogramms erfaßt werden (Abb. 4). Für die Langzeitüberwachung ischämiegefährdeter Patienten kommt eine rechnergestützte EKG-Auswertung in Betracht, dabei wird eine Trendlinie des ST-Segmentes aufgezeichnet (Abb. 5).

Das Produkt aus systolischem Blutdruck und Herzfrequenz (RPP) wird vielfach als Maß für den myokardialen Sauerstoffverbrauch verwendet und das Überschreiten eines Wertes von 12000 als drohende Myokardischämie angesehen. Abgesehen davon, daß das RPP nur unbefriedigend mit dem gemessenen myokardialen Sauerstoffverbrauch korreliert (Abb. 6), fanden Sonntag et al. [26] sowie Lieberman et al. [16] min-

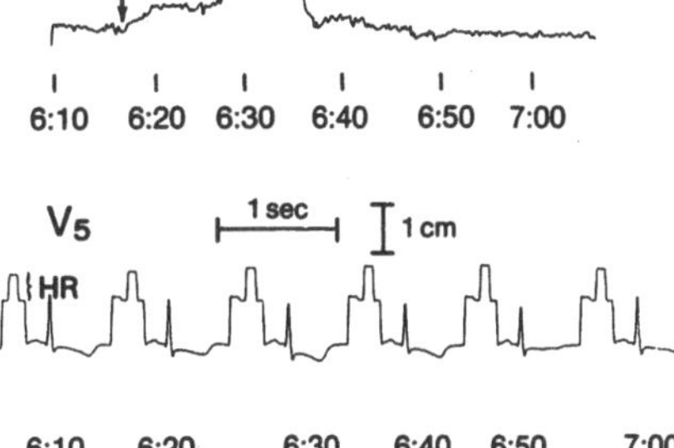

Abb. 5. ST-Segment-Trendlinie *(oben)* und gespeicherte V₅-Komplexe *(unten)*. Bei *A* kontinuierliche Zunahme der ST-Senkung nach Kopftieflagerung des Patienten, bei *B* Horizontallagerung und Infusion von Nitroglyzerin. Eichung: 1 cm = 1 mV. HR = Herzfrequenz (1 mm der schmalen Säulensegmente = 10 Schläge/min). (Nach Kotrly et al. [15])

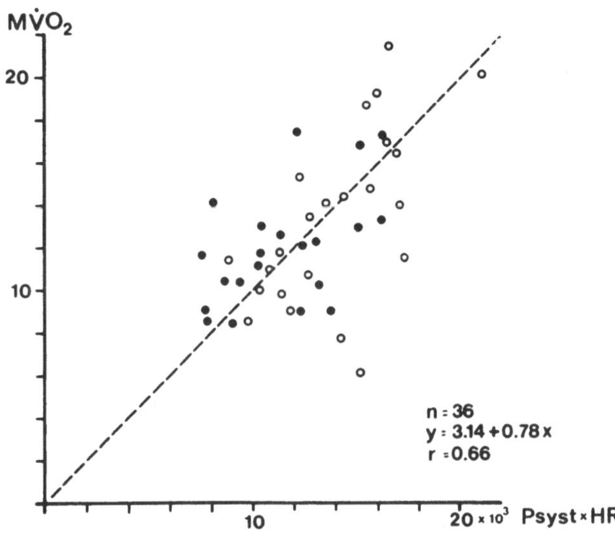

Abb. 6. Korrelation zwischen dem Druckfrequenzprodukt ($P_{syst} \cdot HR$) und dem gemessenen myokardialen Sauerstoffverbrauch (Messung der Koronardurchblutung mit der Argon-Fremdgasmethode, Bestimmung der myokardialen $AVDO_2$) bei 9 koronarchirurgischen Patienten zu verschiedenen Operationszeitpunkten (hochdosierte Fentanylanästhesie, 100 µg/kg).
● = Patienten ohne Laktatproduktion, ○ = Patienten mit Laktatproduktion. Näheres s. Text. (Nach Sonntag et al. [26])

destens ebenso häufig Ischämiesymptome bei einem traditionell normalen (12 000),
wie bei einem als pathologisch angesehenen Druckfrequenzprodukt von mehr als
12 000. Der unter Verwendung zusätzlicher hämodynamischer Größen berechenbare
Quotient aus myokardialem Sauerstoffangebot und Sauerstoffbedarf („endocardial vi-
ability ratio", EVR) [11] ist ebenfalls kein verläßlicher Ischämie-Indikator [2] und hat
sich auch wegen der umständlichen Berechnung in der Praxis nicht durchgesetzt.

Wesentliche diagnostische und auch therapeutische Informationen sind dagegen
von Druckmessungen im pulmonalen Kreislauf zu erwarten. Während einer akuten
Myokardischämie ist oft ein frühzeitiger Anstieg des linksventrikulären Füllungsdruk-
kes bereits nachweisbar, bevor eine Angina pectoris oder ischämische EKG-Verände-

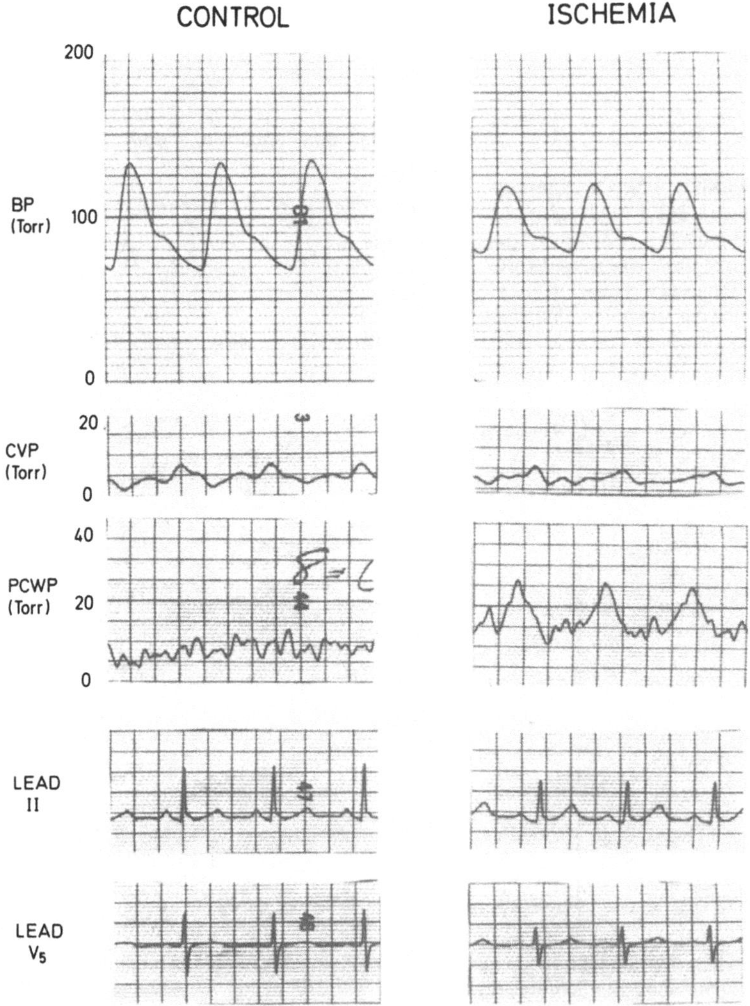

Abb. 7. Anstieg des pulmonalkapillären Verschlußdruckes (PCWP) mit Auftreten prominenter v-Wellen als frühzeitiger Hinweis auf eine akute Myokardischämie. Im EKG (Ableitungen II und V₅) sind
keine Ischämiezeichen sichtbar. (Nach Kaplan und Wells [12])

rungen auftreten. Gelegentlich ist ein Anstieg des linksventrikulären Füllungsdruckes bzw. das Erscheinen prominenter a- und/oder v-Wellen als Ausdruck einer verminderten Ventrikelcompliance bzw. einer Papillarmuskeldysfunktion das einzige Ischämiesymptom (Abb. 7). Dem Entschluß, einen Pulmonaliskatheter zu plazieren, sollte jedoch eine sorgfältige Abwägung des zu erwartenden Nutzens gegenüber den Risiken und Kosten vorangehen, wobei auch die voraussichtliche Dauer des operativen Eingriffes in diese Überlegungen einzubeziehen ist.

Das zweifellos empfindlichste Kriterium einer akuten Myokardischämie ist in dem Nachweis segmentaler Wandbewegungsstörungen vor allem im Bereich des linken Ventrikels zu sehen. Methodisch kommt – zumindest in der operativen Medizin – der-

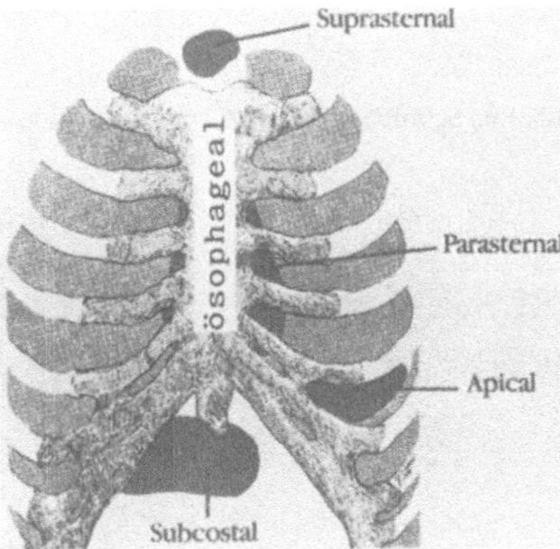

Abb. 8. Schematische Darstellung der 5 klinisch gebräuchlichen Echokardiographie-Fenster

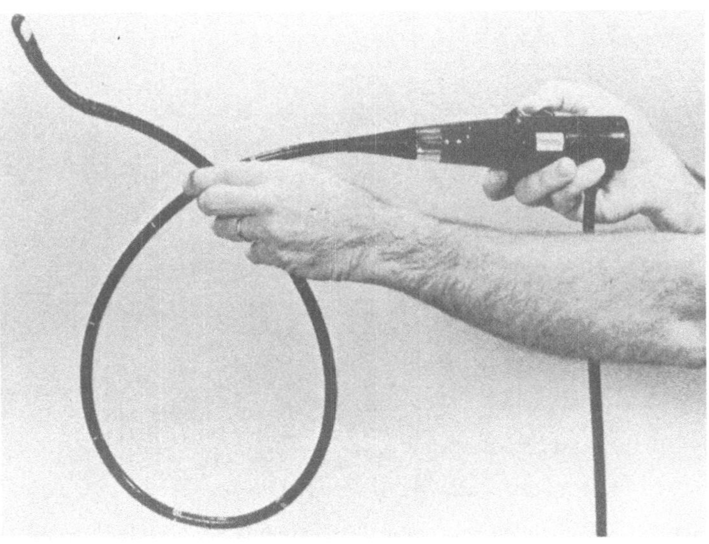

Abb. 9. Ösophageales Echokardioskop (Diasonics, Inc.). Der Transducer ist auf ein Gastroskop montiert und läßt sich mit Hilfe des Handgriffes rotieren und abwinkeln

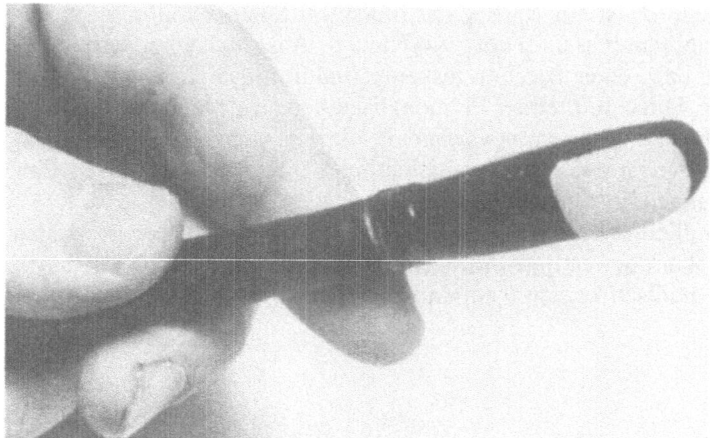

Abb. 10. Schallkopf eines Ösophagus-Echokardioskopes. (3,5 mHz, Diasonics, Inc.)

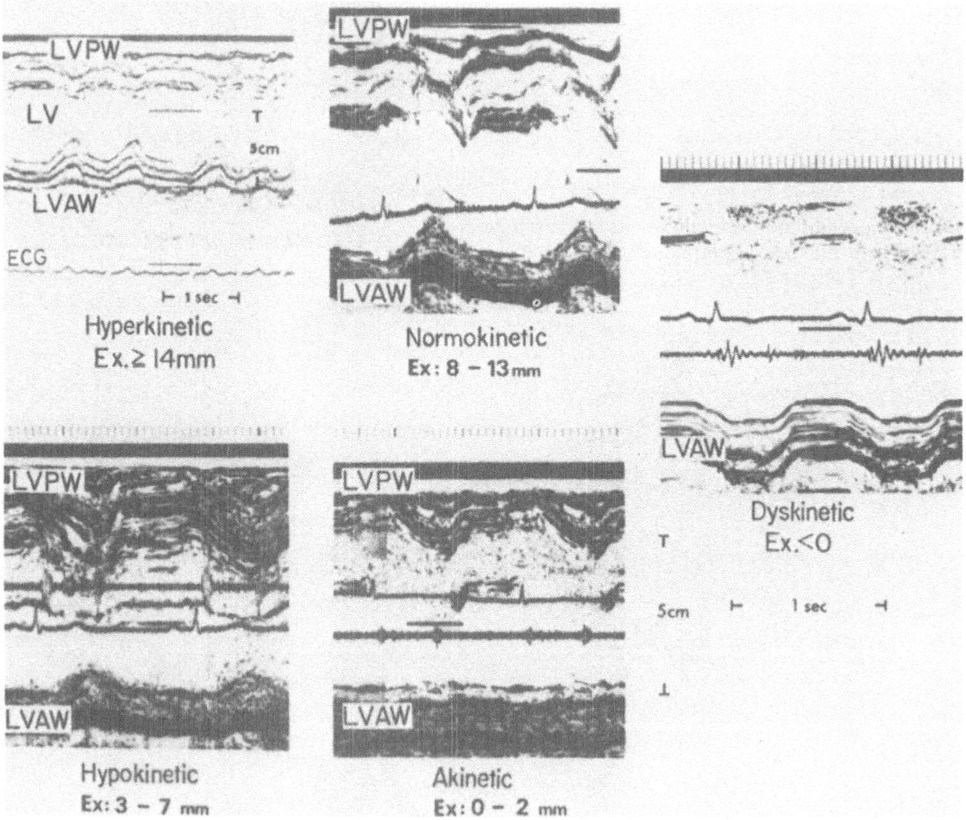

Abb. 11. Klassifikation linksventrikulärer Kontraktionsabläufe (Normokinesie, Hyperkinesie, Hypokinesie, Akinesie und Dyskinesie) anhand von Ösophagus-Echokardiogrammen der Vorderwand (LVAW) bei Patienten mit koronarer Herzkrankheit. *Ex* = systolische Dickenzunahme der Vorderwand des linken Ventrikels. (Nach Matsuzaki et al. [20])

zeit besonders die Echokardiographie in Betracht (Feigenbaum [8], Matsumoto [19], Matsuzaki [20]) und zwar vorzugsweise unter Benutzung des apikalen und ösophagealen Echofensters (Abb. 8–10). Abb. 11 zeigt eindimensionale Ösophagusechokardiogramme mit Beispielen ischämisch bedingter Kontraktionsanomalien (Hypokinesie, Akinesie, Dyskinesie). Eine bessere räumliche Orientierung bietet die zweidimensionale Echokardiographie (Abb. 12), die eine Aufzeichnung der enddiastolischen und endsystolischen Ventrikelkonturen erlaubt und damit nicht nur die Beurteilung der regionalen Kontraktilität erleichtert, sondern auch eine recht verläßliche Bestimmung der Ventrikelvolumina und der Auswurffraktion möglich macht.

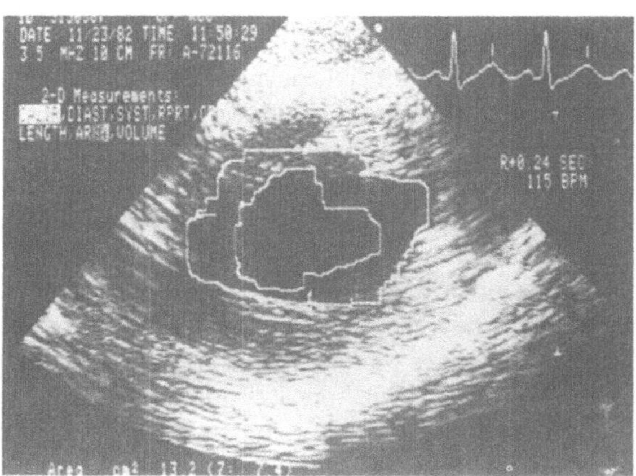

Abb. 12. Zweidimensionales transösophageales Echokardiogramm mit Darstellung der systolischen (inneren) und diastolischen (äußeren) Ventrikelkontur. Diese Modalität erleichtert die räumliche Beurteilung des regionalen Kontraktionsverhaltens und erlaubt eine hinreichend genaue Bestimmung des endsystolischen und enddiastolischen Ventrikelvolumens

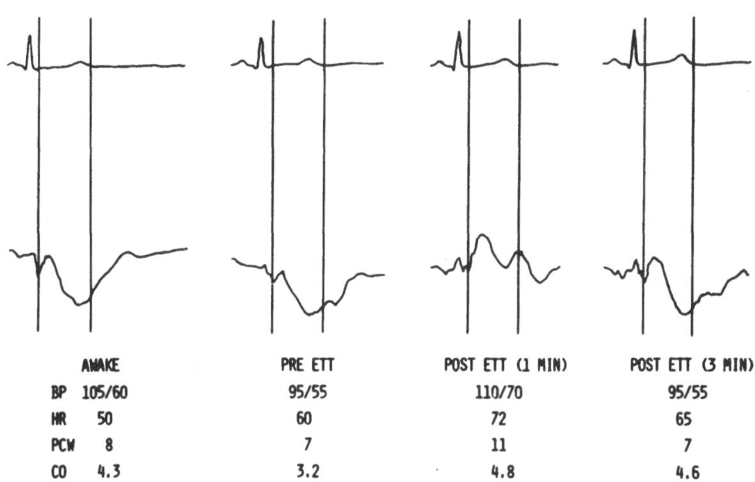

	AWAKE	PRE ETT	POST ETT (1 MIN)	POST ETT (3 MIN)
BP	105/60	95/55	110/70	95/55
HR	50	60	72	65
PCW	8	7	11	7
CO	4.3	3.2	4.8	4.6

Abb. 13. EKG und Kardiokymogramm bei einem Patienten mit koronarer Herzkrankheit während der Anästhesieeinleitung. Im Wachzustand (awake) und vor der Intubation (PRE ETT) regelrechter Kontraktionsablauf (systolische Einwärtsbewegung der Ventrikelvorderwand).
1 min nach der Intubation (POST ETT) paradoxe Auswärtsbewegung während der Systole (Dyskinesie). Im EKG finden sich dagegen keine Ischämiezeichen, wesentliche hämodynamische Schwankungen sind nicht zu erkennen. Die vertikalen Linien kennzeichnen die Ejektionsphase. (Nach Bellows et al. [4])

Die Kardiokymographie ist ein ebenfalls nicht-invasives Verfahren, bei dem mit Hilfe eines elektromagnetischen Feldes ischämische Wandbewegungsstörungen im Bereich der Herzvorderwand erfaßt werden können [4, 7]. Die Abbildung 13 zeigt eine Dyskinesie der Ventrikelwand unmittelbar nach der Intubation. Der Nachteil dieser Methode besteht vor allem darin, daß sie keine Informationen über die hinteren, inferioren und lateralen Abschnitte des linken Ventrikels bietet und in Apnoe durchgeführt werden muß. Neben dem direkten Nachweis regionaler Kontraktionsanomalien gilt eine akute Abnahme der Auswurffraktion um mehr als 5% als empfindliches Ischämiekriterium. Mit Hilfe miniaturisierter Szintillationsmeßsonden (Abb. 14) ist es heute möglich, auch außerhalb nuklearmedizinischer Abteilungen fortlaufend die linksventrikulären Volumina darzustellen und die Ejektionsfraktion zu bestimmen [3, 5, 10, 22]. Das Verfahren ist semiinvasiv und erfordert lediglich eine i.v.-Injektion von in vivo markierten Erythrocyten (Tc-99m). Die Abbildungen 15 und 16 zeigen Beispiele von Intubationswirkungen auf die Auswurffraktion eines nicht-ischämischen und eines akut ischämisch gewordenen Myokards.

Schließlich besteht die Möglichkeit, durch Messung der Koronardurchblutung sowie durch oximetrische und metabolische Untersuchungen des koronarvenösen Blutes unmittelbare Informationen über die Energiebilanz des Herzens zu gewinnen. Diese Verfahren erfordern allerdings eine Sondierung des sinus coronarius und sind auch wegen ihres begrenzten zeitlichen Auflösungsvermögens nicht für eine kontinuierliche Überwachung der Sauerstoffversorgung des Herzen geeignet. Bei der Argon-Fremdgasmethode [6, 21] wird der Koronarsinusfluß durch Messung der arteriokoronarvenösen Differenz des Indikators bestimmt. Ein etwas besseres Auflösungsvermögen bietet die Thermodilutionsmethode [9]. Messungen der arteriellen und koronarvenösen O_2-Sättigungen sowie der Laktatkonzentrationen erlauben eine Beurteilung der globalen linksventrikulären O_2-Bilanz. Neuere Doppelthermodilutionskatheter [1] bieten zudem die Möglichkeit, simultan auch regionale Änderungen von Durchblutung und Metabo-

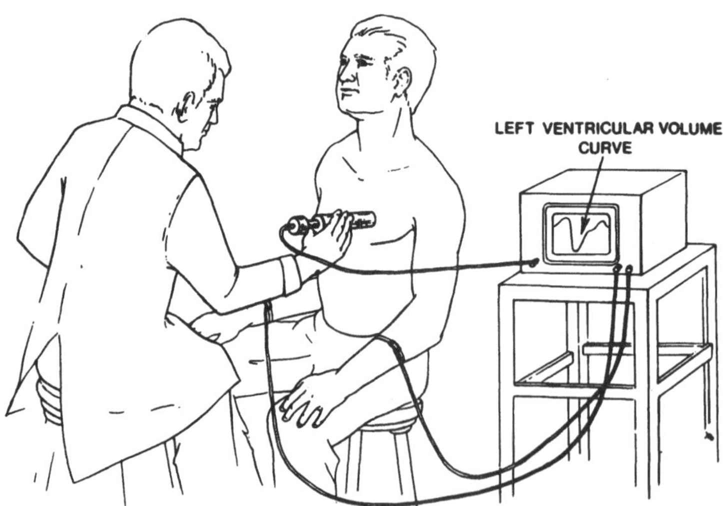

Abb. 14. Mobile EKG-getriggerte Szintillationsmeßsonde („Nuklear-Stethoskop") für die nicht-invasive Bestimmung linksventrikulärer Volumina und der Ejektionsfraktion

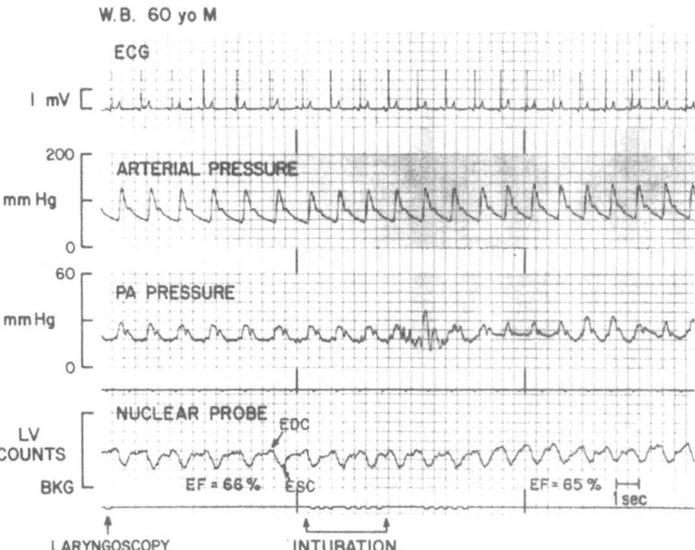

Abb. 15. Konventionelle Kreislaufgrößen und volumenproportionale Zeit-Aktivitätskurve des linken Ventrikels bei einem Patienten mit koronarer Herzkrankheit, aufgenommen mit einer mobilen EKG-getriggerten Gammastrahlungsmeßsonde („Nuklear-Stethoskop"). *EDC* bzw. *ESC* = enddiastolische bzw. endsystolische Gammaaktivität. Die Intubation hatte keine nennenswerte Kreislaufreaktion zur Folge und blieb ohne Einfluß auf die Ejektionsfraktion *(EF)*

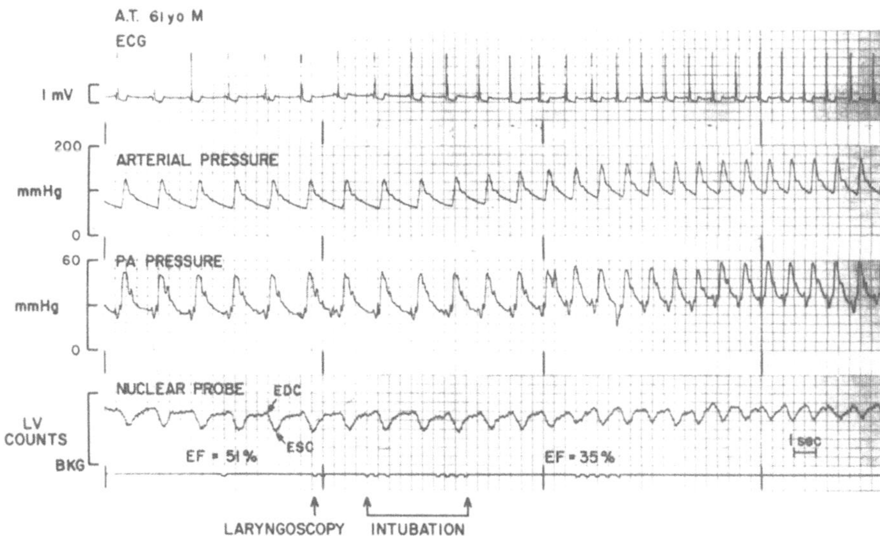

Abb. 16. Gleiche Darstellung wie Abb. 15. Bei diesem Patienten mit koronarer Herzkrankheit stiegen Blutdruck und Herzfrequenz während der Laryngoskopie und Intubation an, die radionuklidventrikulographisch bestimmte Auswurffraktion nahm als Ausdruck einer akuten Myokardischämie von 51% auf 35% ab. (Nach Reitan und Barash [22])

lismus (Messung in der V. cordis magna) im Bereich der Vorderwand des linken Ventrikels zu erfassen (Abb. 17–19).

Bei dem Versuch einer Antwort auf die Frage, welches Verfahren in der operativen Medizin am besten geeignet ist, um eine myokardiale Ischämie frühzeitig diagnostizieren und damit auch möglichst rechtzeitig behandeln zu können, müssen neben den Gesichtspunkten Invasivität bzw. nicht-Invasivität, Zeitaufwand und Kosten auch die Spezifität und Sensitivität der Methoden berücksichtigt werden. Tabelle 2 faßt die Sensitivität verschiedener Ischämiekriterien zusammen. Ohne Zweifel weisen Techniken,

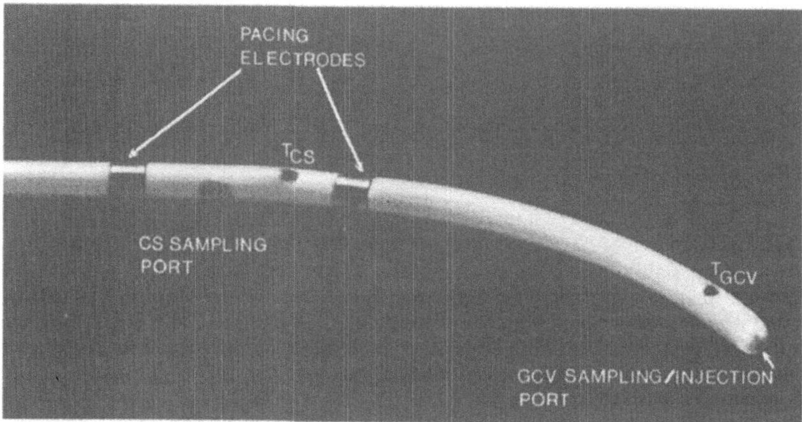

Abb. 17. Koronarsinuskatheter (7F, Electro-Catheter Corporation) mit 2 Thermistoren (T_{CS}, T_{GCV}) für die Flußmessung im sinus coronarius und in der großen Herzvene. Der Katheter enthält 2 Öffnungen für entsprechende Blutentnahmen sowie 2 Schrittmacherelektroden

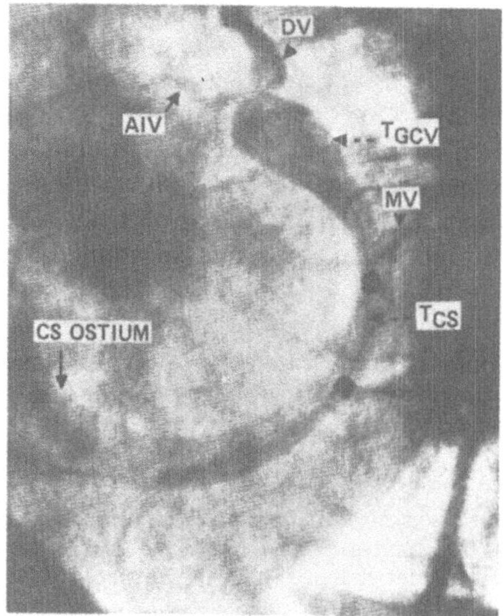

Abb. 18. Röntgenkontrastdarstellung (linksanteriore Schrägprojektion) der koronarvenösen Anatomie und eines bis in die V. cordis magna vorgeschobenen Koronarsinuskatheters.
T_{GCV}, T_{CS} = Thermistoren für die Flußmessung in der großen Herzvene und im sinus coronaris. *CS OSTIUM* = Koronarsinus-Einmündung in den rechten Vorhof; *MV* = Marginalvene; *AIV* = V. interventricularis anterior; *DV* = Diagonalvene. (Nach Baim et al. [1])

mit denen regionale Kontraktionsabläufe oder die Auswurffraktion kontinuierlich erfaßt werden können, die höchste diagnostische Sensitivität bei einer akuten Myokardischämie auf. Ob sich diese neueren (und teuren) Verfahren auch in der operativen Medizin durchsetzen und bewähren werden, bleibt abzuwarten.

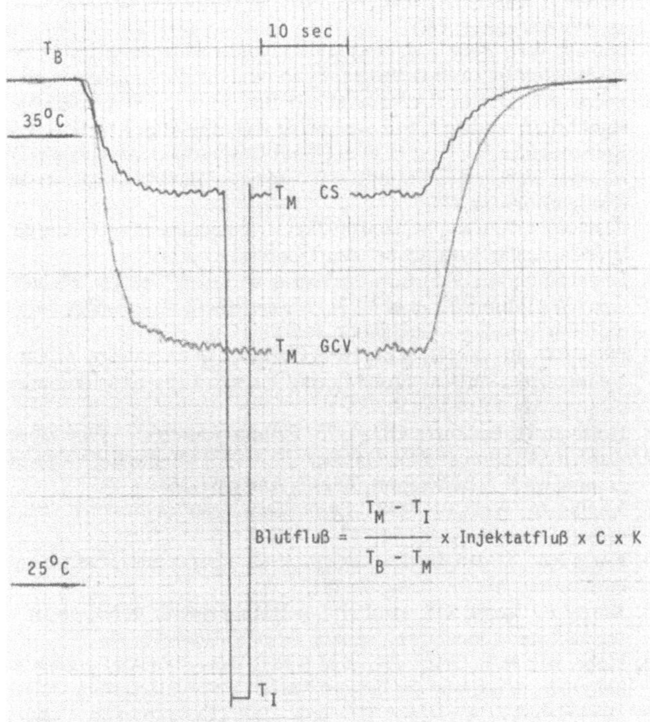

Abb. 19. Originalregistrierung einer Flußmessung im Coronarsinus und in der großen Herzvene mit der Thermodilutionstechnik. T_B = Bluttemperatur; T_I = Injektattemperatur; $T_M CS$ = Mischtemperatur im sinus coronarius; $T_M GCV$ = Mischtemperatur in der großen Herzvene

Tabelle 2. Empfindlichkeit verschiedener Ischämie-Kriterien. (Aus [17])

Regionale Kontraktionsanomalien (Radionuklidventrikulographie)	100%
Akute Abnahme der Ejektionsfraktion um > 5% (Radionuklidventrikulographie)	100%
Angina pectoris	67%
Ischämische EKG-Veränderungen (12 Ableitungen)	56%
Laktatproduktion (sinus coronarius)	50%
Anstieg des LVEDP um > 5 mmHg	44%

Literatur

1. Baim DS, Rothman MT, et al (1980) Improved catheter for regional coronary sinus flow and metabolic studies. Am J Cardiol 46:997
2. Baller D, Sigmund-Duchanova H, et al (1979) Prediction of myocardial blood flow by DPTI and prediction of the adequacy of myocardial O_2-supply by the DPTI/STTI ratio under maximal coronary dilatation. Basic Res Cardiol 74:387
3. Barash P, Kopriva C, et al (1981) Global ventricular function and intubation: Radionuclear profiles. Anesthesiology :A6
4. Bellows WH, Bode RH, et al (1984) Noninvasive detection of periinduction ischemic ventricular dysfunction by cardiokymography in humans. Preliminary experience. Anesthesiology 60:155
5. Berger HJ, Davies RA, et al (1981) Beat-to-beat left ventricular performance assessed from the equilibrium cardiac blood pool using a computerized nuclear probe. Circulation 63:133
6. Bretschneider HJ, Cott L, et al (1966) Gaschromatographische Trennung und Analyse von Argon als Basis einer neuen Fremdgasmethode zur Durchblutungsmessung von Organen. Verh Dtsch Ges Kreislaufforschg 32:267
7. Diamond GA, Chag M, et al (1978) Cardiokymography: Quantitative analysis of regional ischemic left ventricular dysfunction. Am J Cardiol 41:1249
8. Feigenbaum H (1972) Echocardiography. Lea & Febiger, Philadelphia
9. Ganz W, Tamura K, et al (1971) Measurement of coronary sinus blood flow by continuous thermodilution in man. Circulation 44:181
10. Giles RW, Berger HJ, et al (1982) Continuous monitoring of left ventricular performance with the computerized nuclear probe during laryngoscopy and intubation before coronary artery bypass surgery. Am J Cardiol 50:735
11. Hoffman JI, Buckberg GD (1975) Pathophysiology of subendocardial ischemia. Br Med J 76:1
12. Kaplan JA, Dunbar RW, Hatcher CR (1978) Diagnostic value of the V_5 precordial electrocardiographic lead. A case report. Anesth Analg 57:364
13. Kaplan JA, Wells PH (1981) Early diagnosis of myocardial ischemia using the pulmonary arterial catheter. Anesth Analg 60:789
14. Kates RA, Zaidan JR, Kaplan JA (1982) Esophageal lead for intraoperative electrocardiographic monitoring. Anesth Analg 61:781
15. Kotrly K, Kotter GS, et al (1984) Intraoperative detection of myocardial ischemia with an ST segment trend monitoring system. Anesth Analg 63:343
16. Lieberman RW, Orkin FK, et al (1983) Hemodynamic predictors of myocardial ischemia during halothane anesthesia for coronary-artery revascularization. Anesthesiology 59:36
17. Markham RV, Winniford MD, et al (1983) Symptomatic, electrocardiographic, metabolic and hemodynamic alterations during pacing-induced myocardial ischemia. Am J Cardiol 51:1589
18. Maroko PR, Libby P, et al (1972) Precordial S-T segment elevation mapping: An atraumatic method for assessing alterations in the extent of myocardial ischemic injury. Am J Cardiol 29:223
19. Matsumoto M, Oka Y, et al (1980) Application of transesophageal echocardiography to continuous intraoperative monitoring of left ventricular performance. Am J Cardiol 46:95
20. Matsuzaki M, Matsuda Y, et al (1981) Esophageal echocardiographic left ventricular anterolateral wall motion in normal subjects and patients with coronary artery disease. Circulation 63:1085
21. Rau G (1969) Messungen der Koronardurchblutung mit der Argon-Fremdgasmethode. Arch Kreisl Forschg 58:322
22. Reitan JA, Barash PG (1984) Noninvasive monitoring. In: Saidman LJ, Ty Smith N (eds) Monitoring in anesthesia, 2nd edition, p 117. Butterworth Publishers, Boston London Sydney Wellington Durban Toronto
23. Roy WL, Edelist G, Gilbert B (1979) Myocardial ischemia during non-cardiac surgical procedures in patients with coronary artery disease. Anesthsiology 51:393
24. Samek L, Roskamm H (1984) Belastungs-EKG. In: Roskamm H (Hrsg): Koronarerkrankungen, S 277. Springer, Berlin Heidelberg New York Tokyo
25. Slogoff S, Keats AS (1985) Does perioperative myocardial ischemia lead to postoperative myocardial infarction? Anesthesiology 62:107
26. Sonntag H, Larsen R, et al (1982) Myocardial blood flow and oxygen consumption during high-dose fentanyl anesthesia in patients with coronary artery disease. Anesthesiology 56:417

Importance of Myocardial Metabolism
for the Anesthesiologist

R. G. Merin

My definition of myocardial metabolism encompasses the liberation of energy from the fuels which the heart use through the storage of that energy as high phosphates and the utilization of that energy by the contractile proteins.

There are two areas of myocardial metabolism that the anesthesiologist must be concerned with. First, all cardioactive drugs produce some interaction with myocardial metabolism. In particular, the potent inhalation anesthetics must interfere with some aspect of cardiac metabolism in producing their cardiodepressant effect. Although the exact mechanism of this depressant effect is still not known, it is apparent that a major effect can be seen on the utilization of energy by the contractile proteins. This utilization of energy is highly dependent on the increase in calcium ion concentration in the cytoplasm of cardiac muscle and the effect of that increase in concentration on the contractile proteins. Potent inhalation anesthetics affect both the rate of rise of calcium ion intracellularly and also the effect of calcium ion on the contractile proteins. There is also evidence to suggest that there may be some interference by potent inhalation anesthetics in the liberation of energy, particularly from glucose. A new class of drugs which specifically interferes with calcium balance in the heart, the calcium channel blocking drugs, also may have important interactions with anesthetics which also affect calcium balance.

The second area of cardiac metabolism which is of great importance to the anesthesiologist is myocardial oxygen metabolism. Oxygen is critical for heart function because the heart can liberate energy and store it as high energy phosphates much more effiziently utilizing the oxidative tri-carboxylic acid cycle than through the anaerobic glycolytic cycle. This ist the major reason why interference in coronary blood flow produced by coronary atherosclerosis has such a deleterious effect on cardiac function. There is considerable evidence that high arterial fatty acid levels are harmful to the function of the ischemic heart. Consequently, provision of adequate glucose and insulin and blockade of sympathetic nervous activity are beneficial for the fuel supply of the ischemic heart. It is necessary to balance oxygen supply, which is primarily a function of the interplay between coronary perfusion pressure and coronary vascular resistance, with oxygen demand, which is related to the function of the heart, specifically heart rate, contractile performance and developed pressure. Although the patient without coronary artery disease is able to change his coronary vascular resistance in response to the oxygen demands of the heart and hence, maintain myocardial oxygen balance, the same is not true of the patient with obstructed coronary arteries. Consequently, it is important to maintain the balance of myocardial oxygen supply and demand at optimal levels during anesthesia in such patients. A final aspect of cardiac metabolism which bears upon this aspect of anesthesia care is the fact that there are specific metabolic alterations produced by ischemia. One in particular, the production of lactate by the heart, can be used as a sign of myocardial ischemia, especially in the experimental circumstances. One of the great needs in clinical cardiac monitoring today is a noninvasive method of detecting cardiac ischemia. At the moment, there is no acute and easy method for this purpose.

Reference

Merin RG (1983) Myocardial Metabolism. In: Kaplan JA (ed) Cardiac Anesthesia, Vol II. Grune & Stratton, New York, p 243–266

Prophylaxe und Therapie
der perioperativen Myokardischämie

K. Skarvan

Das Operationsrisiko ist bei Patienten mit koronarer Herzkrankheit deutlich erhöht. Diese erhöhte kardiale Morbidität und Mortalität ist vor allem durch perioperativen Myokardinfarkt, akute Herzinsuffizienz, maligne Arrhythmien und plötzlichen Herztod bedingt. Für alle diese Komplikationen ist die Myokardischämie verantwortlich [5].

Dank dem Einsatz des invasiven Monitorings, neuer Medikamente und der Intensivüberwachung konnte das Risiko des perioperativen Myokardinfarktes in den letzten Jahren reduziert jedoch nicht eliminiert werden [18, 21, 28].

Zur Illustration sei zunächst ein anschauliches Beispiel angeführt. Ein 58jähriger Schreiner hat sich bei seiner Arbeit eine offene Oberschenkelfraktur zugezogen. Sechs Jahre vorher hatte er einen Myokardinfarkt erlitten und klagte seither über eine Anstrengungsangina (NYHA 2). Das Risiko des geplanten Notfalleingriffs wurde erkannt. EKG, Druck in der A. radialis und ZVD wurden überwacht und man hat versucht den Kreislauf während der Anästhesie (Benzodiazepin, Opiat, Pancuronium, Lachgas) mit Nitroglyzerin- und Phenylephrin zu stabilisieren. Dieses Vorhaben mißlang. Die Verlaufskurve (Abb. 1) zeigt mehrere hypertensive Spitzen und Tachykardie, der wiederholte Bedarf an Natriumkarbonat weist auf eine anhaltende Hypovolämie hin. Schließlich wurde Halothan zur Drucksenkung eingesetzt, mußte jedoch wegen drohender Hypotension rasch abgestellt werden. Unmittelbar nach Operationsende, beim Umlagern, trat ein Kammerflimmern auf. Nach einer mehrstündigen, endlich

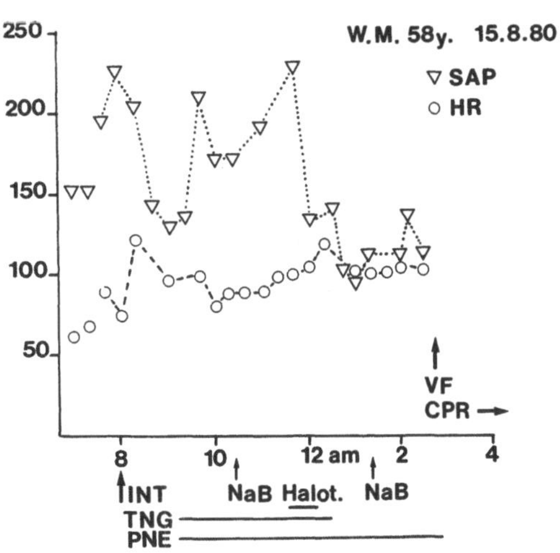

Abb. 1. Intraoperativer Verlauf des systolischen Blutdruckes *(SAP)* und der Herzfrequenz *(HR)* bei einem 58jährigen Patienten mit koronarer Herzkrankheit. *INT*= Intubation, *NaB*= Natrium-Bikarbonat, *Halot*= Halothan, *TNG*= Nitroglyzerin, *PNE*= Phenylephrin, *VF*= Kammerflimmern, *CPR*= Wiederbelebung. (Für weitere Angaben s. Text)

doch erfolgreichen Reanimation wurde ein massiver Reinfarkt der Vorderwand festgestellt. Trotz einem zunächst erfreulichen Verlauf starb der Patient 3 Tage später an einer akuten Rhythmusstörung.

Der perioperative Myokardinfarkt ist nur die sichtbare Spitze des Eisberges der perioperativen Myokardischämie. Der Weg zur Infarktprophylaxe führt über die Prophylaxe der Ischämie [11].

Die *Prophylaxe der perioperativen Myokardischämie* stützt sich auf folgende *Maßnahmen:* präoperative Diagnose der koronaren Herzkrankheit, medikamentöse Myokardprotektion, adäquates Monitoring und korrektes Anästhesiemanagement.

Die *präoperative Diagnose* ist durch die Tatsache erschwert, daß bis 30% der Patienten mit koronarer Herzkrankheit asymptomatisch sind („silent ischemia" [20]). Ungefähr ein Viertel der perioperativen Erstinfarkte tritt bei Patienten auf, die präoperativ keine Zeichen einer koronaren Herzkrankheit hatten [27]. Eine perioperativ auftretende Myokardischämie könnte der erste Hinweis auf die zugrundeliegende Koronarinsuffizienz sein, was die Bedeutung der Kreislaufüberwachung nochmals unterstreicht.

Unter *medikamentöser Myokardprotektion* verstehen wir die *perioperative Fortsetzung der antianginösen Langzeittherapie* (Nitrate, Betablocker, Kalziumantagonisten). Braucht ein Patient den medikamentösen Schutz seines Myokards vor dem Streß des Alltags, wird er die bewährte Therapie um so mehr als Schutz vor dem Streß der Operation brauchen. Das Anästhesiemanagement muß sich dieser Tatsache anpassen. Bei den bisher nich behandelten Patienten ist unter Umständen eine Vorbehandlung mit β-Blockern im Sinne einer *primären* oder *sekundären Infarktprophylaxe* zu erwägen. Entsprechende Untersuchungen liegen allerdings nicht vor.

Das *korrekte Anästhesiemanagement* der intraoperativen und postoperativen Phase muß sich nach den Bedürfnissen des myokardialen Sauerstoffgleichgewichtes richten und den Mechanismen der perioperativen Myokardischämie entgegenwirken (Tabelle 1).

Sowohl sympathikotone Kreislaufreaktionen mit Tachykardie und Hypertension (Abb. 2) als auch hypotensive Reaktionen (Abb. 3) sind mit einer erhöhten Häufigkeit des perioperativen Myokardinfarktes verbunden [10, 18, 21] und müssen sofort behandelt werden. Im Vergleich mit den hämodynamischen Faktoren wurde bisher wenig Aufmerksamkeit der koronaren Thrombogenese gewidmet. Die Koinzidenz des postoperativen Infarktmaximums und der postoperativen Steigerung der Blutgerinnung weist auf die mögliche Rolle der intrakoronaren Thrombose hin. Ein Zusammenhang zwischen der Hyperkoagulabilität des Blutes und der koronaren Herzkrankheit, beziehungsweise dem akuten Myokardinfarkt wurde mehrfach bestätigt [9].

Zur *medikamentösen Therapie der perioperativen Myokardieschämie* stehen uns Nitroglyzerin, β-Blocker und Kalziumantagonisten zur Verfügung.

Nitroglycerin

Nitroglyzerin dilatiert sowohl normale als auch stenosierte koronare Leitungsgefäße (epikardiale Koronararterien und exzentrische Koronarstenosen).

Während die Zunahme des Koronarflows nach Nitroglyzerin i.v. nur flüchtig ist, hält die Erweiterung der epikardialen Koronararterien viel länger an. Außerdem dila-

Tabelle 1. Mechanismen der perioperativen Myokardischämie

1. Reduktion des Koronarflows (der myokardialen O_2-Zufuhr)
  - Koronare Vasokonstriktion
    Dynamische Koronarstenose
    Koronarspasmus
  - Reduktion des koronaren Perfusionsdruckes
    Hypotension, Erhöhung des diastolischen Ventrikeldruckes
  - Verkürzung der koronaren Perfusionszeit
    Tachykardie
    Verlängerung der Systole
  - Umverteilung des Koronarflows
    Vasodilatation
    Steal
  - Reduktion des C_aO_2
    Extreme Hämodilution
  - Koronarthrombose
    Gesteigerte Gerinnung

2. Erhöhung des myokardialen O_2-Bedarfes
  Zunahme der systolischen Wandspannung
  (Systolischer Druck × Ventrikelvolumen)
  Zunahme der Kontraktilität

tiert Nitroglyzerin periphere Venen und Arterien, wobei bei niedriger Dosierung die venodilatatorische Wirkung und das venöse Pooling im Vordergrund stehen. Dieser direkten Wirkung von Nitroglyzerin wirkt die reflektorische Gegenregulation mit Tachykardie, Kontraktilitätszunahme und Vasokonstriktion engegen, die in der Regel eine ausgeprägte Hypotension verhindert und für die typische biphasische Kreislaufreaktion auf Nitroglycerin verantwortlich ist [11]. Unter Anästhesie mit abgeschwächten Baroreflexen, bei Hypovolämie sowie bei autonomer Blockade ist die hypotensive Wirkung des Nitroglyzerins stärker ausgeprägt [13]. Die günstige Wirkung des Nitroglycerins auf die Myokardischämie setzt jedoch voraus, daß der arterielle Druck und damit der koronare Perfusionsdruck nicht zu stark reduzirt wird [7].

Der Mechanismus der Nitroglyzerinwirkung bei Myokardischämie ist von dem Mechanismus der Ischämie abhängig: zu einem ist es die O_2-sparende Wirkung der Preload- und Afterloadreduktion, zum anderen die Reduktion des Koronartonus, sei es im Bereich exzentrischer Stenosen oder bei Auflösung eines Koronarspasmus.

Außerdem liegen Hinweise auf eine Erhöhung des koronaren Kollateralflows und eine Umverteilung des Koronarflows zum Subendokard und zum ischämischen Bezirk nach Nitroglyzerin vor [11].

Kommt es bei Patienten mit hochgradigen Koronarstenosen nach Nitroglyzerin zu einer ausgeprägten Hypotension, muß allerdings mit der Möglichkeit einer „paradoxen" Verschlechterung der Myokardischämie gerechnet werden.

Nitroglyzerin führt wie alle Nitropräparate zur raschen Entwicklung einer Toleranz auf seine Kreislaufwirkung, was besonders bei einer Dauerinfusion berücksichtigt werden muß.

Eine weitere Ursache der Diskrepanz zwischen der Dosis und der Wirkung ist die Adsorption (ca. 30%) von Nitroglyzerin im Kunststoff des Infusionsbesteckes.

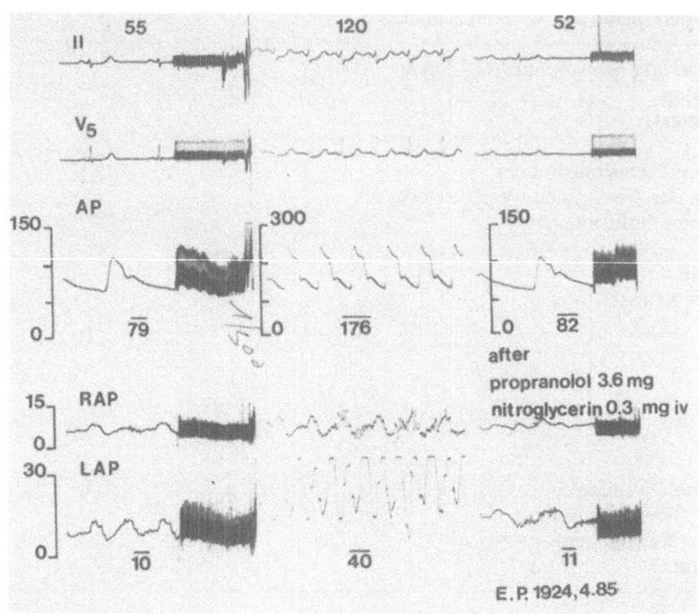

Abb. 2. Intraoperative Myokardischämie, verursacht durch einen abrupten Anstieg der Herzfrequenz und des arteriellen Druckes, begleitet von ST-Segmentsenkungen sowie von einer massiven Erhöhung des Linksvorhofdruckes mit hohen v-Wellen. Die sympathoadrenerge Reaktion wurde durch eine chirurgische Manipulation an der Aorta unter adäquater Opiatanästhesie ausgelöst und mit Propranolol und Nitroglyzerin i.v. sofort behoben. *AP* = arterieller Druck, *RAP* = Rechtsvorhofdruck, *LAP* = Linksvorhofdruck

Bei mehrtägiger Verabreichung einer hochdosierten Infusionslösung ist an die Möglichkeit einer Intoxikation mit dem Lösungsmittel (Äthanol) zu denken. Die Gefahr einer Methemoglobinämie scheint bei den üblichen Dosen nicht gegeben. Die Nitroglyzerindauerinfusion soll nicht abrupt beendet werden, damit keine überschießende („rebound") Vasokonstriktion provoziert wird. Die verstärkte Blutungstendenz, Hypoxämie durch Zunahme des intrapulmonalen Shunts und die Erhöhung des intrakraniellen Druckes sind weitere Nebenwirkungen der Nitroglyzerintherapie.

Bei Behandlung der perioperativen Myokardischämie ist Nitroglyzerin als i. v. Bolus am wirksamsten (1–5 µg/kg nach Bedarf repetiert). Bei massiven Koronarspasmen ist oft erst eine intrakoronare Injektion wirksam. Eine Dauerinfusion wird zur Prophylaxe der peroperativen Myokardischämie eingesetzt (0,25–1 µg/kg/min) und schützt dank der venodilatierenden Wirkung des Nitroglyzerins das Herz vor einer akuten Erhöhung des zentralen Blutvolumens.

Hochdosierte Nitroglyzerininfusion (2–10 µg/kg/min) setzen wir vor allem zur Therapie der Myokardischämie ein, wie bei instabiler Angina mit Ruheschmerzen oder im Anschluß an die Therapie mit Bolusdosen zur Aufrechterhaltung des therapeutischen Effektes.

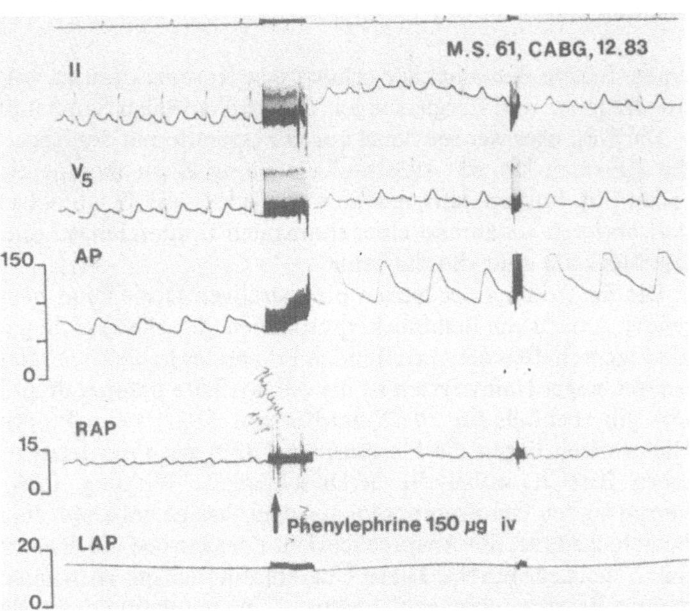

Abb. 3. Intraoperative Myokardischämie, verursacht durch eine Hypotension (systolischer Druck 78 mm Hg). Nach Erhöhung des arteriellen Druckes mit dem Alpha-Agonisten Phenylephrin prompte Rückbildung der ST-Segmentsenkungen. (Gleiche Abkürzungen wie Abb. 2)

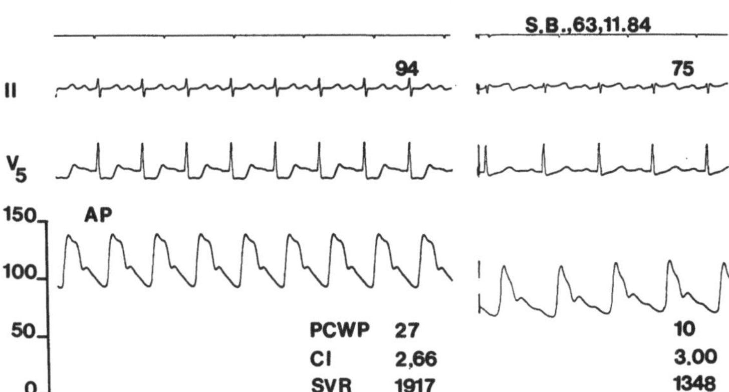

Abb. 4. Angina pectoris vor Anästhesieeinleitung bei einer 63jährigen Patientin mit instabiler Angina und Ruheschmerzen. Nach Propranolol und Nitroglyzerin keine Besserung der Angina und eine progressive Zunahme des pulmonal-kapillären Wedgedruckes (PCWP). Nach 3 × 2,5 mg Diltiazem i.v. Aufhören der Angina und Normalisierung des EKG's sowie der Hämodynamik. *CI* = Herzindex, *SVR* = peripherer Gefäßwiderstand

Betablocker

Eine effektive Betablockade schützt den Koronarkranken vor abrupten Anstiegen der Herzfrequenz und Entgleisungen des myokardialen Sauerstoffgleichgewichtes.

Die β-Blocker werden heute vor der Operation in der Regel nicht mehr abgesetzt, da die Patienten bis zur Anästhesieeinleitung einen therapeutischen Spiegel aufweisen sollen [17]. Intraoperativ möchten wir jedoch die Betablockade flexibel und nach Bedarf dosieren – während einer thorakalen Epiduralanästhesie kann zum Beispiel eine Betablockade unerwünscht sein.

Die Verordnung der letzten präoperativen Dosis kann heute angesichts der verwirrenden Anzahl von Betablockerpräparaten (Tabelle 2) nicht pauschal erfolgen und muß die Eigenschaften des betreffenden Präparates berücksichtigen. Besonders bei Präparaten mit langer Halbwertzeit ist die unmittelbare präoperative Gabe nicht zu empfehlen. Das gilt ebenfalls für alle Retardformen. Sogar beim Propranolol mit seiner kurzen Halbwertzeit liegen die Plasmaspiegel 12 h nach der letzten Dosis oft im therapeutischen Bereich, wobei die betablockierende Wirkung noch mehrere Stunden nach Verschwinden von Propranolol aus dem Plasma anhält [4, 16]. Nach dem Absetzen der Betablockade ist die Ansprechbarkeit der Gewebe auf Katecholamine vorübergehend (bis 2 Wochen) erhöht. Diese Überempfindlichkeit ist wahrscheinlich durch eine vermehrte Betarezeptorenzahl bedingt („up regulation"). In dieser Phase kann es zur Verschlechterung der ischämischen Symptome und zu Komplikationen kommen [4]. Es ist wichtig, daß ein Zusammentreffen dieser Überempfindlichkeit und der postoperativen Erhöhung der Katecholaminspiegel durch eine vorsichtige Fortsetzung der Betablockertherapie verhindert wird.

Die Erfahrung mit intraoperativer Betablockade bezieht sich hauptsächlich auf Propranolol, die anderen β-Blocker sind allerdings gleich wirksam. Die Bedeutung der Kardioselektivität für den intraoperativen Einsatz ist unklar. In den meisten Situationen, wo der Einsatz eines kardioselektiven β-Blockers angezeigt ist (Asthma bronchiale, Diabetes, periphere Verschlußkrankheit, Hyperkaliämie) stehen heute Kalziumantagonisten als alternative Therapie zur Verfügung. Die partielle agonistische Aktivität

Tabelle 2. β-Blocker

	Kardio-selektivität	Partielle agonistische Aktivität [ISA]	Halb-wertzeit [h]	Vorwiegend renale Elimination
Acebutolol	+	+	6	
Alprenolol		+ +	3	
Atenolol	+		7	+
Esmolol	+		1/6	
Metoprolol	+		4	
Nadolol			12	+
Oxprenolol		+ +	2	
Pindolol		+ + +	4	
Practolol	+	+	6	
Propranolol			5	
Sotalol			9	+
Timolol		±	5	

(ISA) einiger β-Blocker ermöglicht eine effektive Betablockade mit nur minimaler Beeinflussung der Ruhehämodynamik zu erzielen, eine Eigenschaft, die bei Patienten mit schlechter Ventrikelfunktion von Vorteil ist [25].

Präparate, die vorwiegend renal ausgeschieden werden, sollen nicht bei Patienten mit Niereninsuffizienz eingesetzt werden. Das zur Zeit klinisch geprüfte ultrakurzwirkende Esmolol verspricht die Palette der intraoperativ einsetzbaren β-Blocker bald zu bereichern [12].

Kalziumantagonisten

Kalziumantagonisten sind potente koronare und systemische Vasodilatatoren. Im Gegensatz zu Nitroglyzerin dilatieren Kalziumantagonisten vorwiegend die intramuralen Resistenzgefäße und führen zu einer anhaltenden Zunahme des Koronarflows. Die Wirkung auf die epikardialen Leitungsgefäße und stenotische Segmente ist schwächer als diejenige von Nitroglyzerin und eine relevante venodilatierende Wirkung fehlt. Kalziumantagonisten besitzen jedoch auch eine negativ inotrope, chronotrope und dromotrope Wirkung, die durch eine reflektorische, über Barorezeptoren gesteuerte Gegenregulation weitgehend ausgeglichen wird. Außerdem besitzen sie eine myokardprotektive Wirkung, die die ischämischen Myokardzellen vor einer Kalziumüberladung schützt [22]. Ihre Kreislaufwirkung ist vom Präparat, Verabreichungsmodus und ZNS-Zustand abhängig. So sind bei Nifedipin die kardiodepressorischen Eigenschaften am wenigsten, bei Verapamil am meisten ausgeprägt. Damit steht bei Nifedipin die reflektorische Gegenregulation im Vordergrund und kann unter Umständen durch überschießende Tachykardie eine Myokardischämie auslösen.

Diltiazem nimmt eine Zwischenstellung ein und weist die geringste Wirkung auf die Herzfrequenz auf [22].

Nach einer sublingualen oder peroralen Gabe von Kalziumantagonisten steht die Vasodilatation im Vordergrund. Bei intrakoronarer Injektion dagegen üben sie eine starke myokarddepressive Wirkung aus und sind imstande einen diastolischen Herzstillstand auszulösen (Kardioplegie). Auch bei einer i.v. Injektion muß gelegentlich, besonders bei Diltiazem und Verapamil mit einer Manifestation der negativen Inotropie oder Dromotropie gerechnet werden, was eine engmaschige Überwachung der Hämodynamik und des Elektrokardiogramms (PQ Intervall) erforderlich macht.

Schließlich ist die Wirkung der Kalziumantagonisten vom Zustand des zentralen Nervensystems abhängig. Unter Anästhesie ist die sympathikotone Komponente der reflektorischen Gegenregulation abgeschwächt und die negative Kreislaufwirkung der Kalziumantagonisten stärker ausgeprägt.

Mit volatilen Anästhetika zusammen verabreicht führen Verapamil und Diltiazem dosisabhängig zu Myokarddepression, Hypotension und atrioventrikulärem Block [8, 19, 29]. Wir untersuchten die Interaktion von Diltiazem und Isofluran im Tierexperiment. Unter Fentanylanästhesie erwies sich Diltiazem als potenter koronarer und systemischer Vasodilatator ohne unerwünschte Wirkung auf die Myokardfunktion. Die Zufuhr von Isofluran führte jedoch bei Tieren unter Diltiazeminfusion zur schweren Myokarddepression, Hypotension und Störung der Erregungsbildung und Überleitung [24].

Nifedipin hat sich in unseren Händen bei Behandlung der intraoperativen Koronarspasmen nach aortokoronarer Bypassoperation gut bewährt [23]. Nifedipin wird intravenös in Einzeldosen von 0,25 mg verabreicht, die Gesamtdosis sollte nicht 1,0 mg überschreiten. Als Infusion wird 0,1–0,7 µg/kg/min empfohlen [1]. Nifedipin kann allerdings auch bei anästhesierten Patienten sublingual verabreicht werden. Bereits 10 Minuten nach 10 mg Nifedipin sublingual ließen sich bei Patienten unter Fentanylanästhesie effektive und 40 Minuten anhaltende Plasmaspiegel nachweisen [3].

Auch Verapamil [6] und Diltiazem (Abb. 4) wurden zur Behandlung einer intraoperativen, nitroglyzerinrefraktären Myokardischämie eingesetzt.

Nach einem abrupten Absetzen der Kalziumantagonisten kann es bei einem Teil der Patienten zur Verschlechterung der Angina pectoris kommen [25]. Gefäßstreifen, die während Herzoperationen Patienten entnommen wurden, die mit Kalziumantagonisten präoperativ behandelt waren, zeigten in vitro eine gesteigerte Antwort auf vasokonstriktorische Reize und eine verlangsamte Relaxation [14]. Wegen der Gefahr einer vasopastischen und hypertensiven Reboundreaktion versuchen wir deshalb die Behandlung mit Kalziumantagonisten postoperativ so früh wie möglich wieder aufzunehmen.

Wie bei der Langzeittherapie der Angina pectoris werden die Medikamente bei Behandlung der perioperativen Myokardischämie kombiniert und üben untereinander wichtige *Interaktionen* aus.

So wird die reflektorische Tachykardie der Kalziumantagonisten und des Nitroglyzerins durch die β-Blocker unterdrückt. Umgekehrt wird die Preload und Afterload sowie Koronartonus steigernde Tendenz der β-Blocker durch die Vasodilatation der Kalziumantagonisten und des Nitroglyzerins aufgehoben. In beiden Fällen handelt es sich um günstige Interaktionen [15].

Bei der Myokardkontraktilität und der Erregungsbildung und Leitung sind die Interaktionen zwischen β-Blockern und Kalziumantagonisten potentiell gefährlich. β-Blocker können die negativ inotropen und dromotropen Eigenschaften der Kalziumantagonisten demaskieren und bei Patienten mit schlechter Ventrikelfunktion oder einer vorbestehenden Reizleitungsstörung zu Komplikationen führen [2].

Zusammenfassung

Bei der Betreuung der Patienten mit koronarer Herzkrankheit fällt dem Anästhesisten die anspruchsvolle Aufgabe zu, eine Prophylaxe des perioperativen Myokardinfarktes durchzuführen. Das beinhaltet präoperative Diagnose und Beurteilung, gezielte und nach den Bedürfnissen des Patienten fein abgestimmte Fortsetzung der antianginösen Langzeittherapie, ein korrektes Anästhesiemanagement mit Berücksichtigung des myokardialen O_2-Gleichgewichtes, wirksames Monitoring und rechtzeitige Erkennung und unverzügliche Behandlung jeder perioperativen Ischämie.

Mit Nitroglyzerin, β-Blockern und Kalziumantagonisten stehen dem Anästhesisten wirksame Medikamente zur Bekämpfung der Myokardischämie zur Verfügung. Detaillierte Kenntnisse ihrer Wirkungen, Neben- bzw. Wechselwirkungen sind beim Anästhesiemanagement der Koronarkranken unerläßlich.

Literatur

1. Boldt J, v Borman B, Kling D et al (1985) Hämödynamische Effekte unter intravenöser Infusion von Nifedipin (Adalat) bei kardiochirurgischen Patienten. Anästh Intensivther Notfallmed 20:25–31
2. Buitler de M, Rowland E, Krikler DM (1985) Hemodynamic effects of nifedipine given alone and in combination with atenolol in patients with impaired left ventricular function. Am J Cardiol 55:15–20 E
3. Curling PE, Foster RB, Nussmeier NA et al (1985) Sublingual nifedipine: intraoperative administration, hemodynamic effects and serum concentrations. (Abstr) Proceedings 7th Annual Meeting, Soc Cardiovasc Anesthesiologists 124
4. Frishman WH (1980) Clinical pharmacology of the beta-adrenoceptor blocking drugs. Appleton-Century-Crofts, New York
5. Goldman L (1983) Cardiac risks and complications of noncardiac surgery. Ann Intern Med 98:504–513
6. Humphrey LS, Blanck TJJ (1985) Intraoperative use of verapamil for nitroglycerin-refractory myocardial ischemia. Anesth Analg 64:68–71
7. Jugdutt BI (1983) Myocardial salvage by intravenous nitroglycerin in conscious dogs: loss of beneficial effect with marked nitroglycerin-induced hypotension. Circulation 68:673–684
8. Kapur PA, Flacke WE, Olewine SK (1982) Comparison of effects of isoflurane versus enflurane on cardiovascular and catecholamine responses to verapamil in dogs. Anesth Analg 61:193–194
9. Kostis JB, Baughman J, Kuo PT (1982) Association of recurrent myocardial infarction with hemostatic factors. Chest 81:571–575
10. Lowenstein E (1985) Perianesthetic ischemic episodes cause myocardial infarction in humans – a hypothesis confirmed. (Editorial) Anesthesiology, 62:103–106
11. Mc Gregor M (1982) The nitrates and myocardial ischemia (Editorial) Circulation 66:689–692
12. Menkhaus PG, Reves JG, Alvis JM, et al (1984) Attenuation of heart rate response to intubation by a new beta-adrenergic blocking drug, esmolol. Anesthesiology 61:A20
13. Moffit EA, Sethna DH, Gray RJ, et al (1983) Myocardial and systemic effects of nitroglycerin, given awake and during anaesthesia in coronary patients. Can Anaesth Soc J 30:352–359
14. Nelson DO, Graham CA, Frederiksen JW et al (1983) Alteration of contractile activity of human vascular smooth muscle following acute withdrawal of calcium channel blocker. (Abstr) Circulation 68: Supp III-323
15. Pfisterer M, Müller-Brand J, Burkart F (1982) Combined acebutolol/nifedipine therapy in patients with chronic coronary artery disease: additional improvement of ischemia-induced left ventricular dysfunction. Am J Cardiol 49:1259–1266
16. Plachetka JR, Salomon NW, Copeland JG (1981) Plasma propranolol before, during and after cardiopulmonary bypass. Clin Pharmacol Ther 30:745–751
17. Ponten J, Biber B, Henriksson BA (1982) Beta-receptor blockade and neurolept anesthesia, withdrawal vs continuation of long term therapy in gall-bladder and carotid artery surgery. Acta Anaesth Scand 26:576–588
18. Rao TLK, Jacobs KH, El-Etr AA (1983) Reinfarction following anesthesia in patients with myocardial infarction. Anesthesiology 59:499–505
19. Rogers K, Chelly J, Merin RG, Taylor A (1984) Verapamil – halothane interaction in the chronically instrumented dog. (Abstr) Anesth Analg 63:268
20. Rutishauser W, Roskamm H (1984) Silent myocardial ischemia. Springer, Berlin
21. Schoeppel SL, Wilkinson C, Walters J, Meyers SN (1983) Effects of myocardial infarction on perioperative cardiac complications. Anesth Analg 62:493–498
22. Simon R (1984) Kalziumantagonisten: Wirkungen auf periphere und koronare Hämodynamik. Z Kardiol 73, Suppl 2:78–88
23. Skarvan K, Grädel E, Hasse J et al (1984) Coronary artery spasms after coronary artery bypass surgery. Anesthesiology 61:323–327
24. Skarvan K, Priebe HJ, Gale J (1984) Effects of diltiazem and isoflurane on cardiovascular function and coronary hemodynamics in dogs. Anesthesiology 61:A9
25. Subramanian VB, Bowles MJ, Khurmi NS, et al (1983) Calcium antagonist withdrawal syndrome: objective demonstration with frequency-modulated ambulatory ST-segment monitoring. Br Med J 286:520–521

26. Svendsen TL, Trap-Jensen J, Carlsen JE, Mc Nair A (1985) Immediate central hemodynamic effects of five different beta-adrenoceptor-blocking agents, acebutolol, atenolol, pindolol, practolol, and propranolol, in patients with ischemic heart disease. Am Heart J 109:1145–1150
27. Von Knorring J (1981) Postoperative myocardial infarction: a prospective study in a risk group of surgical patients. Surgery 90:55–60
28. Wells PH, Kaplan JA (1981) Optimal management of patients with ischemic heart disease for noncardiac surgery by complementary anesthesiologist and cardiologist interaction. Am Heart J 102:1029–1037
29. Zaggy AP, Kates RA, Norfleet EA et al (1983) The comparative cardiovascular effects of verapamil, nifedipine and diltiazem during halothane anesthesia. Anesthesiology 59:A20

Mechanical Support of the Failing Heart

G. Silvay, R. M. Koffsky, and R. S. Litwak

Introduction

After three decades of progress in cardiology, anesthesia, cardias surgery, perfusion techniques and postoperative care; low cardiac output syndrome continues to be a major cause of morbility and mortality in cardiac surgical patients. There are several factors:

1. we are operating on sicker and older patients;
2. we have many patients with progressive myopathy;
3. we have patients who arrive at surgery after problems during angioplasty or thrombolytic coronary therapy;
4. we are treating patients after acute myocardial infarction and/or cardiogenic shock.

Advances in pharmacology and other treatment, such as pacing, do not always provide adequate improvement in the above mentioned category of patients with low cardiac output syndrome. For these reasons, a number of mechanical cardiac assist techniques have been developed and clinically utilized.

Cardiac assist devices (Table 1) have been used as a preventive or therapeutic measure; as a last resource of salvaging the patients; or to gain time for transportation of patients or preparatory work (tissue typing, donor procurement) for heart transplant.

The introduction of closed chest cardiac massage [1] has provided some realistic hope for prevention of the nearly 1000 prehospital admission sudden deaths per day which occur in the United States [2]. This simple mechanical technique is a component of cardiopulmonary resuscitation utilized in emergency situations.

Table 1. Mechanical support of the failing heart

- External cardiac massage [1, 2]
- External counterpulsation [3]
- Pacemaker [4, 5, 6]
- Intra aortic balloon counterpulsation (IABC) [7–10]
- Femorofemoral bypass [11]
- Left heart assist device [12–26]
- Intra pulmonary balloon counterpulsation (IPBC)
- Right heart assist device
- Biventricular heart assist device [24]
- Total artificial heart (TAH) [27]

External extremities counterpulsation is a non-invasive technique for augmentation of the central circulation. The extremities are placed in a hydraulic system and synchronized compression, triggered by the electrocardiogram, may improve hemodynamic status. The physiology indications and results were previously summarized [3].

Past, present and future use of pacemakers is widely published [4, 5]. Computer techniques for electrostimulation of myocardium, rate responsive pacing and extension of electrostimulation into the control of tachydysrhythmia and fibrillation are new aspects of pacemakers [6].

In the early 1960's the concept of counterpulsation with an intraaortic balloon pump was introduced. The balloon is positioned in the decending aorta, just distal to the left subclavian artery. The device was used only a few times in terminal clinical situations and there were no survivors [7]. It was not until 15 years later that the concept of intra aortic balloon counterpulsation (IABC) started to be routinely utilized in patients with post-cardiotomy circulatiory insufficiency [8]. During 1976–1977 more than 5000 patients underwent IABC support [9]. The mechnism of counterpulsation is a diastolic increase of systemic organ perfusion due to higher mean arterial pressure and a diastolic augmentation of coronary blood flow. The popularity of this system is due to its simplicity of depolyment, safety and predicatability of effect. The IABC system is portable, allows easy insertion at the bedside, emergency room or cardiac catheterization laboratory and may be used for prolonged periods with minimal complications [8]. Since 1978 percutaneous insertion of IABC balloons has become a popular technique, involving less delays in deployment in acute situations in treatment of cardiogenic shock [10]. For percutaneous IABC insertion, disposable kits are available. The simple technique for percutaneous placement via femoral artery allows insertion in urgent situations by cardiologists, internists, anesthesiologists and other physicians (after appropriate training), when a cardiac or vascular surgeon is not available. The technique is used in the following situations:

- Cardiac pump failure, which includes (1) cardiogenic shock secondary to the myocardial infarction; (2) failure to wean patient from conventional cardiopulmonary bypass after open heart surgery; (3) and low cardiac output syndrome postoperatively after acute non-cardiac procedures.
- Stabilizing patients for coronary angiography, induction of anesthesia and cardiac surgery in cases of preinfarction angina, massive myocardial infarction, and complications of acute myocardial infarct (ventricular septal defect, left ventricular aneurysm or mitral regurgitation).
- In conjuction with high risk persutaneous transluminal coronary angioplasty or thrombolytic therapy.
- In patients requiring emergency major non-cardiac surgery with hemodynamic unstable angina, left main coronary disease or after myocardial infarct.

Femoro-femoral bypass was used for temporary treatment of cardiac failure continued with IABC as a final resort to salvage the life of patients with extremely low cardiac output or after resuscitation of cardiac arrest [11]. This method of support was utilized in a variety of clinical situations (massive pulmonary emboli, cardiogenic shock), but described techniques required heparinizations and cardiac decompression could not be achieved with a closed chest.

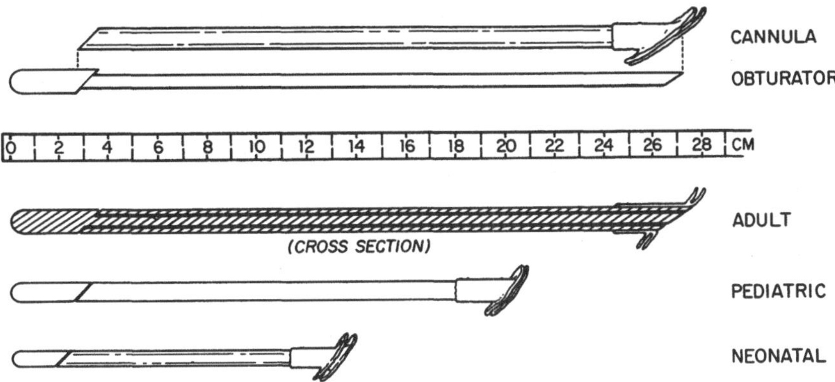

Fig. 1. Obturated cannulae utilized for left heart assist at The Mount Sinai Medical Center. (Available from Kontron Cardiovascular Inc., Everett, MA)

A simple method for temporary left heart assist has been used clinically at The Mount Sinai Medical Center in New York [12, 13]. The system consists of a roller pump connected to a pair of specially designed obturated cannulae (Fig. 1). This system has a very important advantage, when compared with similar devices [14]. Discontinuation of support does not require general anesthesia and thoracic reentry which represents a significant risk in this category of patients.

The system is designed for implantation via a thoracic approach when it is impossible to wean a patient from cardiopulmonary bypass due to low cardiac output syndrome despite other pharmalogical and mechanical intervention following cardiac operation.

The cannulae are anastamosed to the left atrium and aorta (Fig. 2A). The distal ends lead subcutaneously to exit in the right upper quadrant of the abdominal wall, and thence connect to the roller pump tubing. Conventional CPB is gradually discontinued as the left heart assist device (LHAD) is brought into use. Sternal closure is carried out and the patient is transferred to the intensive care unit while the LHAD and IABC (if deployed) is operated on battery power. The LHAD's flow rate is adjusted such that the combined output of patient's left ventricle and the LHAD is at least 2.5 liters/mintes/per square meter of body surface area. Separation from the device is considered when LHAD flow is 500 ml/min with stable systemic and left atrial pressures. At separation the distal ends of the cannulae are exposed under local anesthesia, the pump is turned off, the tubing disconnected and an obturator inserted into each cannula lumen. The obturated cannulae ends are buried subcutaneously and the skin is closed (Fig. 2B).

Of 27 patients, the longest assist support period was 21 days. Eighteen patients were separated from the LHAD and nine were subsequently discharged from the hospital. The retained obturated cannulae have been well tolerated. Technical details and results have been previously described [15, 16, 17, 18].

There are many other, more complex left heart assist devices for temporary support which are implanted in the abdomen [19, 20, 21, 22, 23]. For biventricular postopera-

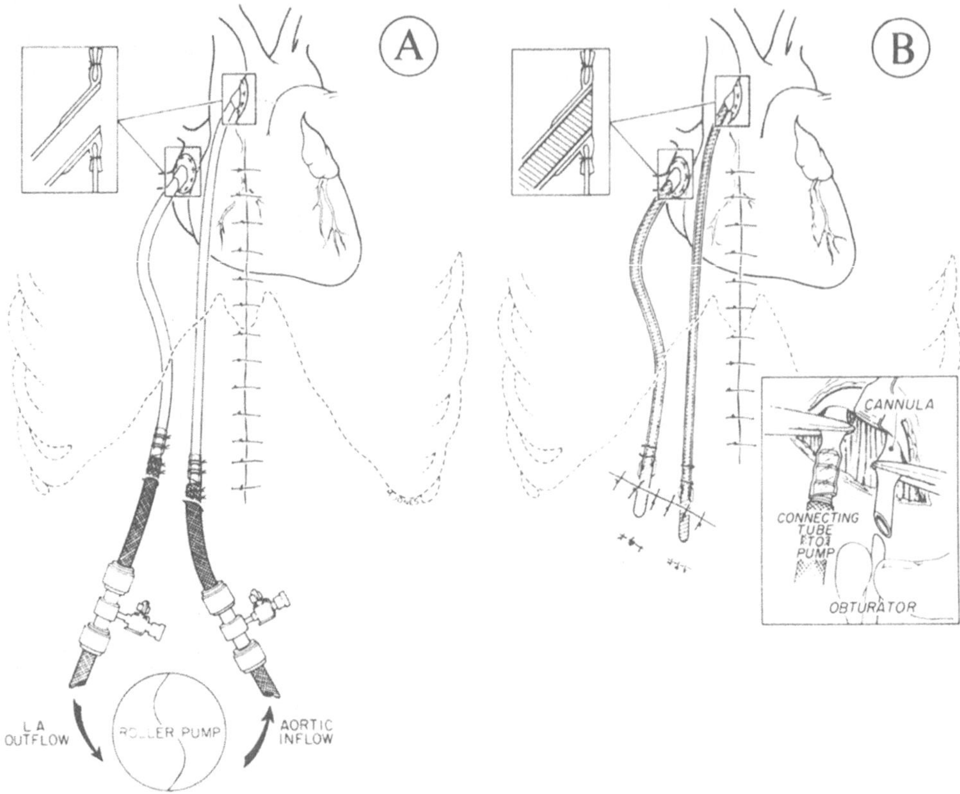

Fig. 2. A Cannulae anastomosed to the left atrium and aorta and connected to a external roller pump; **B** Obturated cannulae sealed and implanted subcutaneously

tive heart failure paracorporeal artificial ventricles for left and right pumping are used [24].

With temporary assist support, we can expect improvement when myocardial tissue is reversibly damaged due to surgical trauma, edema or metabolic dysfunction. Additional theoretical considerations for temporary heart assist include the use of support to gain time for transportation of the patient to where definitive operative correction can be performed, including possibility of cardiac transplantation or an implantation of a total artificial heart.

Another development is the permanent auxiliary ventricle [25, 26]. These devices are designed to improve the living conditions of patients with chronic heart failure, who are qualified for other device of heart transplantation.

Mechanical support of the failing right ventricle has been reported by a number of investigators using extracorporeal membrane oxygenators for venoarterial bypass. Recently, the support by intrapulmonary balloon counterpulsation was used clinically. A case using right heart support with technical considerations and results, was reported in 1980.

In patients with terminal, chronic heart failure the only hope is implantation of a total artificial heart or heart transplantation. Since 1957 under the direction of Dr. Kolff, 247 scientists have been credited with the development of the artificial heart recently implanted in Utah. Similar efforts have been made and are continuing in many other centers around the world.

As is well known, in 1982 the Jarvik 7 Total Artificial Heart was approved for clinical trial. The artificial heart is pneumatically driven through a pair of tubes connected to be a bedside or portable power device. Dr. Barney Clark, a 61 year old dentist, suffering from terminal heart failure due to idiopathic cardiomyopathy, was not qualified for any heart transplantation program in the United States.

In December 2nd, 1982 his native heart was replaced by the total artificial heart. The surgical team was led by Dr. DeVries and the anesthesiologist was Dr. Pace. The surgery started as an emergency due to deterioration of the patient's condition. In the operating room without premedication, a monitoring line was established. Fentanyl was used for anesthesia and metocurine as muscle relaxant. The patient was intubated and ventilated with oxygen. During bypass, the anesthesia was supplemented with isoflurane. The operative procedure took nearly eight hours and the patient was on cardiopulmonary bypass for over 4 hours. Technical problems with the artificial heart led to two subsequent operations.

Dr. Clark had good days and bad days. He experienced severe complications and his death, 112 days after operation raised a number of difficult questions. However, Dr. Clark's operation must be considered a remarkable accomplishment. Since then Dr. DeVries has implanted three more total artifical hearts in patients of whom 2 patients are living at 9 and 6 months post implantation.

In September 1984, the Stanford University group implanted a left ventricular assist pump into a dying patient, who was waiting for an appropriate heart donor. An electrically driven ventricle supported patient circulation for several days until a suitable heart with acceptable tissue match was available for transplant. The homologous heart transplant which followed was successful [28].

Ethical considerations for limited recovery or survival with dependency on an articifial device involves issues concerning the quality of life and the dignity of dying. These complex moral and economic issues, affect not only the patient and his family, but the medical, as well as the public community. The coming decade will resolve both the ethical and technical problems associated with mechanical support of the failing heart.

References

1. Kouwenhoven WB, Jude JR, Knickerbocker GG (1960) Closed chest cardiac massage. JAMA 173:1064–1067
2. Standards and Guidelines for Cardiopulmonary Resuscitation and Emergency Cardiac Care. JAMA 244:453
3. Bruder MI (1975) External Counterpulsation. in Low Cardiac Output States. Surg Cin North Amer 55:561–572
4. Parsonnet V, Bernstein AD (1983) Cardiac pacing in the 1980's treatment and techniques in transition. J Am Cardiol 1:339–359
5. Gold RD (1984) Cardiac pacing – from then to now. Med. Instrumentation 18:15–21

6. Flink RC (1984) Future direction of cardiac pacmaker research – a survey. Med. Instrumentation 18:25–29
7. Moulopoulos SD, Topaz ST, Kolff WJ (1962) Diastolic balloon pumping (with carbon dioxide) in the acute mechanical assistance to failing circulation. Am Heart J 63:669–675
8. Balooki H (1984) Clinical application of intraaortic balloon pump. Future Publ. Co Inc, Mount Kisco, New York
9. Igo SR, Hybs CW, Trono R, et al (1978) Intra-aortic balloon pumping: Theory and practice. Artificial Organs 2:249–256.
10. Subramanian VA (1980) Percutaneous intraaortic balloon pumping (editorial). Am Thoracic Surg 29:102–103
11. Winton TL, Salerno TA (1983) Femoro femoral bypass in temeorary cadiac support in heart surgery. Canad J Surg 26:467–469
12. Silvay G, Shiang H, Koffsky RM et al (1973) Obturated permanent left atrial cannulae in assisted circulation. Critical Care Med 1:117–118
13. Litwak RS, Lajam FA, Koffsky RM et al (1973) Obturated permanent left atrial and aortic cannulae for assisted circulation after cardiac surgery. Trans Amer Cor Artif Int Organs 19:243–250
14. Rose DM, Calvin SB, Culliford AT et al (1983) Late functional and hemodynamic status of surviving patients following insertion of the left heart assist device. J Thor Cardiovasc Surg 86:639–645
15. Litwak RS, Koffsky RM, Jurado RA et al (1976) Use of the left heart assist device after intracardiac surgery. Technique and clinical experience. Ann Thorac Surg 21:191–202
16. Silvay G, Litwak RS, Lukban SB et al (1977) Left heart assist device: Early clinical experiences with management of postperfusion low cardiac output Anesth Anolg 56:402–408
17. Koffsky RM, Litwak RS, Mitchell BL et al (1978) A simple left heart assist device for use after intracardiac surgery: Development, deployment and clinical experience. Artificial Organs 2:257–262
18. Litwak RS, Jurado RA (1982) Care of the Cardiac Surgical Patient. Appleton-Cantury-Cofts, Norwalk Ct 9:227–228
19. DeBakey ME (1971) Left ventricular bypass pump for cardiac assistance. Clinical experience. Amer J Cardiol 27:3–12
20. Berger, RL, Merin G, Carr J et al (1979) Successful use of left ventricular assist device in cardiogenic shock from massive postoperative myocardial infarction. J Thor Cardiovasc Surg 78:626–632
21. Bernhard WF, Berger RL, Steitz JP et al (1978) Temporary left ventricular bypass. Factors affecting patient survival. Circulation 60:(Suppl) 131
22. Robinson WJ, Daly BD, Hugher DA (1975) An abdominal left ventricular assist device. Ann Thora Surg 19:540–551
23. Norman JC (1977) Intracorpireal artificial hearts: Initial results in ten patients. Artif Organs 1:41–56
24. Turina MT, Bosio R, Senning A (1978) Paracorporeal artifical heart in postoperative heart failure. Artificial Organs 2:273–276
25. Kantrowitz A, Krokaner J, Rubentice M et al (1972) Initial clinical experience with a new permanent mechanical auxilary ventricle. Trans. Am. Soc Artif Int Organs 18:159–167
26. Kantrowitz A, Freed PS, Wasfie T et al (1985) Permanent cardias assistance
27. Artificial Heart Still Holds Promise, Devries says; Program Continues. JAMA 253:2805–2813
28. Ream AK (personal communication)

Postoperative Betreuung kardialer Risiko-Patienten

K. Hiotakis

Kardiale Risikopatienten sind solche, bei denen postoperativ aufgrund einer bestehenden Herzerkrankung oder aufgrund intraoperativer Ereignisse ein Pumpversagen droht.

Der Begriff „kardialer Risikopatient" umfaßt Patienten mit:

- koronarer Herzkrankheit,
- latenter oder manifester Myokardinsuffizienz,
- bedrohlichen Rhythmusstörungen.

Eine Herzschwäche in der postoperativen Phase liegt vor, wenn das Herz trotz ausreichenden Blutangebotes und Füllungsdruckes den Organismus während Ruhe und/ oder Belastung nicht mehr genügend mit Blut versorgt.

Ursachen einer perioperativen Myokardinsuffizienz sind:

1. Ischämische Herzerkrankungen;
2. Akute Depression des Myokards;
   - Pharmaka,
   - Hyperkapnie – Hypoxämie,
   - Elektrolytstörungen und Azidose,
   - Volumenbelastung,
   - Rhythmusstörungen.

Das kardiale Risiko kann durch prä-, intra- und postoperativ begünstigende Faktoren noch gesteigert werden.

Begünstigende Faktoren

Präoperativ:

- Hypertonie;
- Diabetes mellitus;
- Fettstoffwechselstörungen;
- höheres Alter;
- Adipositas;
- Rauchen.

Intraoperativ:
- Dauer und Schwere des Eingriffes;
- Notfalloperationen ohne entsprechende Vorbereitung;
- Blutdruckabfälle von längerer Dauer.

Postoperativ:
- narkosebedingte Hyperkapnie und Hypoxämie;
- unzureichende Schmerzbekämpfung;
- Elektrolyt- und pH-Verschiebungen;
- Hypovolämie und Anämie;
- Zwerchfellhochstand gleich welcher Genese.

Der Einfluß postoperativer kardialer Störungen auf den Krankheitsverlauf kann durch frühzeitige Erkennung der Symptome, rasche Diagnose und entsprechende Therapie herabgesetzt werden.

Klinische Symptome

Rückwärtsversagen:	*Vorwärtsversagen:*
Dyspnoe	periphere Minderperfusion
Reizhusten	Ruhetachykardie
Pulmonalarteriendruck ↑	Systemarteriendruck ↓
ZVD ↑	Herzzeitvolumen ↓

Fortgeschrittenes Stadium	
Halsvenenstauung	Oligurie
Ödeme	metabolische Azidose
Vergrößerung der Leber	
Stauungsgastritis	

Myokardiale und koronare Störfaktoren sind in der postoperativen Phase ohne die Anwendung invasiver Methoden schwer zu erfassen.

Zunächst ist es notwendig, die klassischen klinischen Faktoren abzuklären:

- EKG,
- Thoraxübersichtsaufnahme (Herzgröße und Lungenstauung),
- Elektrolyte im Serum und Harn,
- SBH,
- Leberfunktion,
- BUN und Kreatinin.

Das Behandlungsziel ist die Verbesserung der kardialen Auswurfleistung und die Beseitigung der pulmonalen und systemvenösen Stauung.

Die derzeit gängige Therapie der Herzinsuffizienz beinhaltet:

Allgemein:

- adäquate Volumenzufuhr,
- pH- und Elektrolytkorrektur,
- Sicherung der Oxygenierung,
- Schmerzbekämpfung,
- Blutbild-Korrektur,
- Energiezufuhr,
- Thromboseprophylaxe.

Speziell:

- positiv inotrope Substanzen (Katecholamine und Digitalis),
- Vasodilatatoren,
- Schleifendiuretika,
- Aldosteronantagonisten,
- Atem- und Beatmungstherapie,
- Hämofiltration.

Die symptomatische Therapie postoperativ ist schwierig und beschränkt sich je nach Art der Störung auf Volumen, Katecholamine, Vasodilatatoren, Diuretika usw. oder eine Kombination dieser Maßnahmen.

Der unmittelbar postoperativ aufgetretene Sympathikotonus mit Tachykardie und Hypertonus ist im allgemeinen leicht zu beherrschen.

Unsere Therapie besteht aus schnellwirksamen Diuretika, Aldosteronantagonisten und 2 µg/kg/min Dopamin zum Schutz der Nierendurchblutung durch die ersten 24 Stunden. Digitalis setzen wir meist erst nach diesem Zeitraum ein, um die Gefahr kardialer Rhythmusstörungen zu umgehen und Störungen der Homöostase vorher zu korrigieren. Tritt die Herzinsuffizienz aber akut und massiv mit Rasselgeräuschen über beiden Lungenflügeln, Oligurie und peripherer Minderperfusion auf, dann ist die Anwendung von Katecholaminen in höherer Dosierung bzw. die Kombination von Katecholaminen mit Vasodilatatoren angezeigt; die Anwendung von Vasodilatatoren verlangt eine sorgfältige Überwachung, wie blutige arterielle Druckmessung und Messung des linksventrikulären Füllungsdruckes mit Einschwemmkatheter, wobei wir darauf achten, daß die Herzfrequenz nicht mehr als 10–15% des Ausgangswertes übersteigt und der arterielle Blutdruck nicht unter 80 mmHg systolisch sinkt. Vor der Operation begonnene Glykosidbehandlung soll normalerweise fortgesetzt werden. Durch die Möglichkeit, Digitalisspiegel enzymatisch oder radioimmunologisch zu bestimmen, ergibt sich trotz der bekannten Einschränkung die Möglichkeit, die Digitalistherapie zu steuern und Intoxikationen frühzeitig zu erkennen. Im allgemeinen sind Digoxin-Konzentrationen über 2 ng/ml und Digitoxin über 25 ng/ml als toxisch zu werten.

Katecholamine sind in der Akutphase des Pumpversagens die wirksamsten Substanzen zur Steigerung der Kontraktilität. Gegenüber Digitalisglykosiden haben sie einen weitaus stärkeren positiv inotropen Effekt und eine größere therapeutische Breite. Die Wirksamkeit der Katecholamine hängt aber von der momentanen Lage der Homöostase ab, d.h., H_2O-Elektrolyt und Säure-Basen-Haushalt müssen im Normbereich sein.

Die Kombination mit Vasodilatantien erleichtert die Herzarbeit und vermindert die unerwünschte Gefäßkonstriktion durch Dopamin.

Durch Vasodilatantien wird der Steigerung des myokardialen O_2-Verbrauches durch Katecholamine entgegengewirkt.

Während sich die positiven Effekte bei den Therapieprinzipien addieren (z. B. Schlagvolumen und HZV), werden ihre negativen Auswirkungen vermindert bzw. aufgehoben (z. B. Gefäßwiderstand, O_2-Verbrauch).

Jede exakte intraoperativ begonnene Substitutionstherapie läßt sich postoperativ gut fortführen, so daß ein Volumenmangel nur selten zu sehen ist.

Ausnahme von dieser Regel ist die große Blutung, die nur durch chirurgische Maßnahmen zu beheben ist.

Besondere Beachtung verdient die Erfahrung, daß Patienten mit Myokardinfarkt in der Anamnese empfindlich auf Hypervolämie reagieren und hinsichtlich ihrer Volumenbilanz genau überwacht werden müssen.

Besteht unmittelbar postoperativ eine schwere Vasokonstriktion, so muß das Volumenangebot zunächst eingeschränkt werden.

Umgekehrt bedeutet eine spätere periphere Vasodilatation eine plötzliche relative Hypovolämie, verbunden mit den Gefahren der Hypotension der koronaren Ischämie und metabolischen Azidose. Bei der intra- und postoperativen Substitutionstherapie sollten nicht nur die durch den Streß ausgelösten pathophysiologischen Vorgänge, sondern auch die durch das Trauma verursachte Sequestrierung des EZF berücksichtigt werden. Faktoren wie Zellzerstörung, Energiemangel, Wasser- und Natriumretention sowie Kaliumverluste und Glukoseverwertungsstörungen sind oft anzutreffen.

Diese postoperativen Störungen der Homöostase können mit adäquater Substitutionstherapie durch intravenöse Verabreichung von Basislösungen günstig beeinflußt werden.

Bilanzierung: Die Berechnung des täglichen Flüssigkeitsbedarfes postoperativ sollte zur Körperoberfläche oder zum Körpergewicht in Beziehung gebracht werden. D. h. 20–40 ml/kg KG bzw. 0,7–1,4 l/m^2/24 h + Verluste sollen gerechnet werden.

ZVD: Die Messung des ZVD gibt nur bedingt Auskunft über die hämodynamische Situation eines Patienten.

Die Messung des ZVD erscheint bei Risikopatienten, blutreichen Eingriffen sowie bei Patienten, die einer postoperativen intravenösen Therapie über mehrere Tage bedürfen, sinnvoll. Sie ist vorsichtig zu interpretieren bei:

- Herzinsuffizienz,
- pulmonaler Hypertonie,
- vermindertem kolloidosmotischem Druck.

Atmung: Die postoperative respiratorische Insuffizienz bzw. Hypoxämie verursacht glücklicherweise nur in seltenen Fällen Probleme. Allerdings, wenn Funktionsstörungen des Herzens bestehen oder intra und postoperativ auftreten, dann sollen erhöhte O_2-Konzentrationen nicht nur im Aufwachraum sondern auch nach Rückverlegung der Patienten auf ihre Krankenstation angeboten werden.

Messen der *Körpertemperatur,* insbesondere durch den Unterschied zwischen Körperkern und Körperoberfläche, kann wichtige Hinweise über die periphere Vasokonstriktion und somit über die periphere Durchblutung geben.

Wird ein kardialer Risikopatient mit Myokardinsuffizienz und Anämie in der postoperativen Phase nur mit Kristalloidlösungen überkorrigiert, so verringert sich der intravasale osmotische Druck mit Flüssigkeitsausstrom aus den Gefäßen ins Gewebe.

Sinkt der *kolloidosmotische Druck* unter 15 mmHg (normal 25–30 mmHg) ab, muß mit dem Auftreten eines Lungenödems gerechnet werden.

Störungen der Osmolarität postoperativ bedürfen der Korrektur durch Zufuhr bzw. Entzug von freiem Wasser. Hyperosmolarität soll durch langsame Flüssigkeitszufuhr ausgeglichen werden, so daß die Osmolarität der EZF um ca. 4 mosm/l/h abnehmen kann.

Ein Hypovolämieausgleich intra- oder postoperativ mit NaCl 0,9% führt zur Erhöhung der Natriumkonzentration im EZR. Dies bewirkt wiederum eine Steigerung des osmotischen Druckes und einen Wassereinstrom aus dem IZF in den EZF.

Gegenläufig entwickelt sich im IZR eine Azidose mit hypotoner Dehydration. Kalium und Magnesium werden im Harn vermehrt, Hydrogencarbonationen vermindert ausgeschieden.

Eine Hypokaliämie bedeutet zwar eine Abnahme der Serumkonzentration, doch gibt dieser Wert nur einen klinischen Anhaltspunkt und keineswegs eine profunde Aussage über das Gesamtdefizit.

Eine Verminderung z. B des Serumkalium von 4 auf 3 mval/l entspricht einem Verlust an Gesamtkörperkalium von ca 200 mval/l (Scribner). Bei Alkalosen bedeutet ein pH-Anstieg um 0,1 ein vermindertes EZ-Kalium um ca. 0,4 mval/l und umgekehrt.

Auf die zentrale Stellung, die dem Magnesium im Intermediärstoffwechsel zukommt, muß im Rahmen jeder Intensivtherapie kardialer Risikopatienten Bedacht genommen werden. Veränderungen im pH-Wert und im Metabolismus des Körpers führen zu ähnlichen Verschiebungen zwischen intra- und extrazellulärem Magnesium wie bei Kalium. Ein länger bestehendes intrazelluläres Magnesiumdefizit z. B. nach Diuretikatherapie, Alkalosebehandlung und Hyperaldosteronismus kann in der perioperativen Phase für das Auftreten eines Herzinfarktes oder einer tödlich verlaufenden Rhythmusstörung verantwortlich sein. Verminderungen des Serummagnesiumspiegels bis auf 0,6 mval/l (auch bei Normokaliämie) wurden bei uns an Koronarpatienten mit Infarkt gemessen. Die daraus resultierenden kardiovaskulären Störungen waren Sinustachykardie und ventrikuläre Tachykardien. Bei Risikopatienten mit gestörtem Zellstoffwechsel besteht nach unserer Erfahrung ein Basisbedarf von 12–18 mval/die oder 0,3–0,5 mval/kg KG Magnesium.

Aldosteronantagonisten sind in der perioperativen Phase bei kardialen Risikopatienten angezeigt, weil sie das Auftreten von Extrasystolen im Ventrikelmyokard und im Purkinje-System hemmen und damit die therapeutische Breite der Glykoside erhöhen [1, 2, 3]. Spironolaktone hemmen kompetitiv die Aldosteronrezeptoren und heben dadurch den aldosteronbedingten Austausch von Natrium gegen Kalium und H^+-Ionen im distalen Tubulusabschnitt auf, ohne die Blutkonzentration der Ausscheidung von Aldosteron zu beeinflussen. Außerdem reduziert Spironolacton den Magnesiumverlust beträchtlich.

Die Dosierung von Aldosteron beträgt 600–1000 mg/die als Infusion.

Die Kombination mit Schleifendiuretika hat sich wegen des entgegengesetzten Einflusses auf den Kaliumhaushalt bewährt.

Spironolacton ist kontraindiziert bei Patienten mit:

- Hyperkaliämie,
- Hyponatriämie,
- Nierenversagen,
- Hyperurikämie.

Eine perioperative Prophylaxe mit Heparin ist bei allen Patienten mit Hyperkoagulabilität und mit schlechter Ventrikelfunktion wie bei ischämischer oder anderer Kardiomyopathie angezeigt.

Die in der postoperativen Phase auftretenden Herzrhythmusstörungen haben unterschiedliche klinische, hämodynamische und prognostische Bedeutung.

Ursachen postoperativer Herzrhythmusstörungen

Extrakardiale:

- gesteigerter Sympathikotonus ist Ursache für SVES oder führt zum hyperkinetischen Syndrom mit persistierender Sinustachykardie,
- Elektrolytstörungen (K, Mg),
- pH, pO_2 und pCO_2-Verschiebungen,
- Digitalisintoxikation.

Kardiale:

- ischämische Kardiomyopathie mit gehäuften vorzeitigen VES,
- schwere dilatative Kardiomyopathien,
- Mitralklappenprolapssyndrom,
- langes QT-Syndrom,
- chronische und akute Herzinsuffizienz.

Vor Einleitung einer spezifischen Therapie sollen die genannten Faktoren abgeklärt und die Rhythmusstörungen kausal behandelt werden. Rhythmusstörungen in der frühpostoperativen Phase (hyperadrenerg) sind meist nicht primär cardial, sondern durch die Grundkrankheit bzw. deren Komplikationen bedingt.

Die Tachykardie kann folgende Ursachen haben:

- Sympathikotonus,
- Schmerzen,
- Hypoxie,
- Volumenmangel,
- Hypokaliämie und Hypomagnesiämie

Auf die spezifische Therapie mit Antiarrhythmika möchte ich hinweisen.

Zusammenfassend läßt sich sagen, daß eine exakte Einschätzung der Risikofaktoren und eine gute Anästhesieführung Voraussetzung für die optimale postoperative Phase sind.

Literatur

1. Bolte HD, Aznim ThV, Tebbe U, Erdmann E (1979) Interaktionen zwischen Diuretika und herzwirksamen Glykosiden an Myocard und Reizleitungssystem. In: Krück F, Schrey A (Hrsg.) 1. Diuretika-Symposion, Düsseldorf. Springer, Berlin Heidelberg New York
2. Lüderitz B, Naumann d'Alnoncourt C (1979) Wirkung von Diuretika auf die Erregbarkeit des Herzens. In: Krück F, Schrey A (Hrsg.) 1. Diuretika-Symposion, Düsseldorf. Springer, Berlin Heidelberg New York
3. Schröder R, Schüren KP, Biamino G, Dennert J, Meyer U, Sadee W (1971) Die Wirkung von Aldactone auf Herzdynamik und Kontraktilität. Verh dtsch Ges Kreislaufforsch 37:438

II Praktische Regionalanästhesie

Leitung: O. Mayrhofer und R. Dennhardt

Praktische Regionalanästhesie

O. Mayrhofer

Einführung

Im Rahmen der praktischen Tätigkeit des Anästhesisten innerhalb und außerhalb des Operationssaales hat die Regionalanästhesie zweifellos in den vergangenen Jahren zusehends an Bedeutung gewonnen. Der Trend hat wohl in den USA begonnen, wo etwa John Bonica seit Jahrzehnten als Pionier der Leitungsanästhesie großen Einfluß gehabt hat. Ausdruck des enormen Interesses an den Methoden der regionalen Schmerzausschaltung ist wohl auch die Gründung einer eigenen „American Society of Regional Anesthesia", die meines Wissens schon weit über ein Dezennium zurück liegt. Die europäische Schwestergesellschaft „ESRA" wurde 1980 in Edinburgh gegründet und hat seither schon 4 Jahrestagungen veranstaltet. Die 3. fand im September 1984 in Wien statt und markierte zugleich den 100sten Jahrestag der Entdeckung der Lokalanästhesie durch den Österreicher Carl Koller. Die 4. Jahrestagung wurde im vergangenen Juni in Rom abgehalten.

Selbstverständlich kann auch ein allgemeiner Kongreß von Anästhesiologen nicht ohne die Erörterung zumindest einiger wichtiger Aspekte der Regionalanästhesie das Auslangen finden. Und so hat mir denn auch das Organisationskomitee für diese 19. Tagung unserer drei Fachgesellschaften den ehrenvollen Auftrag erteilt, ein Panel über „Praktische Regionalanästhesie" zu organisieren und zu moderieren.

Wenngleich es sich auch bei den meisten der nun folgenden Referate um wissenschaftliche Studien im Sinne von klinisch-experimentellen Untersuchungen handelt, so haben wir dabei doch die praktischen Aspekte, wie etwa hämodynamische und toxische Wirkungen, bewußt in den Vordergrund gestellt.

Spinalanästhesie mit Bupivacain 0,5%

P. Moulaert, J. Devulder, L. Goossens und G. Rolly

Gerade 100 Jahre nach der ersten „Spinalanästhesie" (Corning, 1885 [2]) wurde Bupivacain 0,5%, in Glukose 8%, dem Belgischen medizinischen Korps für die Spinalanästhesie zur Verfügung gestellt. Die glukosefreie Lösung wurde aber noch nicht registriert. Um ihre hemmenden Eigenschaften auf das sensorische und motorische Nervensystem zu untersuchen, wurden auf standardisierte Weise Spinalanästhesien durchgeführt, wobei Dosierungen von 15 bis 25 mg Bupivacain in einer Konzentration von 0,5% mit und ohne Glukose 8% verwendet wurden.

In der ersten Studie wurden die Wirkungen von 3 bis 4 ml glukosfreiem Bupivacain 0,5% untersucht, in der zweiten die Wirkungen von 5 ml glukosefreiem Bupivacain. In der dritten, randomisierten Studie mit 3 und 4 ml Bupivacain 0,5% mit Glukose 8% wurde der Einfluß des verabreichten Volumens und der Lagerung des Patienten während der intraspinalen Verabreichung auf Ausbreitung und Dauer der verursachten Analgesie und des motorischen Blockes untersucht.

Anästhesie-Technik

Die angewandte Technik der Spinalanästhesie in den 3 Untersuchungen ist dieselbe. 10 mg Diazepam wurden oral verabreicht, der Patient in den Operationssaal gebracht, eine intravenöse Infusion von 500–1000 ml Ringer-Lactat (nach Hartmann) in 5% Glukose verabreicht, das Elektrokardiogramm kontinuierlich überwacht und der Blutdruck auskultatorisch gemessen.

Die Spinalanästhesie wurde median mit einer 25 G oder 26 G Nadel durchgeführt, der Patient wurde sitzend oder liegend gelagert. Nach der subarachnoidalen Injektion wurde der Patient in Rückenlage auf einen horizontalen Tisch gelegt und Sauerstoff über eine Maske verabreicht.

Glukosefreies Bupivacain

1. In der ersten Untersuchung bei 60 Patienten (53,7 ± 2,2 Jahre alt) wurde in sitzender Haltung 3 bis zu 4 ml glukosefreies Bupivacain 0,5% verabreicht. Nach 9,3 ± 0,9 Minuten erreichte die Analgesie durchschnittlich das Niveau Th 10,4 ± 0,3 bei 3,0 ml, Th 7,8 ± 0,3 bei 3,5 ml und Th 7,3 ± 0,2 bei 4,0 ml (Abb. 1). Zu vollständigem motorischem Block der unteren Extremitäten kam es nur bei einem Injektionsvolumen von 3,5 ml oder mehr nach 13,3 ± 1,1 Minuten und nach 10,8 ± 0,8 Minuten bei 4,0 ml. Die Re-

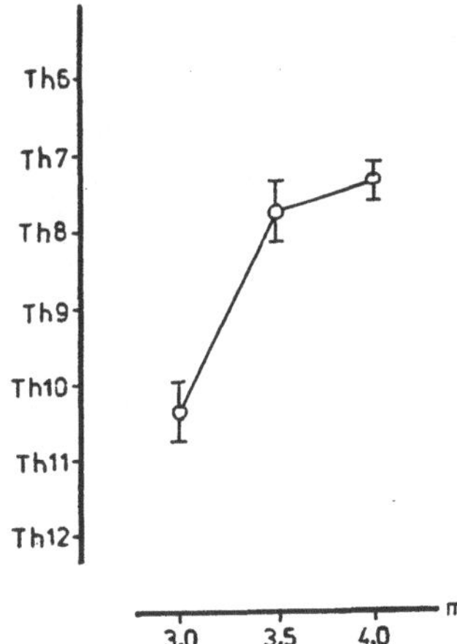

Abb. 1. Analgesie mit glukosefreiem Bupivacain 0,5%

gressionsdauer des analgetischen Blockes bis L 5 war 190±6 Minuten bei 3,0 ml, 212±5 Minuten bei 3,5 ml und 251±5 Minuten bei 4,0 ml. Die totale Regressionsdauer des motorischen Blockes war länger bei 4,0 als bei 3,5 und 3,0 ml. In der ganzen Gruppe war der systolische Blutdruck aber während der ersten 15 Minuten bedeutend niedriger als später (p<0,05). Die Pulsfrequenz zeigte keine signifikanten Änderungen. In dieser Gruppe hatte 1 Patient postspinale Kopfschmerzen. Rückenschmerzen, neurologische Folgen und andere Komplikationen wurden nicht wahrgenommen.

2. In der zweiten Untersuchung bei 10 Männern (29,8±3,3 Jahre alt) wurde in sitzender Lagerung 5,0 ml glukosefreies Bupivacain 0,5% verabreicht. Nach 11,3±2,3 Minuten erreichte die Analgesie durchschnittlich das Niveau Th 3,5±0,3. In dieser Untersuchung wurde auch die Anästhesieausbreitung untersucht und als Empfindungslosigkeit bei Berührung der Haut definiert. Nach 21,0±3,3 Minuten erreichte die Anästhesie durchschnittlich das Niveau Th 9,6±0,7. Die Analgesiedauer bis Th 10 betrug 130±9 Minuten, die vollständige Regression der Analgesie war 411±27 Minuten nach der Injektion erreicht. Völliger motorischer Block der unteren Extremitäten wurde nach 4,8±0,9 Minuten bei allen Patienten erreicht, nach 354±26 Minuten war er vollständig abgeklungen. Die Pulsfrequenz und der systolische Blutdruck zeigten keine bedeutenden Änderungen in der ganzen Gruppe, aber trotz Volumensubstitution mit 1000 ml Hartmann'scher Lösung in 5% Glukose fiel der diastolische Blutdruck anfänglich signifikant (p<0,05) ab, stieg jedoch wieder nach 90–120 Minuten an. Zwei Patienten mit Hypotension erhielten Ephedrine. Ein Patient zeigte Harnretention, ein anderer Rückenschmerzen. Postspinale Kopfschmerzen und neurologische Folgen wurden nicht wahrgenommen. Spinalanästhesie mit der hohen Dosis von 5,0 ml glukosefreiem Bupivacain 0,5% ergibt eine längerdauernde Anästhesie mit anhaltender Analgesie und längerem motorischen Block; Volumensubstitution und genaue Kontrolle des Blutdruckes ist erforderlich.

Bupivacain mit Glukose

In einer dritten randomisierten Untersuchung wurde bei 40 Patienten (Alter: 42,6 ± 2,7 Jahre) in sitzender oder seitlicher Lagerung, 3,0 oder 4,0 ml Bupivacain 0,5% in Glukose 8% verabreicht. Bei den sitzenden Patienten erreichte die Analgesie nach 15,5 ± 2,1 Minuten durchschnittlich das Niveau Th 4,9 ± 1,1 bei 3 ml, nach 15,7 ± 1,9 Minuten das Niveau Th 3,8 ± 0,2 bei 4 ml (Abb. 2). Die Anästhesie erreichte nach 17,0 ± 2,9 Minuten das Niveau 10,7 ± 1,3 bei 3 ml, nach 19,0 ± 3,1 Minuten das Niveau Th 8,7 ± 0,6 bei 4 ml. Bei den Patienten, die auf der Seite lagen, erreichte die Analgesie nach 20,7 ± 2,4 Minuten das Niveau Th 5,5 ± 0,8 bei 3 ml, nach 17,8 ± 2,2 Minuten das Niveau Th 3,1 ± 0,3 bei 4 ml. Die Anästhesie erreichte nach 17,0 ± 1,1 Minuten das Niveau Th 9,3 ± 0,9 bei 3 ml und nach 16,5 ± 2,3 Minuten das Niveau Th 6,9 ± 0,4 bei 4 ml. Die Ausbreitung der Analgesie und der Anästhesie ist bei 4 ml größer als bei 3 ml. Die Ausbreitung der Analgesie ist bei sitzenden und auf der Seite liegenden Patienten marginal dieselbe, bei den am Rücken liegenden größer als bei sitzenden Patienten. Die Dauer der Analgesie bis L 5 bei den sitzenden Patienten war 268 ± 29 Minuten bei 3 ml, 298 ± 19 Minuten bei 4 ml. Die Dauer der Anästhesie bei den sitzenden Patienten war 190 ± 26 Minuten bei 3 ml, 218 ± 23 Minuten bei 4 ml. Bei den auf der Seite liegenden Patienten war die Dauer der Analgesie 221 ± 31 Minuten bei 3 ml, 286 ± 24 Minuten bei 4 ml, die Dauer der Anästhesie 172 ± 26 Minuten bei 3 ml, 221 ± 31 Minuten bei 4 ml. Die Dauer der Analgesie und Anästhesie ist in der 4 ml-Gruppe größer als in der 3 ml-Gruppe. Die Dauer der Analgesie ist bei den sitzenden größer als bei den auf der Seite liegenden Patienten; die Dauer der Anästhesie ist bei beiden Gruppen gleich. Zum vollständigen motorischen Block der unteren Extremitäten kann es bei allen Patienten kommen. Die Dauer des motorischen Blockes war bei 4 ml größer als bei 3 ml, es gab keinen Unterschied zwischen den auf der Seite liegenden und den

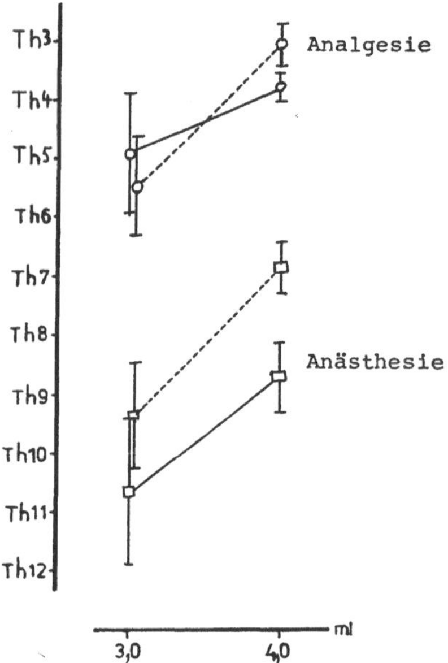

Abb. 2. Analgesie und Anästhesie mit Bupivacain 0,5% mit Glukose 8%.
(—— sitzende Lagerung; - - - liegende Lagerung)

sitzenden Patienten. Die Pulsfrequenz blieb konstant. Der Blutdruck zeigte keinen initialen Abfall, außer in der 3 ml-Gruppe in Seitenlagerung. Zu einem deutlichen Blutdruckanstieg kam es nach 90–120 Minuten. Es kam 5 mal zu einer Hypotension, 3 mal zu Kopfschmerzen. Rückenschmerzen und neurologische Folgen wurden nicht wahrgenommen.

Schlußfolgerungen

Alle verwendeten Dosierungen (15–25 mg) des vasokonstriktorfreien Bupivacain 0,5% mit oder ohne Glukose 8% sind für die Spinalanästhesie geeignet. Der kardiovaskuläre Einfluß muß immer individuell genau beobachtet und korrigiert werden. Die Dosierung von 3 ml isobarem Bupivacain 0,5% ist häufig für eine vollständige Analgesie bzw. einen guten motorischen Block der unteren Extremitäten nicht ausreichend. Eine Dosierung von 3,5 ml oder 4,0 ml ist besser geeignet, 5,0 ml können jedoch trotz Volumensubstitution zu ausgeprägter Kreislaufbeeinträchtigung führen. Bupivacain 0,5% in Glukose 8% ist daher in der Dosierung von 3 bis 4 ml zur Spinalanästhesie geeignet. Vor allem mit 4 ml zeigt die Spinalanästhesie eine gute Ausbreitung der Analgesie und Anästhesie. Die Technik mit 4 ml hyperbarem Bupivacain 0,5% ist nicht nur auf orthopädische Eingriffe beschränkt, da auch Analgesie und Anästhesie des abdominellen Bereiches erreicht werden.

Literatur

1. Chambers WA, Eström HH, Scott DB (1981) Effect of baricity on spinal anaesthesia with bupivacaine. Brit J Anaest 53:279
2. Corning JL (1885) Spinal anesthesia and local medication of the cord. New York J Med 42:483
3. Nolte H, Schikor K, Gergs P (1977) Zur Frage der Spinalanästhesie mit isobarem Bupivacaine 0,5%. Anästhesist 26:33
4. Nolte H, Stark P (1979) Die Dosis-Wirkungsrelation des isobaren Bupivacain zur Spinalanästhesie. Reg. Anaesth 2:1

Bupivacain zur geburtshilflichen Sectio caesarea: Ja oder nein?

H. Nolte

Im Jahre 1973 wurden in den USA die ersten tödlich verlaufenden Zwischenfälle bei geburtshilflichen Regionalanästhesien mit Bupivacain gemeldet. In den folgenden Jahren kam eine steigende Zahl letaler Zwischenfälle hinzu [1], so daß sich zu Beginn der 80er Jahre die Food and Drug Administration in den USA genötigt sah, offizielle Schritte zu unternehmen. Diese wurden letztendlich ausgelöst durch Publikationen von G. A. Albright [2], der 1982 über insgesamt 24 Todesfälle mit Bupivacain in der Geburtshilfe berichtete. Hiervon war in 6 Fällen Bupivacain 0,5%, in 18 Fällen Bupivacain 0,75% verwendet worden. Als Begründung für die tödlich verlaufenden Zwischenfälle wird angegeben, daß es sich einmal um eine erhöhte Kardiotoxizität des Bupivacain – besonders nach intravenöser Applikation – handele und zum anderen um einen geringeren kardiopulmonalen Wiederbelebungserfolg wegen der persistierenden Wirkung des Bupivacains besonders auf den Herzmuskel [3].

Am 3. August 1983 wurde dann in einer Sitzung der FDA ein Empfehlungskatalog ausgearbeitet, der zu folgenden Vorschlägen führte [4]:

1. Bupivacain 0,75% soll vom Markt genommen werden,
2. die Verschreibung für Bupivacain auf den die Packungen begleitenden Informationen durch die Herstellerfirmen sollen entsprechend geändert werden,
3. mehr Unterlagen und Untersuchungen über mögliche Nebenwirkungen von Bupivacain sollen gesammelt werden.

Gleichzeitig beauftragte die FDA das Anesthetic and Life Support Drugs Advisory Committee, die Angelegenheit zu behandeln. Diese Sitzung fand am 4. 10. 1983 statt und führte zu folgenden Empfehlungen [4]:

1. Bupivacain ist kontraindiziert zur Verwendung bei der Parazervicalblockade, der intravenösen Regionalanästhesie, der Retrobulbäranästhesie in der Ophthalmologie und für zahnärztliche Eingriffe,
2. Bupivacain 0,75% soll vom Markt zurückgezogen werden,
3. bei Verabreichung von mehr als 75 mg Bupivacain 0,5% muß äußerste Vorsicht geboten sein und
4. Bupivacain 0,5% mit einer Gesamtdosis zwischen 50 und 75 mg soll extrem langsam injiziert werden.

Nach Einsicht in einen Teil der Unterlagen [4], die der FDA und ihren Kommissionen vorlagen, muß festgestellt werden, daß insgesamt 27 schwere Zwischenfälle aus dem Bereich der geburtshilflichen Anästhesie und 28 Zwischenfälle aus anderen Bereichen der operativen Medizin bekannt geworden sind, bei denen Bupivacain zur Anwendung kam. Nicht in allen Fällen wurde Bupivacain 0,75 verwendet. Auch bei der Verwendung von 0,25%, 0,375% und 0,5% sind schwere, teilweise tödliche Zwischenfälle bekannt geworden. Von den dem Autor bekannten 55 Fällen, kam es in 44 Fällen zu letalem Ausgang.

Die Analyse der 24 Todesfälle, die in der Geburtshilfe nach Verwendung von Bupivacain 0,5 und 0,75% beobachtet wurden, zeigt, daß in allen Fällen die Komplikationen innerhalb der ersten 1–5 min auftraten. In fast allen Fällen kam es zum Herzstillstand und in der überwiegenden Zahl der Fälle war die kardiopulmonale Reanimation entweder zu spät oder inkorrekt durchgeführt worden. Aus den Unterlagen geht hervor, daß mit Sicherheit nur in 10 Fällen überhaupt ein Anästhesist zugegen war oder zu dem Zwischenfall gerufen wurde. Eine pathologische Sektion wurde nur in einem Falle durchgeführt.

Da diese Berichte natürlich auch Europa erreichten, herrschte sofort, besonders bei den Herstellerfirmen, eine Verunsicherung, wenn nicht gar Hektik. So empfiehlt die Firma Astra als Hersteller von Carbostesin 0,75% unter Gegenanzeigen folgendes: „Die 0,75%ige Konzentration von Carbostesin ist nicht zur geburtshilflichen Anästhesie bestimmt." Bei der Firma Woelm-Pharma, dem Hersteller von Bupivacain 0,75%, kann man auf dem Beipackzettel folgendes lesen: „Ausreichende Erfahrungen in der Anwendung bei schwangeren Frauen liegen nicht vor." Die etwas zurückhaltendere zweite Version erscheint in der augenblicklichen Situation angebrachter als die sofortige Gegenanzeige bei geburtshilflichen Anästhesien.

Wenn 0,75%iges Bupivacain in der Geburtshilfe Anwendung findet, dann doch ausschließlich für die Periduralanästhesie bei der Sectio caesarea. In allen anderen Fällen der geburtshilflichen Regionalanästhesie genügen weitaus geringere Konzentrationen. Normalerweise genügt für eine vaginale Entbindung die 0,25%ige Lösung von Bupivacain.

Da alle amerikanischen Gutachten hinsichtlich der Kardiotoxizität von Bupivacain sich auf Tierversuche, vorwiegend am Schaf, Kaninchen und Meerschweinchen, beziehen, versuchen wir zur Zeit in einer klinischen Studie an Patienten dem Problem der Kardiodepression durch Bupivacain 0,75% nachzugehen.

An orthopädisch-chirurgischen Patienten, die zu Eingriffen an den unteren Extremitäten vorgesehen waren, wurden Periduralanästhesien mit Bupivacain 0,75% durchgeführt. Die Dosis des Bupivacains bezog sich auf das Körpergewicht und betrug 2 mg/kg KG, also die zur Zeit empfohlene höchste Dosierung (!). Nach einer Ventrikulographie mit Technicium 99m über 10 Minuten wurden nach Injektion des Lokalanästhetikums 3 weitere Meßperioden bis 10, bis 20 und bis 30 Minuten durchgeführt. Die mit einem Rechner ausgewerteten Daten beziehen sich auf evtl. Veränderungen im Schlagvolumen, Veränderungen der Herzfrequenz und das Auftreten von Arrhythmien.

Die vorläufigen Ergebnisse zeigen:

1. keinerlei Veränderungen der Herzleistung, was die Größe des Schlagvolumens angeht.
2. Keine Veränderungen der Pulsfrequenz.
3. Kein gehäuftes Auftreten von Rhythmusstörungen.

Außerdem werden zur Zeit bei Sectio caesarea-Patientinnen 24stündige EKG-Aufzeichnungen durchgeführt.

Die bisher negativen Ergebnisse in bezug auf mögliche, gesteigerte Kardiotoxizität des Bupivacain 0,75% werden bekräftigt durch retrospektive Auswertung der Anästhesieprotokolle von Patienten, die sowohl Bupivacain 0,5% als auch Bupivacain 0,75% zur Periduralanästhesie erhalten haben. Weder bei fast 400 Patienten in beiden Gruppen zur Varicenexhairese, noch bei knapp 400 Periduralanästhesien zur Sectio caesarea mit Bupivacain 0,75% konnten wesentliche, auf eine erhöhte Kardiotoxizität des Bupivacain 0,75% hinweisende Beobachtungen festgestellt werden.

Schwere Zwischenfälle im Sinne von Bewußtlosigkeit, Krämpfen oder gar Kreislaufstillständen wurden überhaupt nicht beobachtet.

Obgleich das Material noch klein ist, lassen sich aufgrund der kontinuierlichen Überwachung während der Periduralanästhesie doch einige richtungsweisende Aussagen machen:

1. Es ist bisher nicht bewiesen, daß Warnungen vor gesteigerter Kardiotoxizität des Bupivacain 0,75% gerechtfertigt sind.
2. Die anästhetische Potenz von Bupivacain beträgt das 4fache der von Lidocain oder Mepicacain. Demgemäß ist auch die Konzentration auf $\frac{1}{4}$ vermindert.
3. Die Tatsache, daß für Periduralanästhesien mit Lidocain oder Mepivacain die 2%ige Lösung verwendet wird und mit Bupivacain unter speziellen Indikationen die 0,75%ige, spricht nicht gegen die Aequipotenz. Die Anwendung von Bupivacain 0,75% erlaubt eben eine stärkere motorische Blockade, so diese erforderlich ist und gewünscht wird.

Es besteht demnach kein Grund, die Anwendung von Bupivacain 0,75% im allgemeinen und zur Sectio caesarea im besonderen zu verdammen. Auch andere Autoren sind dieser Meinung [5]. Man erinnere sich 12 Jahre zurück, als allgemein behauptet wurde, Bupivacain sei für die Spinalanästhesie nicht geeignet, da es zu toxischen Veränderungen am Zentralnervensystem führen könne. Auch diese – damals voreilige Behauptung – hat sich nicht bestätigt und Bupivacain ist heute aus der Spinalanästhesie kaum noch wegzudenken. Das Gleiche könnte man schon zu diesem Zeitpunkt, also vor Abschluß weiterer Untersuchungen, auch für Bupivacain 0,75% zur geburtshilflichen Periduralanästhesie sagen. Ein langwirkendes potentes Lokalanästhetikum, das auch eine ausgezeichnete motorische und vegetative Nervenblockade bewirkt, sollte nicht deshalb verdammt werden, weil es in die Hände von Therapeuten gegeben wurde, die mit dieser Substanz nicht umzugehen verstehen!

Wenn jemand nach gerade bestandenem Führerschein an das Steuer eines schnellen Sportwagens gesetzt wird, oder ein Segelflieger in das Cockpit einer B747, darf man sich nicht wundern, wenn über kurz oder lang häufige, tödliche Unfälle passieren werden. Soll man deshalb Sportwagen und Großraumflugzeuge verbieten?

Literatur

1. Albright GA (1979) Cardiac arrest following regional anesthesia with etidocaine or bupivacaine. Anesthesiology 51:285–287 (Editorial)
2. Albright GA (1982) Maternal mortality with bupivacaine regional anesthesia. 6th European Congress of Anesthesiology 10 (Abstract)

3. Davis NL, deJong RH (1982) Successful resuscitation following massive bupivacaine overdose. Anesth Analg 61:62–64
4. Ostheimer GW (1985) Persönliche Mitteilungen
5. Writer WDR, Davis JM, Strunin L (1984) Trial by media: the bupivacaine story. Can Anaesth Soc J 31:1, 1–4 (Editorial)

Periduralanästhesie – Hämodynamische Auswirkungen

R. Dennhardt

Komplikationen in der postoperativen Phase sind vielfach pulmonaler und/oder metabolischer Art; intraoperativ hingegen wird der Anästhesist meist mit hämodynamischen Problemen konfrontiert. Nun wird die Indikation für die Durchführung eines rückenmarksnahen Anästhesieverfahrens bei allgemein-chirurgischen Eingriffen nicht selten bei denjenigen Patienten gestellt, die schwerwiegende kardiovaskuläre Begleiterkrankungen haben.

Bei gesunden, normovolämischen Patienten wird das Kreislaufverhalten unter einer Periduralanästhesie (PDA), gleich welcher Ausbreitung, nahezu indifferent sein. Gilt dies nun auch für die Anwendung bei kardiovaskulären Risikopatienten? Mit anderen Worten: Können die in das Verfahren gesetzten Erwartungen für die intraoperative Anästhesieführung gerade bei diesen Patienten erfüllt werden?

Zwar ist es möglich, eine gezielte periphere Blockade sympathischer, lumbaler Fasern durch den kaudalen Zugangsweg zu erzielen, in der Regel wird eine PDA jedoch mit einem mehr oder minder ausgeprägten sympathischen Block verbunden sein.

Die Durchführung einer PDA verlangt deshalb die Kenntnis der pathophysiologischen kardiovaskulären Reaktionen sowie der daraus sich ergebenden Therapienotwendigkeiten.

Eine Periduralanästhesie, die das Niveau von Th 10 nicht überschreitet, hemmt die vasokonstriktorischen Fasern im Bereich der unteren Extremität (Abb. 1). Dies führt zu einer Vasodilatation, zu einer Erhöhung der venösen Kapazität und folglich zu einem verminderten venösen Rückfluß. In den unteren Extremitäten kann dadurch ein Blut-Pooling in der Größenordnung von ca. 1 l erfolgen. Kompensatorisch werden sich die Gefäßareale in Kopf, Hals und in den oberen Extremitäten reflektorisch konstringieren. Hierfür sind Barorezeptor-vermittelter Anstieg der Aktivität der kardialen sympathischen Fasern wie auch die Stimulierung des Nebennierenmarks verantwortlich.

A. Sensibler Block unterhalb Th 10	
Pathomechanismus	Auswirkungen
Blockierung der vaso-konstriktorischen Nervenfasern im Bereich der unteren Extremität	Arterioläre Vasodilatation, erhöhte venöse Kapazität („Pooling"), verminderter venöser Rückfluß, HZV ↓

Abb. 1

Insgesamt bedingt die Zunahme des Tonus der Gefäße in der oberen Körperregion wie auch ein Herzfrequenzanstieg wieder eine Zunahme des venösen Rückflusses und damit einen konsekutiven Wiederanstieg des Herzzeitvolumens.

Je ausgeprägter die sympathische Blockade jedoch ist, desto geringer wird die endogene Kompensationsbreite (Abb. 2). Schließt der sympathische Block Th 5 ein, so werden zusätzlich Gefäße des Splanchniskusgebietes betroffen; dies führt zu einem Blut-Pooling im Mesenterialbereich und damit zu einem weiter verminderten venösen Rückfluß. Von wesentlicher Bedeutung ist außerdem die Beeinträchtigung der Katecholamin-Sekretion aus dem Nebennierenmark mit folglich verminderten endogenen Katecholamin-Spiegeln.

Eine Periduralanästhesie, die die thorakalen Segmente 1 bis 4 umfaßt, blockiert die sympathischen Efferenzen vom Vasomotoren-Zentrum (Chronotropie und Inotropie). Sind allein diese Efferenzen ausgefallen, so kann ein Teil der Aktivität durch segmentale kardiale Reflexe aufgefangen werden. Diese Reflexaktivität wird aber durch einen hohen thorakalen Block aufgehoben. Außerdem sind die vasokonstriktorischen Gefäßnerven in Hals, Kopf und Armen blockiert.

Unter einer isolierten Blockierung von Th 1 bis 4 (Abb. 3) kommt es zu einer Erhöhung des zentralvenösen Druckes, ohne daß die Auswurfleistung des Herzens ansteigt: Der Frank-Starling-Mechanismus ist durch Ausfall der sympathischen Efferenzen vom Vasomotoren-Zentrum beeinträchtigt. Otton und Wilson [4] beschreiben überraschend geringe Änderungen in Herzfrequenz- und Herzauswurfleistung, und zwar dadurch, daß die zirkulierenden Katecholamine durch die intakte adrenale sympathische Innervation vermehrt ausgeschüttet werden und dadurch die Kontraktilität des Herzmuskels stimulieren. In Notfallsituationen vermag das Nebennierenmark die Katecholamin-Spiegel bis zum 20fachen der Normalwerte zu erhöhen [1].

Abb. 2

B. Sensibler Block unterhalb Th 5	
Pathomechanismus	Auswirkungen
Blockade der Gefäße des Splanchnikusgebiets , Blockierung der Katecholaminsekretion	Blut - „Pooling" im Darm , verminderter venöser Rückfluß , endogene Katecholaminspiegel vermindert , Herzfrequenz ↓ HZV ↓

Abb. 3

C. Sensibler Block Th 1 – Th 4	
Pathomechanismus	Auswirkungen
Blockade der sympathischen Efferenzen zum Herzen , Blockade der Sympathikus-vermittelten segmentalen kardialen Reflexe , Blockade der vasokonstriktorischen Gefäßnerven in Armen , Kopf , Hals	Herzfrequenz ↓ oder ↑ , verminderte Inotropie , kompensatorische Vasokonstriktion vermindert , HZV ↓ , vagale Dominanz

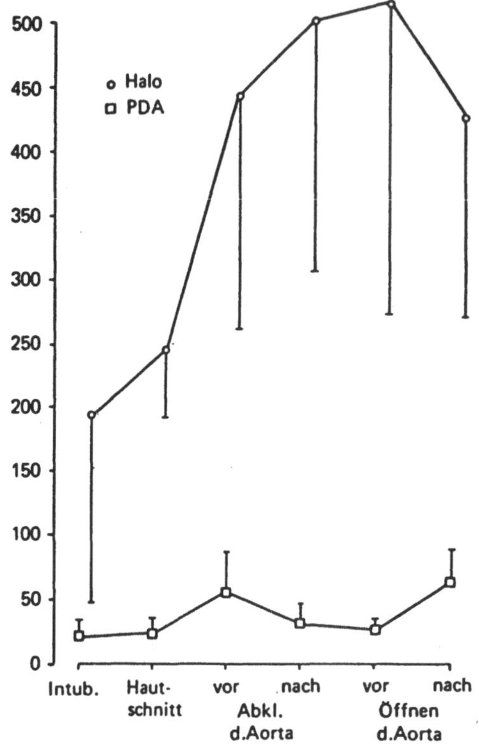

Abb. 4. Noradrenalin-Konzentrationen im Plasma von Patienten bei aortobifemoralen Bypassoperationen unter Periduralanästhesie bzw. Halothannarkose

Bei Erweiterung der Blockade nach *kaudal* entfällt diese regulierende Möglichkeit über erhöhte endogene Katecholamin-Spiegel. Beispielhaft sei dies an Patienten gezeigt, die unter Inhalationsanästhesie bzw. Periduralanästhesie und Sedierung sich einer aortobifemoralen Bypass-Operation unterzogen (Abb. 4).

Umfaßt nun das blockierte Areal Th 1 bis L 2, so befindet sich der Anästhesist in einer Situation, in der er bereit sein muß, von außen die Kontrolle über die Zirkulation bei Änderungen der kardialen Kontraktilität, des vaskulären Tonus, der Körperlage und des Blutvolumens zu übernehmen. Aber: die idealen Regulationseigenschaften des Vasomotoren-Zentrums und der endogenen Katecholamine sind schwerlich nachzuahmen.

Besondere Beachtung muß in diesem Zusammenhang dem alten Patienten zukommen. Hierfür sind mehrere Gründe zu nennen: Aufgrund der im Alter höheren Katecholaminspiegel führt eine sympathische Blockade zu vergleichbar stärkeren Konsequenzen als bei jüngeren Patienten. Alte, insbesondere kardial vorgeschädigte Patienten haben per se eine Störung der Barorezeptor-gesteuerten Regulationsmechanismen, die durch eine hohe PDA vestärkt wird. Ebenso scheint diese Patientengruppe nicht in

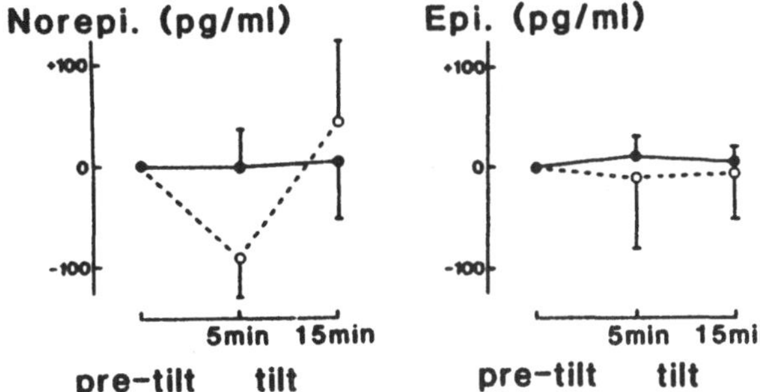

Abb. 5. Plasma-Adrenalin (Epi)- und Noradrenalin (Norepi.)-Konzentrationen vor (●) und während (o) Periduralanästhesie „tilt" = „30°-head up position"

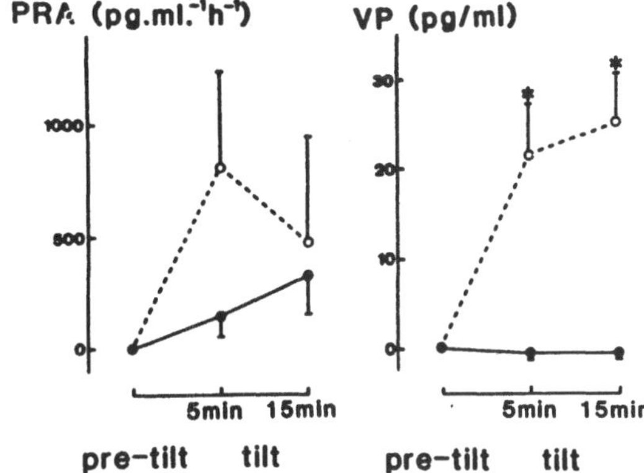

Abb. 6. Plasma-Renin (PRA-) und Vasopressin (VP)-Konzentrationen; weitere Erläuterungen siehe Abb. 5

der Lage zu sein, Noradrenalin aus nicht blockierten Körperregionen kompensatorisch freizusetzen. Offensichtlich werden dann andere Regulationssysteme aktiviert, so das Renin-Angiotensin-System bzw. das antidiuretische, vasopressorische System. Eine Aktivierung erfolgt vorwiegend bei Abnahme des venösen Rückflusses über vagale Afferenzen aus dem linken Vorhof bzw. aus Rezeptorarealen im Bereich der A. carotis und Aorta. Die Rolle des Vasopressins bei Ausfall des sympathoadrenalen Systems bei Hypovolämie konnte im Tierexperiment bewiesen werden [3]. Jüngste Untersuchungen von Ecoffey et al. [2] konnten beweisen, daß Vasopressin – und zu einem geringeren Grad auch das Renin-Angiotensin-System – eine Bedeutung in der Regulation des arteriellen Blutdrucks bei alten Patienten unter PDA hat (Abb. 5, 6).

Additive Effekte im Sinne einer weiteren Einschränkung der Kompensationsmöglichkeiten müssen bei Applikation sedierender oder narkotischer Substanzen beachtet werden, also vor allem bei Kombination von Allgemein- und Periduralanästhesie. Alte und kritisch kranke Patienten unterliegen häufig einem noch kompensierten Volumenmangel, der durch ein wie auch immer geartetes Anästhesieverfahren aufgedeckt wird und zur Dekompensation führen kann. Während bei alleinigem Regionalanästhesieverfahren eine kompensatorische Regulation über Vasokonstriktion wenigstens teilweise noch vorhanden ist, wird diese Möglichkeit durch eine additive Vollnarkose weiter eingeschränkt. Außer durch einen nicht korrigierten Volumenmangel kann der venöse Rückfluß in der Schwangerschaft allgemein, besonders aber beim Auftreten von

Uteruskontraktionen, bei Ascites oder intraabdominellen, raumfordernden Tumoren wie auch bei extremen, z. B. lordotischen Lagerungen auf dem Operationstisch beeinträchtigt werden.

Bei jungen, normovolämischen, wachen Patienten findet sich in der Regel auch unter ausgedehnter sympathischer Blockade nur ein geringer Blutdruckabfall. Ernsthafte Hypotensionen kommen jedoch durch überschießende vasovagale Aktivitäten zustande, die aus dem Fehlen des sympathischen Gegenspielers resultieren. Der plötzliche Anstieg der parasympathischen Aktivität ist die Antwort auf eine ausgeprägte Verminderung des venösen Rückflusses. Die hämodynamischen Symptome wie Verminderung der Herzauswurfleistung und Frequenzabnahme werden von Übelkeit und Erbrechen begleitet.

Zusammenfassung

Die Durchführung einer Periduralanästhesie beim Risikopatienten verlangt die Kenntnis der pathophysiologischen kardiovaskulären Reaktionsmöglichkeiten. In kritischen Kreislaufsituationen, die mit einem ungünstigen Verhältnis von Sauerstoffangebot und -verbrauch im peripheren Gewebe einhergehen, ist die gegenregulatorische Bedeutung des sympatho-adrenergen Systems hervorzuheben. Durch die direkte Blockade sympathischer Efferenzen zum Herzen wie auch durch die Verminderung zirkulierender Katecholamine aus dem Nebennierenmark ist die kardiale Adaptationsfähigkeit beeinträchtigt. Vorrangiges Augenmerk muß auf die Volumensituation des Patienten geworfen werden. Bei kritisch kranken Patienten ist die Bereitstellung und ggf. Einsatz von spezifisch wirksamen Medikamenten unter adäquatem Monitoring notwendig.

Literatur

1. Christensen NJ, Brandsborg O (1973) The relationship between plasma catecholamine concentration and pulse rate during exercise and standing. Eur J Clin Invest 3:299
2. Ecoffey C, Edouard A, Pruszczinski W, Taly E, Samli K (1985) Effects of epidural anesthesia on catecholamines, renin activity, and vasopressin changes induced by tilt in elderly men. Anesthesiology 62:294
3. Houck PC, Filsen-Olsen MJ, Britten SC, Romero IC (1983) Role of angiotensin and vasopressin on blood pressure of ganglionic blocked dogs. Am J Physiol 244:H115
4. Otton PE, Wilson EJ (1966) The cardiocirculatory effects of upper thoracic epidural analgesia. Can Anaesth Soc J 13:541

Kreislaufeffekte von Bupivacain 0,5% und 0,75% bei der PDA – Eine Doppelblindstudie an 200 Patienten[*]

J. Motsch, P. Rohr und U. Büch

Bupivacain-Hydrochlorid, ein Lokalanästhetikum vom Amidtyp, erfreut sich infolge seiner langen Wirkdauer, geringen Toxizität und der ausgeprägten sensorischen Blokkade großer Beliebtheit [2]. Zahlreiche klinische Untersuchungen zeigten, daß bei der PDA mit einer 0,25 bis 0,5%igen Lösung eine gute sensorische Blockade erreicht wird, daß aber die motorische Blockade bei diesen Konzentrationen fehlend bzw. nur sehr gering ausgeprägt ist [1, 6, 12]. Von den Amidlokalanästhetika ist bekannt, daß mit steigender Konzentration der Lösung neben einer Intensivierung der sensorischen Blockade der Grad der motorischen Blockade zunimmt [6, 7, 8]. Außerdem wird bei einer Periduralanästhesie infolge besserer Penetration einer konzentrierteren Lokalanästhetikumlösung in die dicken Spinalnerven, sicherer und in kürzerer Zeit, eine erfolgreiche Blockade im Bereich der Segmente L_5, S_1 und S_2 erreicht [5].

Im Gegensatz zur verbesserten Blockadequalität durch eine konzentriertere Bupivacainlösung finden sich in jüngster Zeit Hinweise in der Literatur von tierexperimentellen Untersuchungen, die auf eine verstärkte Kardiotoxizität bzw. Arrhythmieneigung von Bupivacain im Vergleich zu Lidocain hinweisen [3, 9, 11].

Ziel unserer Untersuchungen war es daher, im Doppelblindversuch die Kreislaufeffekte von gleichen Volumina Bupivacain 0,5 und 0,75% zu vergleichen. Des weiteren sollte beobachtet werden, ob durch die höhere Gesamtdosis häufiger mit verstärkten Kreislaufreaktionen infolge kardiotoxischer Blutspiegel bzw. mit anderen Nebenwirkungen gerechnet werden muß.

Material und Methode

Die Untersuchung wurde an 200 Patienten vorgenommen, die sich in der Urologischen Universitätsklinik einem operativen Eingriff unterziehen mußten, der üblicherweise in Periduralanästhesie durchgeführt wird. Es wurde ein spezielles Prüfprotokoll erstellt und bei allen Patienten erfolgte die Beurteilung der sensorischen und motorischen Blockade, die Messung der Kreislaufparameter und die Aufzeichnung von Komplikationen durch einen der Autoren (P. Rohr). Die Anlage der PDA erfolgte hingegen durch Assistenten des Instituts, die sich in Ausbildung zum Arzt für Anästhesie befanden. Aus diesem Grunde konnte infolge technischer Schwierigkeiten (Auffinden des Periduralraumes nicht möglich bzw. Duraperforation) bei 7 Patienten keine PDA gesetzt werden.

---

[*] Herrn Prof. Dr. Dr. h. c. K. Hutschenreuter zum 65. Geburtstag gewidmet.

Technik

Nach Routineprämedikation mit 50 mg Dolantin und 0,5 mg Atropin erfolgte die Anlage der PDA im Sitzen zwischen L_3 und L_4 bei 159 Patienten bzw. zwischen L_2/L_3 bei 34 Patienten. Der Periduralraum wurde mittels des „loss of resistance" identifiziert und eine Testdosis von 4 ml des Lokalanästhetikums injiziert. Nach Ablauf von 2 Minuten, wenn keine Zeichen einer versehentlichen intraduralen Applikation des Lokalanästhetikums evident waren, wurde die restliche Menge des Lokalanästhetikums verabreicht. Die Ausbreitung der Anästhesie nach kranial und nach kaudal wurde 2,5, 5, 10, 15 und 20 min nach Setzen der PDA und am Ende des operativen Eingriffs mittels Kältereiz (Äthertupfer) erfaßt [18]. Vor Anlage der PDA, unmittelbar danach sowie 2,5, 5, 10, 15 und 20 min nach Setzen der PDA erfolgte die Messung des arteriellen Blutdrucks nach Riva-Rocci und das Ablesen der Herzfrequenz vom EKG-Monitor.

Nach Abschluß der Untersuchungen erfolgte die Freigabe des Randomisierungsschemas und die Zuordnung der Prüfkontrolle zu einer der beiden Untersuchungsgruppen.

Die statistische Auswertung erfolgte mit dem SPSS-Programm unter Verwendung des Student-T-Tests am Rechenzentrum der Universität des Saarlandes [14]. Als signifikant wurde ein $p < 0,05$ festgesetzt.

Ergebnisse

Keine statistischen Unterschiede konnten zwischen beiden Patientengruppen in bezug auf Alter, Größe und Geschlecht festgestellt werden, in bezug auf das Körpergewicht war die Gruppe, die Bupivacain 0,75% erhielt, signifikant schwerer. Die mittlere Dosis von Bupivacain 0,5% betrug 85 ± 5 mg, die mittlere Dosis von Bupivacain 0,75% hingegen $121,5 \pm 9$ mg (Tabelle 1).

Kreislaufverhalten

Es konnte bei beiden Patientengruppen ein gleichsinniges Verhalten des Blutdrucks und der Herzfrequenz beobachtet werden, so daß keine statistisch signifikanten Unterschiede im Kreislaufverhalten von Bupivacain 0,5%ig und 0,75%ig bei der PDA beobachtet werden konnten. Die einzelnen Kreislaufparameter sind in der Tabelle 2 angeführt.

Tabelle 1. Patientendaten

Anästhetikum		n	Alter	Größe (cm)	Gewicht (kg)	Geschlecht	Dosis (mg)
Bupivacain	0,5%	97	67,2	169,9	71,1	84 ♂	85
	±SD		9,1	7,6	11,3	13 ♀	5
Bupivacain	0,75%	96	65,4	171,5	76,7	92 ♂	121,5
	±SD		9,9	6,1	11,4	4 ♀	9

Tabelle 2. ($\bar{x} \pm SD$)

			0	2,5	5	10	15	20 (min)
BUPI	Puls		86	84	83	82	81	79
		±	15,8	16,3	16,2	16,4	15,7	15,0
0,5%	RR syst.		146	142	138	133	133	132
		±	25,9	23,4	23,6	23,1	26,0	24,2
	RR diast.		81	80	78	76	77	76
		±	10,1	9,9	10,2	9,1	10,5	10,4
BUPI	Puls		85	84	82	81	79	78
		±	18,3	19,6	19,8	19,9	19,9	19,8
0,75%	RR syst.		149	145	140	135	130	131
		±	21,6	21,2	23,5	23,7	20,6	19,5
	RR diast.		84	81	79	77	76	77
		±	10,4	9,6	10,6	11,4	11,7	10,3

Segmentale Ausbreitung der PDA

Die genaue segmentale Ausbreitung nach Bupivacain 0,5 und 0,75% bei der PDA kann der Abb. 1 entnommen werden. Keine Unterschiede in bezug auf eine stärkere kraniale Ausbreitung der 0,75%igen Bupivacainlösung konnte gefunden werden. Hingegen zeigte die 0,75%ige Bupivacainlösung einen schnelleren Eintritt und eine schnellere Ausbreitung der Blockade. Deutliche Unterschiede sind im Bereich des S_1-Segmentes auszumachen, die einen Hinweis darauf geben, daß mit der 0,5%igen Lösung mit einer sehr langen Latenz bis zur Blockade dieser Segmente gerechnet werden muß.

Diskussion

Eine Erhöhung der Konzentration eines Lokalanästhetikums bedingt einerseits eine Verbesserung der Qualität der sensorischen und motorischen Blockade, andererseits wird das Risiko von toxischen Reaktionen nach systemischer Resorption des Lokalanästhetikums erhöht [10, 15]. Da die Anzahl der blockierten Segmente bei einer PDA weitgehend vom Volumen der verwendeten Lokalanästhetikumslösung abhängig ist, zieht die Verwendung einer 0,75%igen Bupivacainlösung zwangsläufig mit sich, daß bei einer single-shot-PDA eine Lokalanästhetikumgesamtdosis benötigt wird, die an die Grenze der vom BGA festgesetzten Maximaldosierung heranreicht. Aus den Untersuchungen von Moore [12] geht hervor, daß die akute Toxizität von Bupivacain im Tierexperiment wesentlich höher ist, als sie beim Menschen vorhanden ist. Die Ergebnisse unserer Untersuchung zeigen auf, daß die Erhöhung der Dosis von durchschnitt-

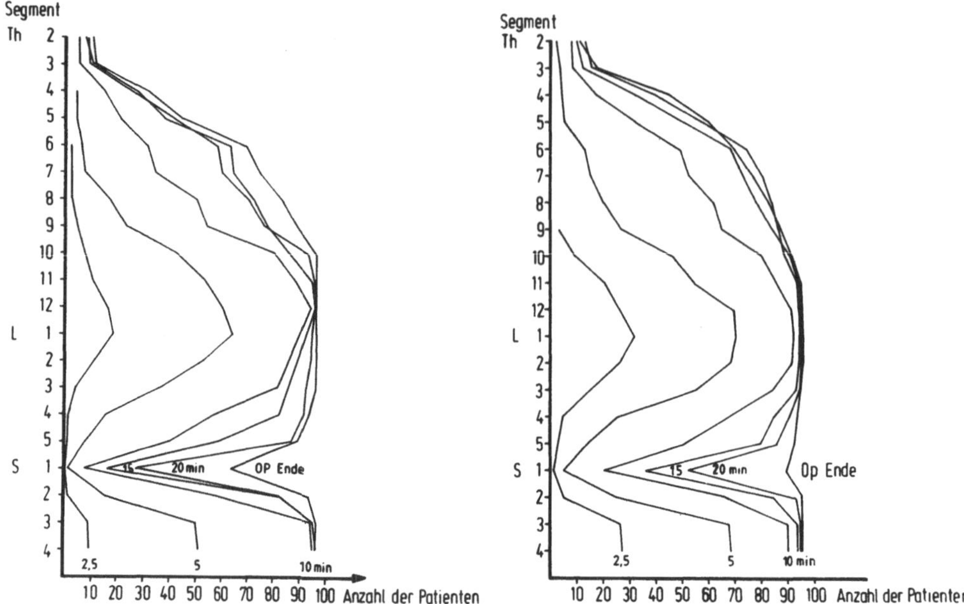

Abb. 1. *(Links):* Ausbreitung der PDA mit Bupivacain 0,5% (n = 97); *(rechts):* Ausbreitung der PDA mit Bupivacain 0,75% (n = 96)

lich 85 mg auf 121 mg Bupivacain infolge Steigerung der Konzentration der verwendeten Lokalanästhetikumlösung keinen zusätzlichen Einfluß auf das Kreislaufverhalten nach einer Periduralanästhesie hat [4].

Für Kreislaufveränderungen nach einer PDA zeichnen in erster Linie die Blockade der efferenten Sympatikusfasern mit der dadurch bedingten Vasomotorenblockade und nachfolgender Dilatation der Kapazitäts- und Widerstandsgefäße verantwortlich. Zum anderen kann es infolge systemischer Resorption zur direkten Wirkung auf die glatte Muskulatur kommen. Außerdem kann durch eine so vermittelte Betarezeptorenblockade zu einem Abfall des cardiac output führen. Diese depressorischen Effekte der zirkulierenden Lokalanästhetika sind pH-abhängig und am meisten ausgeprägt bei respiratorischer oder renaler Azidose [16, 17].

Bei beiden Untersuchungsgruppen konnten dieselben Kreislaufveränderungen beobachtet werden, wie Absinken der Herzfrequenz und mäßiger Abfall des Blutdrucks – Effekte, die als Zeichen der eingetretenen Sympatikusblockade durch die PDA zu werten sind und im vorhin Erwähnten ihre Erklärung finden. Obwohl Hinweise in der Literatur dafür vorhanden sind, daß konzentriertere Lokalanästhetikumlösungen eine bessere Penetration in die Spinalnerven besitzen und somit auch eine intensivere und damit ausgedehntere Blockade der Sympatikusfasern hervorrufen, konnte dies bei unseren Patienten nicht beobachtet werden. Möglicherweise ist das relativ hohe Alter unserer untersuchten Patienten dafür verantwortlich, daß bereits mit der 0,5%igen Bupivacainlösung der volle Sympatikuseffekt eingetreten ist, und daher ein ähnliches Kreislaufverhalten bei beiden untersuchten Patientengruppen zu beobachten war [6].

Um der Sympatikusblockade entgegenzuwirken, erhielten alle Patienten einheitlich 500 ml Ringerlösung vor dem Anlegen der PDA infundiert [4]. Zwischen beiden Patientengruppen konnten bei der Auswertung keine Unterschiede in bezug auf das im Anschluß an die PDA verabreichte Infusionsvolumen erfaßt werden. Die Gabe von Vasopressoren (Akrinor) war bei 17 Patienten die Bupivacain 0,5% erhielten notwendig, unter Bupivacain 0,75% hingegen nur bei 13 Patienten.

Eine sehr ausgedehnte Blockade durch die PDA, die die Nervi acceleranti im Bereich der Segmente T_1 bis $T_4/_5$ mitblockiert, wird immer zu Bradykardie und Einschränkung der Auswurfleistung des Herzens infolge Verlustes des chronotropen und inotropen Antriebs auf das Myokard führen. Betrachtet man die segmentale Ausbreitung der PDA nach Bupivacain 0,5 und 0,75% (Abb. 1), so ist daraus ersichtlich, daß keine wesentlichen Unterschiede in der kranialen Ausbreitung der Blockade bestehen. Hingegen kommt es bei der 0,75%igen Bupivacainlösung schneller zur Ausbreitung der Blockade und auch eine bessere Penetration des Lokalanästhetikums in die dicken Spinalnerven L_5, S_1, S_2 wird an der kürzeren Latenzzeit der Blockade dieser Segmente erkennbar [5]. Im Gegensatz dazu hatte dies jedoch keine negativen Rückwirkungen auf das von uns beobachtete Kreislaufverhalten.

Unter diesen 200 Patienten kam es bei einem Patienten, der 17 ml Lokalanästhetikum für eine PDA injiziert bekam, zu einer kurzdauernden Bewußtseinsstörung, die auf Sauerstoffgabe schnell reversibel war. Eine gleichzeitige Kreislaufdepression konnte aber nicht beobachtet werden und von seiten der PDA gab es keine Hinweise für eine totale Spinalanästhesie bzw. ein abnorm hohes Aufsteigen der PDA. Nach Freigabe des Randomisierungsschemas mußte dieser Patient der Patientengruppe, die Bupivacain 0,75% erhielt, zugeordnet werden. Wahrscheinlich war eine teilweise, versehentliche intravasale Gabe des Lokalanästhetikums für diesen Zwischenfall verantwortlich. Eine Blutspiegelbestimmung konnte leider nicht vorgenommen werden.

Zusammenfassend kann aus den Ergebnissen unserer Doppelblindstudie geschlossen werden, daß:

1. Bei der PDA unter Verwendung von Bupivacain 0,75% mit ähnlichen Kreislaufveränderungen gerechnet werden muß wie bei der 0,5%igen Lösung. Ein vermehrtes Auftreten von Herzrhythmusstörungen oder anderer Kreislaufveränderungen infolge Erreichens toxischer Blutspiegel konnte nicht beobachtet werden.
2. Die segmente Blockade tritt mit der 0,75%igen Lösung schneller ein und ist im Bereich der dicken Spinalnerven (L_5, S_1, S_2) ausgeprägter, ohne daß gleichzeitig mit einer Ausbreitung der Blockade weiter nach kranial zu rechnen ist.
3. Die PDA, infolge ihrer geringen Auswirkungen auf das kardiovaskuläre System und der Lungenfunktion selbst bei geriatrischen Patienten ein sehr sicheres Anästhesieverfahren darstellt.

Danksagung. Bupivacain 0,5 und 0,75%ig wurde für diese Untersuchung in dankenswerter Weise von der Firma Astra Chemicals GmbH, Wedel/Holstein, zur Verfügung gestellt. Gleichzeitig möchten wir Herrn Bauer von der Firma Astra für die Erstellung des Randomisierungsschemas und die Mitbetreuung bei der Untersuchung danken.

Literatur

1. Bridenbaugh PO, Balfoure RI, Bridenbaugh LD, Lysons DF (1976) Bupivacain and Etidocain for lumbar epidural anesthesia for intraabdominal pelvic surgery, a double-blind study. Anesthesiology 45:560
2. Bromage PR (1978) Epidural analgesia. Second edition. Sounders, Philadelphia
3. De Jong RH, Ronfeld RA, De Rosa RA (1982) Cardiovascular effects of convulsant and supraconvulsant doses of amide local anesthetics. Anaesth Analg 61:3–9
4. Fritz KW, Grambow D, Osterhaus A, Zinck B, Meyer HJ, Seitz W, Kirchner E (1985) Eine klinische Untersuchung zum Kreislaufverhalten und der Pharmakokinetik nach Periduralanästhesie mit Bupivacain 0,75%. Regionalanästhesie 8:8–12
5. Galindo A, Hermandez J, Benavides O, et al (1975) Quality of spinal extradural anaesthesia: the influence of spinal nerve root diameter. Br J Anaesth 47:41–47
6. Galindo A, Benavides O, Ortega De Munos S, Bonilla O, Pena R (1978) Comparison of anaesthetics solutions used in lumbar und caudal peridural anaesthesia. Anaesth Analg 57:175–179
7. Jörgensen H (1978) Epiduralanästhesie mit Bupivacain 0,75%ig im Vergleich zu Bupivacain 0,5%ig und Mepivacain-Adrenalin 1,5%ig. Reg Anästh. 1:11
8. Jörgensen H (1982) Lumbar epidural anaesthesia with Bupivacain 0,75%. Reg Anaesth 5:30–33
9. Katelko DM, Shnider SM, Dailey PA, Brizgys RV, Levinson G, Shapiro WA, Koike M, Rosen MA (1984) Bupivacain-induced cardiac arrhythmias in sheep. Anesthesiology 60:10–18
10. Littlewood DG, Scott DB, Wilson J, Corino DG (1977) Comparative anaesthetic properties of various local anaesthetic agents in extradural block for labour. Brit J Anaesth 49:75
11. Liu P, Feldmann HS, Covino BM, Giasi R, Covino BG (1982) Acute cardiovascular toxicity of intravenous amid local anaesthetics in anaesthetised ventilated dogs. Anaesth Analg 61:317–322
12. Moore DC, Bridenbough LD, Thompson GE, Balfour R, Horton WG (1977) Factors determining dosages of amide-typ local anesthetic drugs. Anesthesiology 47:263
13. Moore DC, Bridenbough LD, Thompson GE, Balfour RI, Horton WG (1978) Bupivacain: a review of 11080 cases. Anaesth Analg 57:42
14. Nie NH, Hull CH, Jenkins JG, Steinbrenner K, Bent DH (1975) SPSS statistical package for the social sciences. New York
15. Scott DB, Mc Clure JH, Giasi RM, Seo J, Covino BG (1980) Effects of concentration of local anaesthetic drugs in extradural block. Br J Anaesth 52:1033
16. Stanton-Hicks M (1975) Cardiovascular effects of extradural Anaesthesia. Br J Anaesth 47:253
17. Stanton-Hicks M, Murphey TM, Bonica JJ, Mather LE, Tucher GT (1976) Effects of extradural block: comparison of the properties, circulatory effects and pharmacokinetics of Etidocain and Bupivacain. Br J Anaesth 48:575
18. Wugmeister M, Hehre FW (1967) The absence of differential blockade in peridural anaesthesia. Br J Anaesth 39:953

Klinische Bedeutung der kardialen Toxizität von Lokalanästhetika

G. Mitterschiffthaler

Seit dem ersten zusammenfassenden Bericht über kardiovaskulären Kollaps und Rhythmusstörungen durch Albright bei 7 Patienten wird eine erhöhte kardiovaskuläre Toxizität lang wirksamer Lokalanästhetika diskutiert.

Experimentelle Arbeiten erhöhten die Unsicherheit und mahnten zu vermehrter Vorsicht bei der Verwendung von Bupivacain und Etidocain (s. Tabelle 1) [1, 2, 15, 16].

Intoxikationen können entsprechend der Plasmakonzentration sofort bei unbeabsichtigter, intravenöser Gabe oder Bier Block, bei prädisponierten Patienten aber auch langsamer infolge rascher Absorption (relative Überdosierung) entstehen (s. Tabelle 2) [1, 5, 9, 11, 12, 13, 18, 17, 22].

Die Symptome sind entsprechend der Plasmakonzentration aufsteigend gereiht [6].

Charakteristisches und erstes Symptom ist die Zungentaubheit und die perioralen Parästhesien. Die anderen Symptome sind mehrdeutig und schwieriger einzuordnen. Muskelzittern als Vorstadium zu Krämpfen tritt auch bei niederen Plasmakonzentrationen auf, kann aber durch Vasokonstriktoren, Sympathikusblockade und Temperaturmißempfindungen bedingt sein.

Die Reaktion auf Vasokonstriktoren ist dosisabhängig; die geringere Dosierung bewirkt eine alleinige β-Rezeptoren-Stimulation, höhere Dosierung α- und β-Effekte.

Tabelle 1. Differentialdiagnose von systemischen Reaktionen von Lokalanästhetika

Intoxikation
- Vasokonstriktorenreaktion;
- Vagovasale Synkope;
- Allergie;
- „Hohe" Blockade (spinal/epidural)

Tabelle 2. Symptome der toxischen Reaktion

Leichte Intoxikation:
  Taubheit der Zunge, periorale Paraesthesien, metallischer Geschmack, Ohrensausen

Mittelschwere Intoxikation:
  verwaschene Sprache, Hitze- oder Kältegefühl, Somnolenz, Muskelzittern, -zucken.

Schwere Intoxikation: Krämpfe, Coma, Atemstillstand, Herz-Kreislaufdepression

Tabelle 3. Vasokonstriktorenreaktion (Epinephrin)

Geringe Dosis (80–130 µg; β)	Große Dosis (130 µg; $\alpha+\beta$)
HF ∅–↑	↑↑
CO ↑	↑↑
TPR ↓	↑↑
MAP ↑–∅	↑↑

Diese Symptome sind vom Anfangsstadium der Bupivacain-Intoxikation (Hypertension) schwer abzugrenzen (s. Tabelle 3).

Norepinephrin: pharmakologisch besser, aber Gewebeirritation

Phenylephrin: α-Rezeptor-Agonist; Spinalanästhesie 100% Verlängerung; bei anderen Blockaden zu starke Systemwirkung

Ornipressin: 5IU/50 ml LA; direkte systemische Vasokonstriktion; Vorteil der
(POR 8)   Autoklavierbarkeit

Felypressin: 0,03U/ml in Zahnheilkunde

Klinisch scheint wichtig, daß die Bupivacain-induzierte kardiovaskuläre Toxizität wesentlich enger an der ZNS-Toxizität liegt, als dies beim Lidocain der Fall ist.

Bei den meisten Fällen geht ein Krampfanfall mit schweren Rhythmusstörungen einher, allerdings muß nach kritischer Durchsicht festgestellt werden, daß das eine wie das andere kausal sein kann.

Wichtige Faktoren, die die Allgemeintoxizität beeinflussen, sind in Tabelle 4 aufgereiht.

Eigenschaften des Lokalanästhetikums

Der pK-Wert des LA ist entscheidend für die Penetration; tritt nun der pH-Wert des jeweiligen Raumes dazu, so ist die Differenz von pK–pH wichtig für den Jonisationsgrad, denn nur nicht jonisierte Verbindungen können penetrieren.

Tabelle 4. Klinisch wichtige Faktoren

- Eigenschaften des Lokalanästheticums
- Gewebefaktoren
- Neurale Faktoren
- Biotransformation und Elimination
- Anästhesist
- Technik
- Monitoring

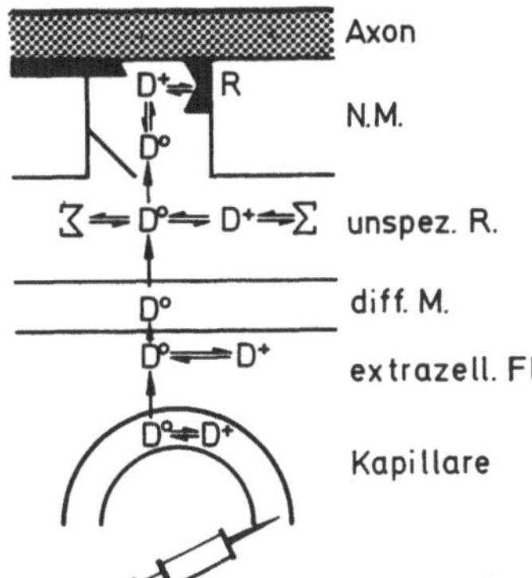

Abb. 1. Jonengleichgewichte in den verschiedenen Räumen. *R:* Rezeptur; *NM:* Nervenmembran; *D⁺:* jonisierte Droge; *D°:* nichtjonisierte Droge (Base); Unspezifischer Rezeptor; *DiffM:* Diffusionsmembran (wird nur nichtjonisiert durchdrungen); $D^+ \rightleftharpoons D°$: Jonengleichgewicht

Bei einem pK von 8,1 für Bupivacain und 7,7 für Etidocain und 7,9 für Lidocain ergibt sich bei einem pH von 7,40 eine Differenz von 0,7, 0,3 bzw. 0,5. Diese ergibt, wie nach Bromage gezeigt wird, verschiedene Jonisationsgrade: 85%, 70% und 80% (Abb. 1).

Die Zugabe von saurem Epinephrin 5 µg/ml verschiebt den Jonisationsgrad entsprechend.

Gewebefaktoren

Die Absorptionsrate ist wesentlich von der Perfusion des Injektionsgebietes abhängig. Tabelle 5 zeigt in aufsteigender Rate die Zunahme der Plasmakonzentration.

Bupivacain hat 2 Bindungsstellen, eine an α-1-Glycoproteid mit hoher Affinität aber geringer Kapazität, die andere an Albumin mit hoher Kapazität und geringer Affinität. Denson konnte in vitro zeigen, daß eine Azidose die Proteinbindung praktisch kaum beeinflußt, da pH-Abfall die α-1-Glycoproteidbindung beeinflußt und geringe Kapazitätsbindung hat bzw. den Anteil an Base darstellt [8].

Allerdings beeinflußt die *Azidose* ganz wesentlich die *Jonisationsgleichgewichte* im Gewebe, was bedeutet, daß in saurem Gewebe schlechte Penetration herrscht, aber auch, daß eine vorhandene Blockade sich schlechter erholt [9, 11].

Besonderes Augenmerk ist auf die Laktatazidose nach Konvulsionen zu lenken, nach eigenen Beobachtungen fanden wir Laktatwerte zwischen 25 und 130 bei pH-Werten zwischen 7,16–7,26 [20].

Tabelle 5. Blockadetechnik

- Brachialer Plexusblock
- Epidurale ⎤
- Kaudale ⎦ Analgesie
- Interkostale Blockade
- Intratrachealer Spray = i.v. = Bier Block

Neurale Faktoren

Hyperkaliämie hat verschiedene Wirkungen auf das Aktionspotential des Herzens:

- das Schwellenpotential ist höher, damit das Ende der Phase 4 (langsamer Na^+-einstrom) kürzer;
- die Depolarisation ist langsamer;
- das Plateau ist kürzer.

Bei Hyperkaliämie kann ein Block leicht verstärkt werden – die Kardiotoxizität wird begünstigt [15], (s. auch Abb. 2).

Frequency Dependent Block: ein rasch feuernder Nerv wird rascher und tiefer von Bupivacain als von Etidocain blockiert.

Bupivacainintoxikation

Bupivacain – ein größeres und fettlöslicheres Molekül als Lidocain – geht bei offenem Tor in das Kanälchen und bindet sich dort aufgrund seiner Lipophilie fest an den Rezeptor.

Während der Phase 2 und 3 (beginnende Repolarisation) ist das Kanälchen inaktiv: Bupivacain kann sich fest binden (hohe Lipophilie). Zwischen den einzelnen Aktionpotentialen können sich die Kanälchen von der Blockade erholen (= energieverbrauchender Transport).

Bupivacain führt also zu einer Verlängerung der absoluten Refraktärzeit. Bei physiolog. Herzfrequenz kann der Bupivacainblock nicht zunehmen, jedoch bei Tachykardie, da es nicht mehr nach außen abströmen kann („fast in-slow out block"). Verglichen

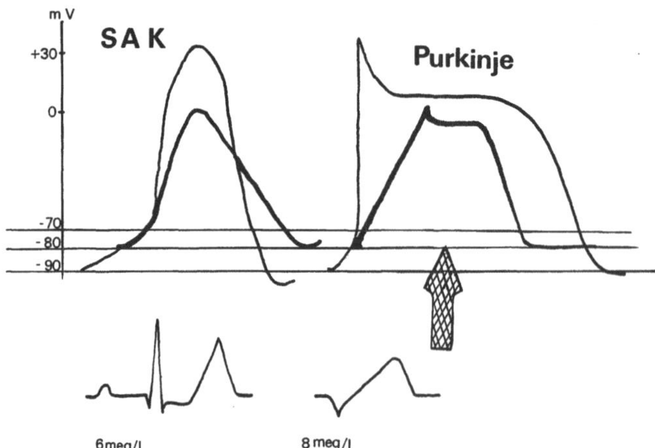

Abb. 2. Aktionspotential (AP) der Purkinje-Faser bei Hyperkaliämie. — normales AP; = AP bei Hyperkaliämie. *Unten:* schematische Darstellung des EKG

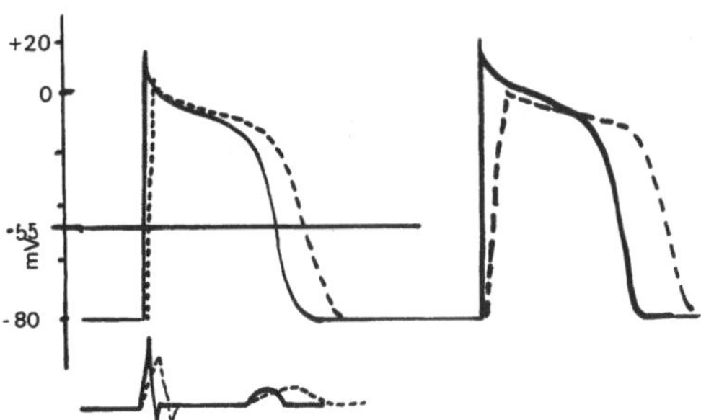

Abb. 3. Bupivacain-induzierte Kardiotoxizität. Wirkung auf das Aktionspotential. *Links:* niedrige Konzentration, anfänglicher Block; *rechts:* fortgeschrittener Block; *unten:* schematisiertes EKG: - - - - verbreitertes QRS und verlängerte T-Welle

mit Lidocain wird die Leitgeschwindigkeit 4mal so stark gebremst – bei Konzentrationen von über 0,2 µg/ml (s. auch Abb. 3).

Die kardiovaskuläre Toxität ist aber schwer abschätzbar, da sie auch von *Reizfrequenz, Konzentration, Membranpotential,* und *Reizmuster* abhängt; experimentell wurde gefunden, daß 70mal mehr Lidocain als Bupivacain gebraucht wurde, um die gleiche Abschwächung des Aktionspotentials bei gleicher Reizfrequenz zu erhalten [14].

Langsame Leitgeschwindigkeit kann aber zur Ausbildung des unidirektionalen Blocks bzw. reentry Phänomens führen, woraus sich VES und Kammertachykardien erklären lassen.

Wichtig ist, daß eine Hypoxie wie eine Hyperkaliämie durch Anheben des Ruhepotentials eine Verstärkung der kardiovaskuläre Toxität hervorrufen können. Da der Bupivacainblock vor allem in der Plateauphase zu tragen kommt, ist therapeutisch ein Medikament mit phasenverkürzendem Effekt wünschenswert.

Klinisch bedeutungsvoll ist diese Situation für urämische Patienten, da sie durch Hyperkaliämie, chronische metabolische Azidose, Anämie und Eiweißstörungen prädisponiert sind.

Klinische Zeichen der kardiovaskulären Toxität:

Stadium I: Hypertension. Dieses Stadium ist kurz, der Blutdruckanstieg vieldeutig und kann leicht übersehen werden; auf alle Fälle wurde ein stark erhöhter pulmonaler arterieller Druck gefunden, der nicht auf die negativ inotrope Wirkung bezogen werden kann, sondern durch eine pulmonale Vasokonstriktion bedingt ist.

Stadium II: Kreislaufkollaps – Rhythmusstörungen. Dies ist durch die direkte negativ inotrope Wirkung bedingt; die Rhythmusstörungen sind verschieden [7,16].

Lidocain: – Abfall des Sinusrhythmus unter 40/min
            – A-V-Block
            – Knotenrhythmen

Bupivacain: – Sinus-, Kammer-tachykardie
            – Kammerflimmern
            – Asystolie
            – (kompletter Block)

Therapie

Sauerstoff: Wichtigstes Pharmakon; rechtzeitige Atemspende bzw. Beatmung mit reinem Sauerstoff im Stadium I kann die Hypoxie und respiratorische bzw. entstehende metabolische Azidose verhindern.

Im Stadium der Hemmung der subkortikalen Inhibition besteht ein erhöhter O_2-Verbrauch und Bedarf. Wichtig ist, daß Konvulsionen von Apnoephasen begleitet werden; bei Krämpfen sind die Stimmbänder gespannt und eine Maskenventilation kann schwierig werden.

Ist die Krampfdauer unter 10 Sekunden, kann in der Zwischenzeit ausreichend beatmet werden; bei länger dauernden Krämpfen soll intubiert werden; bedenken soll man das Auslösen einer Tachykardie nach der Intubation (Verstärkung der Bupivacain-blockade).

Die Beatmung muß sorgfältig durchgeführt werden, da die Hyperventilation mit respiratorischer Alkalose den Anteil an freiem LA senken kann und somit die Penetration begünstigt; bei respiratorischer Azidose ist dagegen die Bindungsaffinität erhöht [10,14,19,21,23].

Alkalinisierung: „2. Schritt" nach der Sauerstoffgabe, um die weitere Bindungsqualität am Rezeptor zu senken. 1 mVal/kg KG ist die Erstdosis.

Adrenalin: bewirkt eine Hyperpolarisation (Senkung der Ruhemembransspannung) allerdings werden zur Reanimation wesentlich höhere Dosen gebraucht.

Lagerung: Trendelenburg

Infusion: bevorzugt wird 0,9% NaCl, weil es durch Hypernatriämie den LA-Block antagonisieren helfen soll; dieser Effekt ist aber nur spekulativ, da Ca^{++}-Jonen am Block wesentlich beteiligt sind und der Körper über große Kompensations- und Reserveräume verfügt.

Vor *Thiopental/Diazepam* wird gewarnt, denn das eine wirkt zum schlechtesten Zeitpunkt negativ inotrop und das andere verändert die Eiweißbindung.

Kardiokonversion: kann schwierig sein und muß wiederholt werden; Beginn mit 100 J [21, 23].

Vorbeugung:

1. Zusatz von Epinephrin in Testdosis (5 µg/ml);
2. Technik des Blocks sorgfältig auswählen;
3. Auswahl der optimalen Konzentration des bestgeeigneten LA. Bei PDA: top up soll 0,75 mg nicht überschreiten/Katheteraspiration/;
4. Monitoring mit EKG;
5. Therapiebeginn innerhalb 1 Minute.

Literatur

1. Albright G (1979) Editorial Views: Cardiac arrest following regional anesthesia with etidocaine of bupivacaine. Anesthesiology 51:285–287
2. Albright G (1985) What is the place of bupivacaine in obstetric epidural analgesia? Canad Anaesth Soc J 32:392–394
3. Bromage Ph: Epidural Anesthesia. Lippincott, Philadelphia
4. Clarkson CW, Hondeghem LM (1985) Mechanism for bupivacaine depression of cardiac conduction: Fast block of sodium channels during the action potential with slow recovery from block during diastole. Anesthesiology 62:396–405
5. Conklin KA, Ziadlourad F (1983) Bupivacaine cardiotoxicity in a pregnant patient with mitral valve prolapse. Anesthesiology 58:986
6. Cousins MJ, Bridenbough PO (1980) Neural Blockade. Philadelphia, Lippincott
7. Covino BG, Vasallo HG (1976) Local anesthetics- mechanism of action and clinical use. New York, Grune and Stratton
8. Denson D, Coyle D, Thomson G, Meyers J (1984) Alpha$_1$-acid glycoproteine and albumin in human serum bupivacaine binding. Clin Pharmarcol Ther 35:409–415
9. Edde RR, Deutsch S (1977) Cardiac arrest after interscalene brachial plexus Block. Anesth & Analg 56:446–447
10. Eltherington LG (1983) Use and misuse of local anesthetic agents. ASA Refresher Course Vol 11 Chapter 6
11. Gould DB, Aldrete JA (1983) Bupivacain cardiotoxicity in a patient with renal failure. Acta Anaesth Sc-and 27:18–21
12. Hasselstrom LJ, Mogensen T (1984) Toxic reaction of bupivacaine at low plasma concentration. Anesthesiology 61:99–100
13. Heath ML (1982) Death after intravenous regional anaesthesia. Brit Med J 285:913–914
14. Kasten CW, Martin ST TI (1984) Successful resuscitation after massive intravenous bupivacaine overdose in the hypoxic dog. Anesthesiology 60:10–18
15. Komei H, Rusy BF (1981) Effects of bupivacaine and lidocaine on AV conduction in the isolated rat heart: modification by hyperkalemia. Anesthesiology 55:281–285
16. Kotelko D, Shnider S, Dailey P, Brizgys R, Lerinson G, Shapiro W, Koike M, Rosen M (1984) Bupivacaine induced cardiac arhythmias in sheep. Anesthesiology 600–18
17. Lund PL, Cwik JL, Pagdanganan RT (1973) Etidocain a new long acting local anesthetic agent. A clinical evaluation. Anesth Analg 52:482–494
18. Mallampati RS, Lin PL, Knapp RM (1984) Convulsions and ventricular tachycardia from bupivacaine with Epinephrine. Anesth Analg 63:856–9
19. Marx GF (1984) Cardiac toxicity-the plot thickens (Editorials) Anesthesiology 60:3–5
20. Moore DL, Bridenbough DD (1960) Oxygen the antidote for systemic toxic reaction from local anesthetic drugs. JAMA 174:102–107
21. Moore DL, Crawford RD, Scurlock JE (1980) Severe hypoxia and acidosis following local anesthetic-induced convulsions. Anesthesiology 53:259–60
22. Prentiss JE. Cardiac arrest following caudal anesthesia. Anesthesiology 50:51–53
23. Rosenberg PH, Kalso EA, Tuominen H, Linden B (1983) Acute bupivacaine toxicity as a result of venous leakage under the tourniquet cuff during a bier block. Anesthesiology 58:95–98
24. Wojtozak JA, Griffin RM, Pratilar V, Kaplan JA (1984) Is ist possible to resuscitate a bupivacaine intoxicated heart. Anesthesiology 61:3 A-A 207

Die Bedeutung der kontinuierlichen Periduralanästhesie bei der Behandlung von Rippenserienfrakturen

C. P. Naumann, R. Listyosuputro und E. Casty

Die Vorteile der Periduralanalgesie für die Behandlung schwerer postoperativer und posttraumatischer Schmerzzustände gegenüber intravenösen Opiaten sind gut belegt: Subjektiv überlegene Schmerzfreiheit und erhaltene Kooperation ermöglichen eine frühzeitige Mobilisation, Ambulation und ein intensives Atemtraining. Objektiv wird eine schnellere Erholung von Ventilationsparametern (insbesondere FRK) und der arteriellen Sauerstoffspannung beobachtet. Hingegen konnte ein Einfluß der postoperativen Periduralanalgesie auf Mortalität und Behandlungsdauer nicht überzeugend belegt werden. Wir haben anhand unserer Patienten mit schwerer Rippenserienfraktur, paradoxer Atmung und globaler Ateminsuffizienz seit dem Jahre 1973 untersucht, ob die Einführung der Thorakalen Periduralanalgesie, eventuell in Kombination mit CPAP-Atmung, einen Einfluß auf Mortalität und Behandlungsdauer hatte.

Patienten und Methoden

Von 346 Patienten, die im Zeitraum von 1973 bis 1983 in der Intensivstation des Kantonsspitals St. Gallen mit Rippenserienfrakturen behandelt wurden, zeigten 305 Patienten ausgeprägte paradoxe Atmung und akute Ateminsuffizienz. Die Patienten wur-

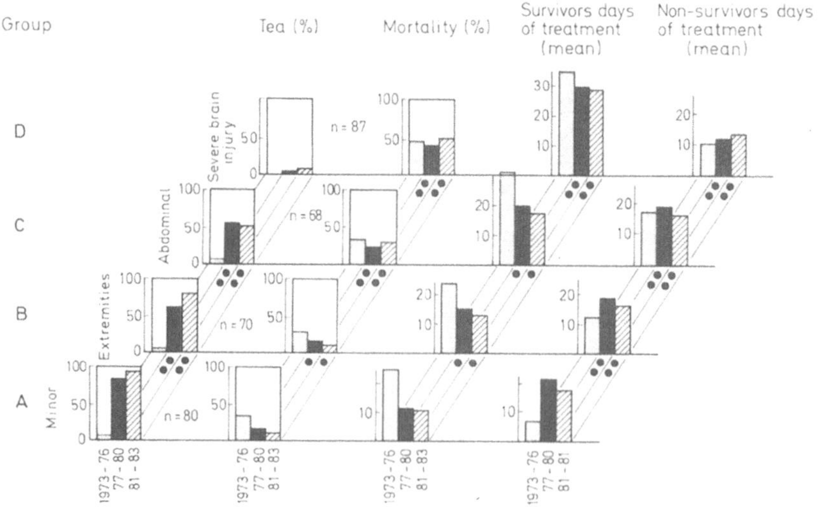

Abb. 1. Serial RIB fractures + flail chest + ARF (1973–1983) (n = 305); · p < 0,01; ·· p < 0,001

den einerseits in die Gruppen I: 1973–1976, II: 1977–1980 und III: 1981–1983 unterteilt. Die Vergleichbarkeit wurde durch statistische Auswertung des Injury-Severety-Score (ISS-Score) belegt. Andererseits wurde das Patientenkollektiv nach der Schwere der Begleitverletzung in die Gruppen A, B, C, und D (s. Abb. 1) eingeteilt.

Resultate

Die Behandlungsdauer konnte bei allen Patienten (mit Ausnahme der Gruppe D: Kombination mit schwerem Schädel-Hirn-Trauma) signifikant verkürzt werden, wenn die Rippenserienfrakturen mit Periduralanalgesie $\pm$ CPAP-Atmung behandelt wurden. Bei Patienten mit gleichem Schweregrad der Verletzung und maschineller Beatmung blieb die Behandlungsdauer unverändert hoch. Die Mortalitität nahm in den Gruppen A und B ab, nicht aber, wenn ein Abdominal-, Becken- oder Schädel-Hirn-Trauma gleichzeitig vorhanden war.

Diskussion

Unter Periduralanalgesie eventuell mit CPAP-Atmung nimmt die Paradoxität der Atembewegungen ab, ebenso die Atemfrequenz, die Ateminsuffizienz kann reversibel sein. Als Ursachen kommen u. a. die verringerten Schwankungen des Atemwegsdrucks pro Zeit sowie die Zunahme der FRK in Frage. Die Gefahren der maschinellen Beatmung können vermieden werden. Bei Patienten mit Rippenserienfrakturen, paradoxer Atmung und akuter Ateminsuffizienz sollte stets ein Behandlungsversuch mit Periduralanalgesie (+ CPAP-Atmung) durchgeführt werden, bevor eine maschinelle Langzeitbeatmung begonnen wird. Eine Ausnahme bilden Patienten mit schwerem Schädel-Hirn-Trauma, sowie Kontraindikationen gegen die Periduralanalgesie.

Wechselwirkungen der Regionalanästhesie mit der Autoregulation der Schmerzschwelle

G. Sprotte

Die Fasern des peripheren und autonomen Nervensystems sind entsprechend ihrer Leitgeschwindigkeit, Morphologie und Funktion in Gruppen klassifiziert (s. Abb. 1).

Nach neueren Erkenntnissen haben die meisten Lokalanästhetika auf alle Fasergruppen die gleiche Wirkung. Nur afferente Neurone mit zentraler Reizschwelle werden bereits dann subjektiv blockiert, wenn die Aktivität der zentralen Hemmung die Aktivität der teilweise blockierten primärafferenten sensorischen Neurone überwiegt [2, 3], (s. Abb. 2).

In der hier dargestellten Untersuchung läßt sich eine zentral hemmende Aktivität für die Kälte, Wärme und unspezifische Schmerzempfindung nachweisen. Die zentrale Hemmung der Temperaturempfindung kann ebenfalls als Teil der Schmerzschwelle interpretiert werden, da auch dem Temperatursinn (in seinen Extremen) eine nozizeptive Funktion zugeordnet werden kann. Die Schmerzschwelle wird hier als Leistung *ganglionärer, spinaler und supraspinaler* Hemmung der Nocizeption definiert (s. Abb. 3).

a	Classification of nerve fibres (Gasser and Grundfest)		
Type	**Function**	**Diameter**	**Conduction speed (m/s)**
Aα	Voluntary motoricity Muscle spindle afferent	15 μm	70–120
Aβ	Skin afferent for touch and pressure	8 μm	30– 70
Aγ	Muscle spindle efferent	5 μm	15– 30
Aδ	Skin afferent for temperature and pain	3 μm	12– 30
B	Sympathetic preganglionic	3 μm	3– 15
C	Skin afferent for pain Sympathetic postganglionic	1 μm (not myelinated)	1

b	Classification of sensory nerve fibres (Lloyd-Hunt)	
Group	**Function**	**Conduction speed (m/s)**
I	Primary muscle spindle afferent and tendon afferent	70–120
II	Skin mechanoreceptors	25– 70
III	Deep pressure sensitivity of muscle	10– 25
IV	Non-myelinated pain afferent fibres	1

Abb. 1a, b. Klassifizierung der Fasern im peripheren und autonomen Nervensystem nach Gasser und Grundfest und Lloyd-Hunt

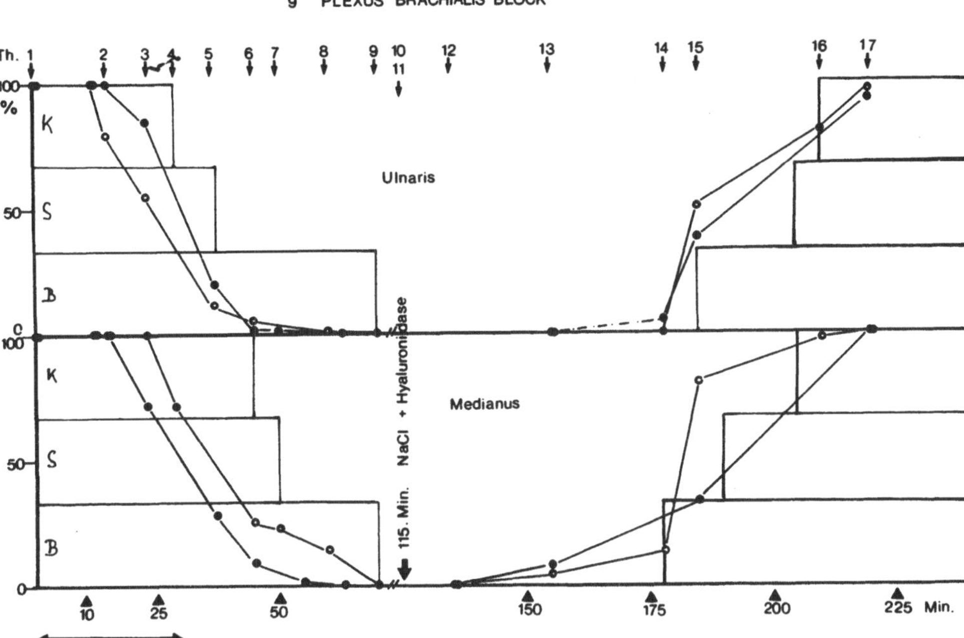

Abb. 2. Wirkung eines Lokalanästhetikums (Mepivacain) auf die Fasergruppen des peripheren Nervensystems.
(Perfusion des Plexus brachialis axillär bis zur Sättigung und Auswaschen des Anästhetikums durch Perfusion mit NaCl + Hyaluronidase).
Messung der Motorik (geschlossenes Kreissymbol) und der Vasomotorik unter Kälte-Stimulation (offenes Kreissymbol).
Testung der Empfindungsqualitäten Kälte, Schmerz und Berührung (K, S, B) Wahrnehmung der Reize innerhalb der Rechtecke über der Zeitachse

Abb. 3. Definition der Schmerzschwelle

Hinweise für eine topographisch und funktionell gegliederte Organisationsstruktur der Schmerzschwelle finden sich sowohl in der topographischen Verteilung endorphinerger Rezeptoren im Nervensystem als auch in empirisch gewonnenen Erkenntnissen über die Wirksamkeit lokalsubstituierter Opioide auf die Schmerzschwelle (cisternal – spinal – Grenzstrang und prävertebrale Ganglien). Neu in diesem Zusammenhang ist die Bedeutung ganglionärer endorphinerger Rezeptoren für die Regulation der Schmerzschwelle im autonomen Nervensystem (s. Abb. 4).

Bei einigen bekannten Schmerzerkrankungen mit typischer vegetativer Begleitsymptomatik bewirkt die lokale Substitution von Opioiden am Grenzstrang bzw. auch an den prävertebralen Ganglien eine sofortige rezeptortypische Arzneimittelwirkung mit Restitution der Schmerzschwelle und der gestörten vegetativen Funktion [4].

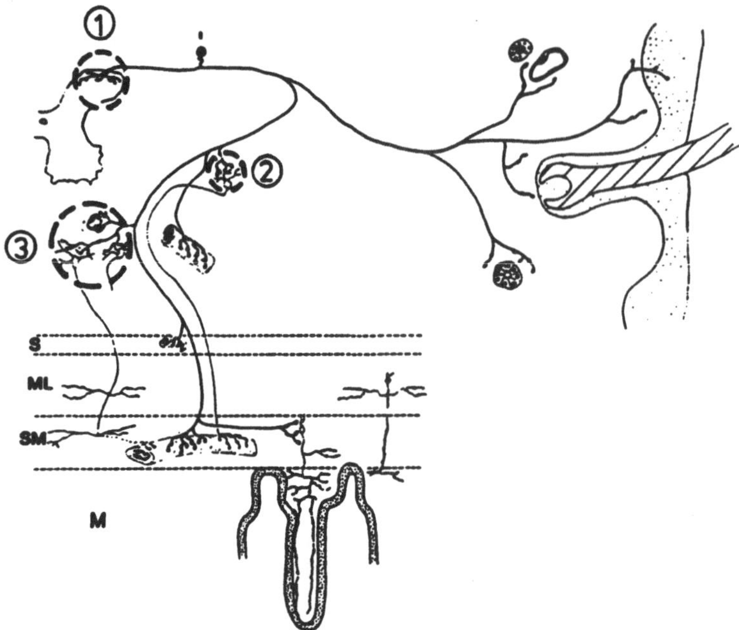

Abb. 4. Organisation und Verbreitung SP immunoreaktiver sensorischer Fasern in der Haut und im Gastrointestinaltrakt. (Modifiziert nach Cuelle und Matthews [1])
1 Substantia gelatinosa; *2* Grenzstrangganglion; *3* Plexus coeliacus; *S* Serosa; *ML* Muscularis; *SM* Submucosa; *M* Mucosa

Die Schmerzschwelle ist das Produkt komplexer Regelkreise, deren Einzelfaktoren nicht alle bekannt sind, auch nicht die Bedeutung der zentripedal zunehmenden Anzahl verschiedener Neurotransmitter in diesem System. Ist dieses hemmende System maximal aktiviert, kann die Schmerzwahrnehmung nahezu aufgehoben sein, wie dies in Kampf- und Fluchtsituationen hinreichend beschrieben ist. Bei ausgeprägter Inakti-

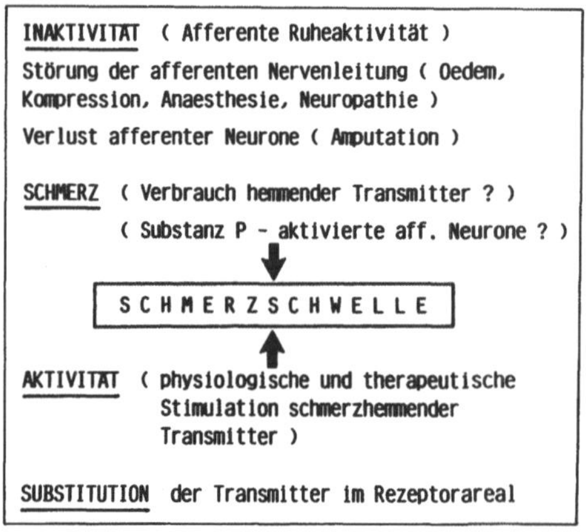

Abb. 5. Die Schmerzschwelle beeinflussende Faktoren

vierung bestehen wiederum Schmerzen ohne erkennbare Noxe wie beim Deaffentierungsschmerz und beim Phantomschmerz. Trägt man alle empirisch gewonnen Faktoren zusammen, die einen bedeutsamen Einfluß auf die Regulation der Schmerzschwelle haben, erkennt man einige allgemeingültige Grundlinien dieses Regelmechanismuses, die im Sinne einer Arbeitshypothese in Abb. 5 dargestellt sind.

Wichtigstes Regulationsprinzip der Schmerzschwelle ist allem Anschein nach ihre enge qualitative und topographische Koppelung an die Aktivität des zugeordneten Körperabschnittes. Aktivität ist in diesem Zusammenhang mit nicht nociceptiver Afferenz gleichzusetzen, d.h. der afferenten Aktivität aus den Rezeptoren des Dermatoms, des Bewegungsapparates und der Viscera.

Die Lokalanästhesie und Regionalanästhesie vermag auf zweierlei Weise in den Regelmechanismus der Schmerzschwelle einzugreifen:

1. Aus Erfahrung weiß man, daß die intrakutane und subkutane Infiltrationsanästhesie im Bereich sogenannter Triggerpunkte in sekundenschnelle Schmerzen beseitigen kann und oft weit über ihre lokale Wirkungsdauer hinaus eine Analgesie bewirkt. Das gleiche gilt auch für periphere Blockaden und für rückenmarksnahe Leitungsanästhesien bei geringer Blockadeintensität. Der Mechanismus dieser Blockaden ist auf eine passagere Unterbrechung nociceptiver Afferenzen zurückzuführen, die durch antidrome und orthodrome Substanz-P-Freisetzung aktiviert sind. Die schmerzbedingte Inaktivität wird dadurch aufgehoben. Die physiologische Aktivität nicht-nociceptiver Afferenzen, die bei geringer Blockadeintensität oder räumlich begrenzter Blockade der aktivierten Fasergruppen (Triggerpunkt) erhalten bleibt, ermöglicht eine Restitution der Schmerzschwelle.

Diese Interpretation zeigt, daß jede Art von Leitungsanästhesie keine diagnostische Relevanz hinsichtlich einer Lokalisation der Schmerzursache besitzt mit Ausnahme einer segmentalen Zuordnung, die sich aber auch schon aus dem klinischen Bild ergibt. Für den Effekt dieser Injektionen ist es irrelevant ob der schmerzauslösende Substanz-P-aktivierende Reiz proximal oder distal der Lokalanästhesiewirkung liegt.

2. Die negativen Auswirkungen der Regionalanästhesie auf die Autoregulation der Schmerzschwelle waren bislang unbekannt, und sollen daher als zentrale Botschaft dieser Übersicht verstanden werden.
   Bei einer sicher nicht geringen Anzahl von Patienten im chirurgischen und vor allem im orthopädischen Krankengut bestehen präoperativ latente oder klinisch manifeste lokale Störungen der Schmerzschwelle, vorwiegend verursacht durch krankhafte Veränderungen des Achsenskelettes. Die deaffentierende Wirkung der Lokalanästhesie senkt, in Abhängigkeit von ihrer Ausdehnung, Intensität und Dauer, die Autoregulation der Schmerzschwelle weit unter das Niveau normaler Ruheaktivität. Die Folgen können ungewöhnlich heftige postoperative Schmerzen sowohl im OP-Gebiet sein, bei rückenmarksnahen Anästhesien auch im Bereich des gesamten Achsenskelettes und der vom Ramus meningicus innervierten Hirnhäute mit Nackensteife und Schulterschmerzen; bei Plexusanästhesien passagere Störungen der Innervation und Schmerzen am Injektionsort. Häufige Warnsymptome bei primär erniedrigter Schmerzschwelle sind parästhesieähnliche Sensationen bei der Punktion und der Injektion des Lokalanästhetikums sowohl bei der Periduralanästhesie, (selten bei der Durapunktion der Spinalanästhesie) als auch bei der Plexusanästhe-

sie. Die postoperativen Schmerzprobleme dieser Patienten sind nach Periduralanästhesien manchmal nur durch den zeitlichen Verlauf von dem sogenannten postspi-
nalen Kopfschmerz zu unterscheiden.

Ein seltenes aber eindrucksvolles Ereignis ist das auftreten von Phantomschmerzen
bei amputierten Patienten unter Spinalanästhesie, die mit ausklingender Deaffentie-
rung und damit wieder normaler afferenter Stimulation der (eingeschränkten)
Schmerzschwelle wieder verschwinden.

Klinisch relevant und von großem theoretischem Interesse sind Beobachtungen bei
Langzeitplexusanästhesien, bei Replantationen an der oberen Extremität. Zur Erhöhung der Perfusion von Gefäßanastomosen im Replantationsgebiet werden die Plexusanästhesien postoperativ für einige Tage durch intermittierende Nachinjektio-
nen über einen Katheter fortgeführt. Wir streben zur vollständigen Blockade der
Vasomotorenfunktion maximale Blockadeeffekte an. In den Injektionsintervallen
treten mit zunehmender Dauer dieses Vorgehens mit der jeweiligen Regression einzelner Bolusinjektionen immer heftigere Schmerzen auf, die der Patient kaum mehr
auf die Operationswunde lokalisieren kann. Nach einer Injektion von 0,03 mg Bu-
prenorphin an den gleichseitigen Grenzstrang ist dieses pathologische Schmerzbild
sofort unterbrochen. Es bleibt der typische geringe Wundschmerz wie er mit einigen
Tagen Abstand zur Operation üblich ist.

Aus Arbeitshypothesen, auch wenn sie fundierter sind als es sich hier in der Kürze
darstellen läßt, sollte man keine voreiligen Schlüsse für die Praxis ziehen. Dennoch ist
es an der Zeit über die Zielsetzungen der Regionalanästhesie nachzudenken. Langzeit-
blockaden mit Kathetertechnik sind nicht immer geeignet postoperative Schmerzfreiheit zu verlängern. Zuviel und zulange Deafferenzierungen nutzen in dieser Hinsicht
dem Patienten wenig, vor allem, wenn die Analgesie nicht oder nicht konsequent zur
Aktivierung des Patienten bzw. des operierten Körperabschnittes genutzt werden kann.
Es gibt risikoärmere und effektivere Alternativen.

Literatur

1. Cuello AC, Matthews MR (1984) Peptides in peripheral sensory nerve fibres In: Wall PD, Melzack
   R (ed). Textbook of Pain pp 65–79. Churchill Livingstone, Edinburgh London Melbourne New
   York
2. Fing BR, Cairns AM (1985) Differential margin of safety of conduction in induvidual peripheral
   axons. Anesthesiology 63:65–69
3. Sprotte G (1985) Thermographic Investigations into the physiological basis of regional anaesthesia
   Anästhesiologie und Intensivmedizin 159. Springer Berlin Heidelberg New York Tokyo
4. Sprotte G (1985) Douleurs chroniques: Un trouble de la nocisuppression? Cahiers d'Anesthesiolo-
   gie 33/2:125–126

Indikation und Technik der Interkostalblockade in der Abdominalchirurgie

O. Schulte-Steinberg

Zunehmend mehr werden abdominale Eingriffe in Spinal- oder Epiduralanästhesie durchgeführt. Jedoch sind diese Verfahren bei schockierten Patienten oder solchen mit Gerinnungsstörungen kontraindiziert. Auch wird unter Umständen ein Verfahren nötig, das weniger Kreislaufveränderungen beinhaltet als die zentralen Techniken, wie z. B. bei Patienten nach kürzlichem Herzinfarkt. Hier bietet sich nun die Interkostalblockade an, bei der die Kreislaufweitstellung exakt auf die betäubten Dermatome beschränkt ist. Die Ausschaltung der Interkostalnerven bedingt zudem, neben der Analgesie der Bauchwand und des parietalen Peritoneums ausgezeichnete abdominale Muskelentspannung und macht die Anwendung von Relaxanzien überflüßig. Die die Operation meist überdauernde Analgesie ermöglicht eine ruhigere unmittelbare postoperative Phase ohne den Einsatz von Opiaten.

Die Blockade erfolgt entweder in Bauchlage und der Injektionsort ist dann etwa 7 cm lateral der Mittellinie bzw. der Dornfortsätze, jeweils am Unterrand der Rippen, oder sie wird in Seitenlage in der hinteren Axillarlinie durchgeführt. Weiter nach vorn ist eine ausreichende Analgesie der Bauchhaut wegen des Abgangs der Rami cutanei laterales der Interkostalnerven nicht mehr zu erzielen. Dazu wird die jeweilige sagitale Linie mit dem Stift aufgemalt und ihre Kreuzung mit dem Unterrand der Rippen als Injektionsstelle gekennzeichnet, für Oberbaucheingriffe 7–8 Rippen beiderseits (Abb. 1).

Die eigentliche Blockade wird heute wegen der Vielzahl an notwendigen Nadelstichen schonender in Sedierung und leichter Analgesie durchgeführt. Wir geben dazu intravenös ein Benzodiazepin in entsprechender Dosierung bis zum Eintritt der Zeichen, die für eine Amnesie sprechen – wie Leiserwerden der Stimme, verwaschene Sprache usw. Nach zusätzlicher Gabe von 25 bis höchstens 50 mg Ketamin kann nun die Blockade vorgenommen werden, wobei noch immer Patientenkontakt möglich ist, ohne daß Schmerzreaktionen auf die Injektionen erfolgen. Eventuell ist die Ketamingabe bei Durchführung der 2. Seite nochmals zu wiederholen.

An den vorbezeichneten Injektionsstellen wird nun jeweils eine Intrakutanquaddel mit Lokalanästhetikum gesetzt. Anschließend erfolgt die Interkostalblockade. Verwendung findet dazu eine 4 cm lange 22 Gauge-Nadel an einer 5 bzw. 10 ml Spritze mit 0,25%igem Bupivacain mit Adrenalin 1:200000 bzw. POR 8. Nun wird die jeweils zu blockierende Rippe nach oben und unten durch zwei Finger der linken Hand eingegrenzt, die Nadel durch die Quaddel eingestochen und die Haut nach oben auf der Unterlage verschoben, so daß die Nadel unbedenklich auf die Rippe vordringen kann. Nach Knochenkontakt wechseln die Finger der linken Hand – die zuvor die Begrenzung der Rippe markiert hatten – an die Nadel und ergreifen sie wie einen Bleistift, während der Handballen sich am Rücken des Patienten abstützt. Damit wird eine feste Kontrolle über die Nadel erreicht, die unter immer neuer Kontaktaufnahme mit dem

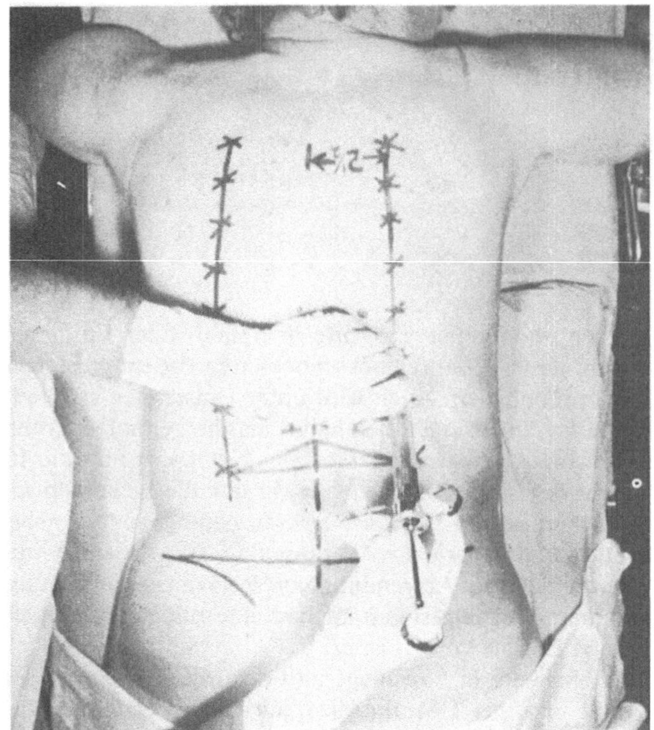

Abb. 1

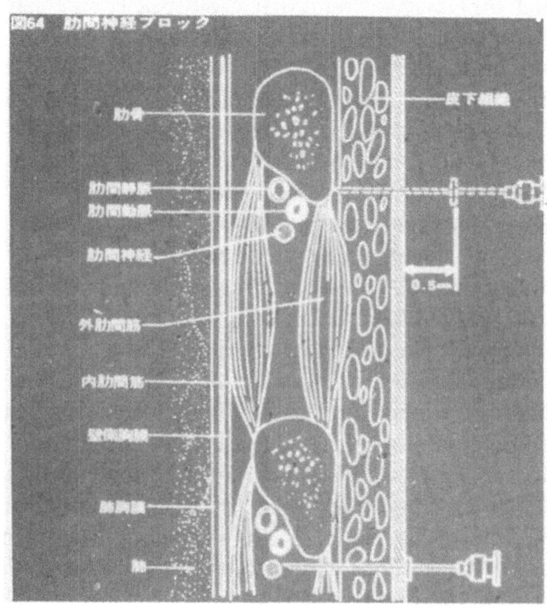

Abb. 2

Knochen nach kaudal zu wandern beginnt bis am unteren Rand der Rippe die Knochenfühlung plötzlich verloren geht (Abb. 2). Durch die Bleistifthaltung der Nadel ist ein tieferes Eindringen unmöglich und die Nadel kann kontrolliert nach Knochenkontaktverlust etwas kranial gerichtet etwa 3–5 mm vorgeschoben werden. Unter ständiger Rüttelbewegung erfolgt die Injektion von 3–5 ml des Lokalanästhetikums. Die Rüttelbewegung wird von Moore empfohlen, um wenigstens einen Teil der Lösung zwischen den M. intercostalis internus und die Membrana intercostalis posterior zu deponieren. Eine Fixierung der Nadel außerhalb dieses Raumes ist für die Versager verantwortlich. Es gibt durch das Rütteln auch weniger intravasale Injektionen. Nicht mehr als insgesamt 80 ml Lokalanästhetikum sollten benutzt werden. Davon nehmen wir im allgemeinen nur 40 ml der adrenalinhaltigen Lösung und setzen den übrigen 40 ml 4E POR 8 zu. Kathetertechniken geben nach Untersuchungen von Renck nur Analgesie in 3 Segmenten oder weniger und scheiden für operative Eingriffe aus.

Nun ist mit der Interkostalblockade – wie schon gesagt – nur die Bauchdecke und das parietale Peritoneum anästhesiert. Für Patienten in schlechtem Zustand genügt das auch in aller Regel und gelegentlich durchkommende Schmerzreize können intraoperativ mit kleinsten Mengen Ketamin (25–50 mg) abgefangen werden. Zur Betäubung des visceralen Peritonealblattes ist eine zusätzliche Splanchnikusblockade erforderlich, bei der dann Kreislaufschwankungen auftreten können, wie bei der Allgemeinanästhesie oder den zentralen Blockaden. Sie lassen sich ähnlich durch vorbeugende Kreislaufauffüllung vermeiden. Die Hypovolaemie ist eine Kontraindikation für die Splanchnikusblockade. Ihre Durchführung erfolgt im Zusammenhang mit dem Interkostalblock (Abb. 1). Die Landmarken sind eine horizontale Linie durch den Unterrand des 5. Lendenwirbeldornfortsatzes bis zum Schnittpunkt mit der 12. Rippe. Eine weitere Linie von hier zum Oberrand des 5. Lendenwirbeldornfortsatzes ergibt ein flaches Dreieck. Eine 10–12 cm lange Nadel in 45° zur Oberfläche eingestochen an den seitlichen Punkten dieses Dreiecks folgt dessen Seitenschenkeln bis zur Berührung des 1. Lendenwirbelkörpers. Nun wird die Nadel zurückgezogen und mit größerer Neigung wieder vorgeschoben, bis man sie gerade am Wirbelkörper vorbeigleiten fühlt, und noch etwa 1,5 cm weiter geleitet. Damit liegt die Nadel im prävertebralen Gewebe und 50 ml einer nochmals verdünnten, 0,25%igen – also nun 0,125% – Bupivacainlösung können nach dem Aspirationstest injiziert werden. Operationsanalgesie besteht in aller Regel nach 15–30 Minuten.

Während dieser Latenzzeit kann die Allgemeinanästhesie endgültig eingeleitet werden. Für Abdominaleingriffe werden die Patienten immer intubiert – sei es mit Succinylcholin oder Oberflächenanästhesie mittels Spray oder transtrachealer Injektion. Die Anästhesie wird oberflächlich gehalten mit Lachgas-Sauerstoff und niedrig prozentigem Halothan oder Ethran oder auch unter Zugabe von 25–50 mg Ketamin bei durchkommenden Schmerzreizen. Das gilt vor allem dort, wo auf die Splanchnikusblockade verzichtet werden mußte.

Bezüglich der Beatmung während der Narkose sei hier D. B. Scott zitiert: „Obgleich es jetzt allgemein üblich ist bei praktisch allen abdominellen Eingriffen künstlich zu beatmen, glaube ich, daß die Vorteile der Spontanatmung – ganz besonders bei Risikofällen – zu wenig betont werden." Dem können wir eigentlich nur zustimmen. Wir haben zahlreiche Patienten mit dem Kapnographen und wiederholten Blutgasanalysen verfolgt und waren immer wieder beeindruckt von der Erhaltung des normalen Säure-Basenhaushaltes. Daneben liefert der Ablauf der Spontanatmung gute Hinweise auf die Narkosetiefe, das Auftreten von Schmerzen usw. Bei der Betrachtung von Narkoseprotokollen fällt ganz besonders die ungewöhnliche Kreislaufstabilität auf. Dieses Anästhesieverfahren hat sich uns vor allem bei Patienten nach kurz zurückliegenden Herzinfarkten bewährt, die mehrstündigen Oberbaucheingriffen unterzogen werden mußten. Aber auch stark ausgeblutete Patienten durch Magenulzera haben wir vielfach während der präoperativen Bluttransfusion interkostal blockiert und hatten den Vorteil der Kreislaufstabilität neben der oberflächlichen Anästhesie ohne Muskelrelaxanzien.

Ein besonders eindrucksvoller Fall war für uns eine 69jährige Patientin mit Gallenkoliken, die eine ausgedehnte Lungentuberkulose links durchgemacht hatte und bei der seinerzeit eine Phrenikusexhairese durchgeführt wurde. Sie konnte nur wenige Schritte gehen ohne dyspnoisch zu werden und saß die meiste Zeit mit aufgestützten Armen im Lehnstuhl. Die linke Lunge hatte keinen Lufteintritt (Abb. 3). Die Patientin sollte cholezystektomiert werden. Zum damaligen Zeitpunkt fehlte uns die Möglichkeit der postoperativen Beatmung und überhaupt eine Intensivpflege. Die Notwendigkeit der späteren Beatmung erschien uns aber bei Ausfall der rechtsseitigen Bauchmuskulatur durch eine Cholezystektomie wahrscheinlich und die Notwendigkeit einer Tracheotomie war nach damaliger Auffassung nicht von der Hand zu weisen. Wir entschlossen uns zur Interkostalblockade mit leichter Allgemeinanästhesie. Die Patientin erhielt nur Lachgas-Sauerstoff, sie wurde intubiert und während des Eingriffs wurden keinerlei Relaxanzien notwendig. Sofort wach bei der Extubation war sie schmerzfrei. 40 Minuten später saß sie selbständig auf und konnte im Wachraum gehend fotografiert werden (Abb. 4). Den Rest des Operationstages verbrachte sie bereits in ihrem

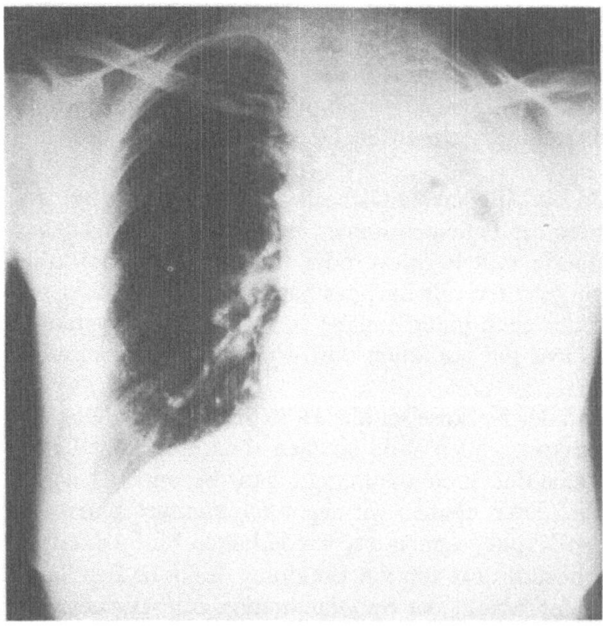

Abb. 3

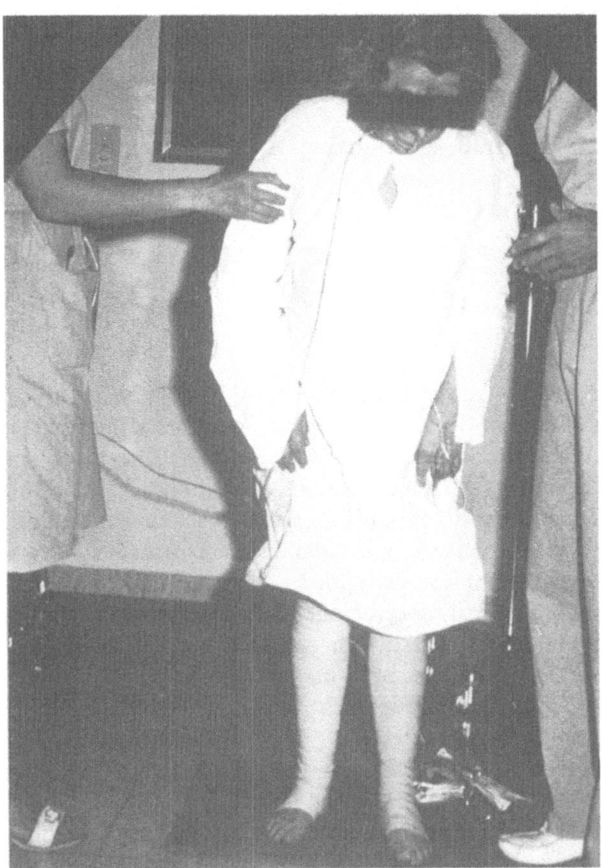

Abb. 4

Lehnstuhl. Die Blockade wurde zweimal postoperativ wiederholt. Blutgasbestimmungen zeigten keinerlei Veränderungen in den ersten Tagen nach der Operation.

Zusammenfassend kann man sagen, daß die Interkostalblockade für abdominale Eingriffe, insbesondere bei Risikopatienten geeignet ist.

Postoperative Hämodynamik und Sauerstofftransport unter thorakaler Periduralanalgesie

K. Reinhart, U. Föhring, T. Kersting, M. Schäfer und K. Eyrich

Einführung

Nach Lowenstein und Bland [11] besteht in der anästhesiologischen Praxis die Hauptaufgabe in der Bewahrung der kardiozirkulatorischen Integrität des Organismus.

Bei der Beurteilung, bzw. Propagierung eines speziellen Narkoseverfahrens kann deshalb nicht unberücksichtigt bleiben, inwieweit durch dieses Verfahren die überlebensnotwendigen kardiozirkulatorischen Regulations- und Adaptationsmechanismen erhalten bleiben. Vor dem Hintergrund der zeitweilig vorherrschenden Diskussion über die andere wesentliche Hauptaufgabe unserer anästhesiologischen Praxis, den Patienten vor überschießenden schmerzbedingten und primär sympathiko-adrenerg vermittelten Reaktionen zu schützen, ist dieser Aspekt nach unserer Auffassung zu wenig untersucht, bzw. diskutiert worden.

Trotz oder gerade auch wegen der Propagierung sogenannter streßfreier Anästhesieverfahren schien es uns sinnvoll, der Frage nachzugehen, wieviel Streß bzw. besser Adaptations- und Regulationsmöglichkeiten wir dem Patienten in der perioperativen Phase zumuten bzw. belassen müssen.

Neben der hochdosierten Fentanyl-, bzw. Morphin-Analgesie wird die Periduralanalgesie allein oder in Kombination mit leichten Formen der Allgemeinnarkose als streßminderndes, bzw. streßfreies Anästhesieverfahren propagiert.

Von der Leitungsanalgesie mit Lokalanästhetika wissen wir jedoch, daß sie nicht nur mit einer weitgehenden Blockierung von sensiblen afferenten Bahnen einhergeht, sondern auch die efferenten Bahnen des motorischen und des autonomen Nervensystems beeinträchtigt [4]. In Abhängigkeit von der jeweiligen segmentalen Ausbreitung kommt es in diesem Zusammenhang auch zu einer Minderung des Sympathikotonus mit einer Herabsetzung des Gefäßtonus im venösen und arteriellen Gefäßbett, zur Minderung der Katecholaminfreisetzung aus den Nebennieren, sowie zu negativ inotropen und negativ chronotropen Auswirkungen am Herzen [4].

Beim Blick auf die wesentlichen Determinanten der kardialen Leistungsfähigkeit (Abb. 1) wird deutlich, daß dem Sympathikus ein entscheidender Einfluß auf alle Faktoren des kardiozirkulatorischen Systems zukommt. Beeinträchtigend auf die Herzauswurfleistung wirkt sowohl die Minderung des venösen Rückflusses durch die dadurch bedingte geringere myokardiale Vordehnung sowie die Herabsetzung der Kontraktilität infolge einer verminderten Noradrenalin-Freisetzung aus den sympathischen Nervenendigungen der Nervi accelerantes des Herzens. Nach Braunwald [3] stellt diese Noradrenalin-Freisetzung unter physiologischen Bedingungen den wichtigsten Faktor zur Regulierung der Kontraktilität des Myokards dar. An der Steigerung der Herzfrequenz – ein wesentlicher Mechanismus zur Erhöhung des Herz-Minuten-Volumens im

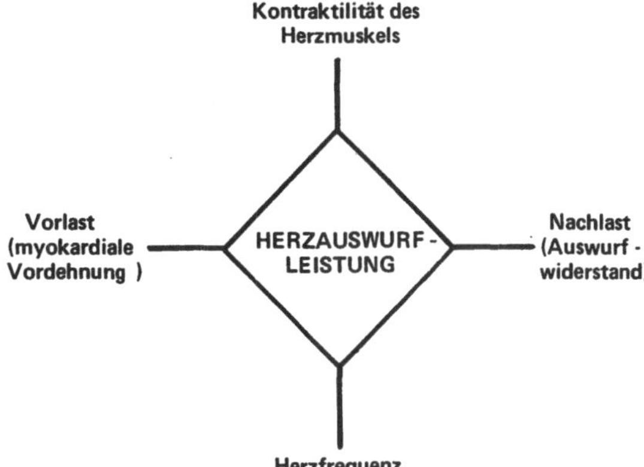

Abb. 1. Determinanten der kardialen Leistungsfähigkeit

Bedarfsfall – ist der Sympathikus ebenfalls beteiligt. Die Herabsetzung der Nachlast – über die Reduzierung des Gefäßtonus der Widerstandsgefäße – wird oft mit der vasodilatierenden Wirkung von Nitroglyzerin oder Natriumnitroprussid gleichgesetzt und als vorteilhaft für das insuffiziente Herz beschrieben. Dabei wird vergessen, daß es unter der Periduralanalgesie zu einer reflektorischen Vasokonstriktion in den unblokkierten Arealen kommt [2]. Somit führt nur die weitgehende Blockade aller Segmente zu einer Abnahme des Auswurfwiderstandes für das Herz. Umgekehrt kommt in kritischen Situationen mit zu geringer Herzauswurfleistung der Umverteilung des verbliebenen Herzauswurfvolumens zugunsten unmittelbar lebenswichtiger Organe eine wichtige Rolle zu [15]. Voraussetzung dazu ist die Fähigkeit zur Vasokonstriktion in den für die Akutsituation nicht lebensentscheidenden Organsystemen wie Muskel-, Mesenterialgebiet und Nieren. Die Reagibilität des Gefäßbettes wird jedoch in Folge der Sympathikolyse durch die PDA eingeschränkt.

Patienten und Methode

Wir versuchten, die klinische Relevanz der physiologischen Veränderungen unter thorakaler Periduralanalgesie bei kardialen Risikopatienten zu untersuchen.

105 Patienten, die wegen chronisch-arterieller Verschlußkrankheit oder arteriosklerotischem infrarenalem Aortenaneurysma mit einer Gefäßprothese im Bereich der infrarenalen Aorta versorgt werden mußten, wurden prospektiv nach dem Zufallsprinzip folgenden 3 Narkoseverfahren zugeordnet:

Gruppe 1: Halothan,
Gruppe 2: Neuroleptanalgesie, und
Gruppe 3: Periduralanalgesie, sensibles Niveau von $Th_{3/5}$ bis $L_{2/3}$ mit Bupivacain 0,5%.

Alle Patienten wurden einheitlich mit einem Lachgas-Sauerstoffgemisch im Verhältnis 2:1 beatmet, die Patienten unter PDA wurden zusätzlich mit Diazepam sediert. Die verabreichten Anästhetika in den einzelnen Gruppen gehen aus der Tabelle 1

Tabelle 1. Verabreichte Anästhetika und Relaxanzien in den 3 Narkosegruppen. Im Rahmen der Narkose intraoperativ verwendete Substanzen (MW ± SD)

Substanzen (mg)	Narkoseverfahren		
	Halo	NLA	PDA + ITN
Pancuronium	7,25 ± 3,3	9,55 ± 4,7	5,7 ± 4,0
Fentanyl	–	1,9 ± 0,7	–
Droperidol	–	22,2 ± 11,4	–
Diazepam	–	–	21,8 ± 6,8
Bupivacain 0,5%	–	–	155 ± 22

hervor. Patienten der ASA-Risikoklasse IV und V wurden aus der Untersuchung ausgeschlossen, in die Studie aufgenommen wurden nur Patienten mit Elektiveingriffen. Gruppenunterschiede bezüglich Alter, Vorerkrankungen, Art und Dauer der Eingriffe ergaben sich nicht. Die Patienten wurden im Mittel 210 min. auf der Intensivstation nachbeatmet. Beim Auftreten von Kältezittern erhielten die Patienten 25 bis 50 mg Pethidin i. v. Die postoperative Analgesie und Sedierung erfolgte bei den Patienten mit NLA durch Fentanyl und DHBP, die Patienten nach Halothan erhielten Piritramid und zur Sedierung Diazepam bei Bedarf. Bei den Patienten mit PDA erfolgte die postoperative Sedierung während der Nachbeatmung ebenfalls mit Diazepam. Zur Analgesie wurde postoperativ Bupivacain 0,25% verwendet mit dem Ziel, das sensible Niveau zwischen Th_3 und Th_5 zu halten. Bei den letzten 11 Patienten des Kollektives erfolgte zu diesem Zweck eine kontinuierliche Zufuhr des Lokalanästhetikums über eine Infusionspumpe. Unter anderem wurden an folgenden Punkten hämodynamische Profile erstellt, die Berechnungen des Sauerstoffangebots (DO_2) und Sauerstoffverbrauches ($\dot{V}O_2$) eingeschlossen: OP-Ende [11], Ankunft auf der Intensivstation [12], 1, 2, 8 und 24 Stunden nach OP-Ende [13, 14–16]. Die Bestimmung des Herzindex (CJ) erfolgte durch Thermodilution. Die arterielle und gemischt-venöse Sauerstoffsättigung ($S\bar{v}O_2$) wurde am IL-Co-Oximeter 282 gemessen.

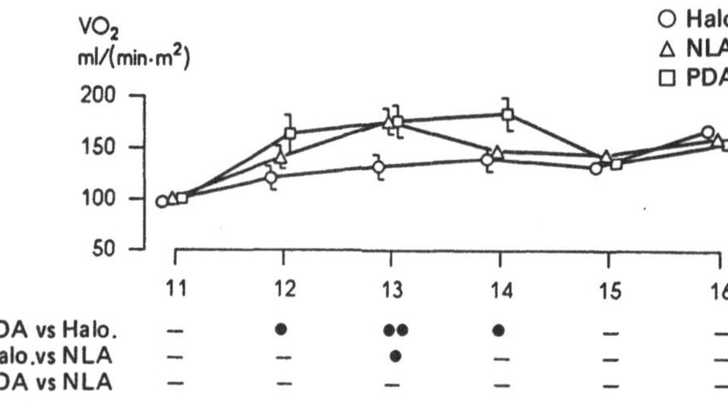

Abb. 2. Verhalten des Sauerstoffverbrauchs innerhalb der 3 Narkosegruppen

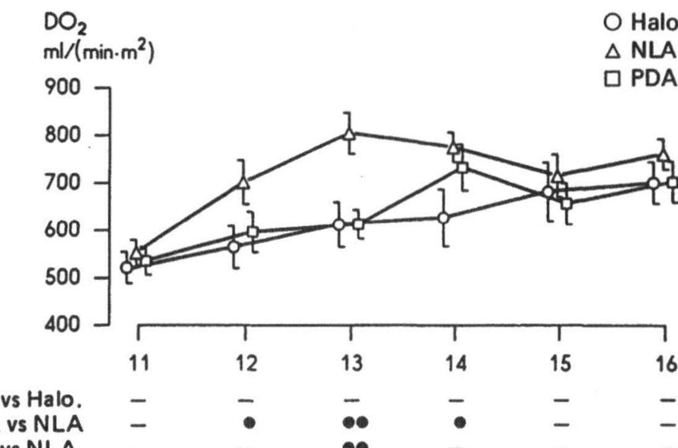

Abb. 3. Verhalten des Sauerstoffangebots innerhalb der 3 Narkosegruppen

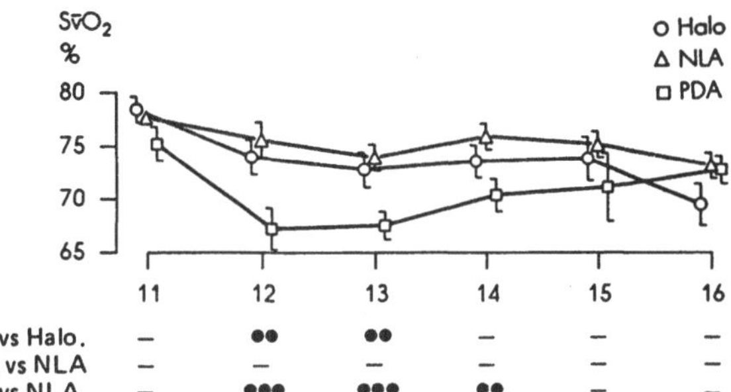

Abb. 4. Verhalten der gemischt-venösen Sauerstoffsättigung innerhalb der 3 Narkosegruppen

Ergebnisse

Nach Beendigung der Lachgaszufuhr bei Operationsende kam es in allen Gruppen zu einem Anstieg des Sauerstoffverbrauches ($\dot{V}O_2$), der unter PDA und NLA im Mittel um 50% gegenüber den Werten vor Narkoseeinleitung gesteigert war. Auch für Halothan war die Zunahme des $\dot{V}O_2$ von OP-Ende bis zur Ankunft auf der Intensivstation mit 91 ± 34 ml $\cdot$ min$^{-1} \cdot$ m^{-2} auf 122 ± 58 ml $\cdot$ min$^1 \cdot$ m^{-2} statistisch signifikant ($P < 0,01$), jedoch vergleichsweise zu den Patienten mit NLA bzw. PDA geringer. In diesen Gruppen änderte sich der $\dot{V}O_2$ von 103 ± 23 auf 143 ± 67 ml $\cdot$ m$^{-1} \cdot$ m^{-2} (NLA) bzw. von 100 ± 37 auf 165 ± 90 ml $\cdot$ m$^{-1} \cdot$ m^{-2} (P jeweils $< 0,001$) (Abb. 2). Das Sauerstoffangebot (DO$_2$) erhöhte sich in dieser Situation nur in der NLA-Gruppe signifikant ($P < 0,001$), während die Erhöhungen unter den beiden anderen Verfahren nicht signifikant waren (Abb. 3). In diesen beiden Gruppen kam es jedoch zu einem signifikanten Anstieg der Sauerstoffausschöpfung, ablesbar an der Erniedrigung der gemischt-venösen Sauerstoffsättigung (S$\bar{v}$O$_2$), die in der Halothan-Gruppe von 78 ± 6 auf 74 ± 7% und in der PDA-Gruppe von 76 ± 7 auf 67 ± 8% abfiel ($P < 0,01$ bzw. $P < 0,001$). Die erhöhte Sauerstoffausschöpfung unter PDA war bei Ankunft auf der Intensivstation sowohl gegenüber Halothan als auch gegenüber Neuroleptanalgesie statistisch signifikant (Abb. 4).

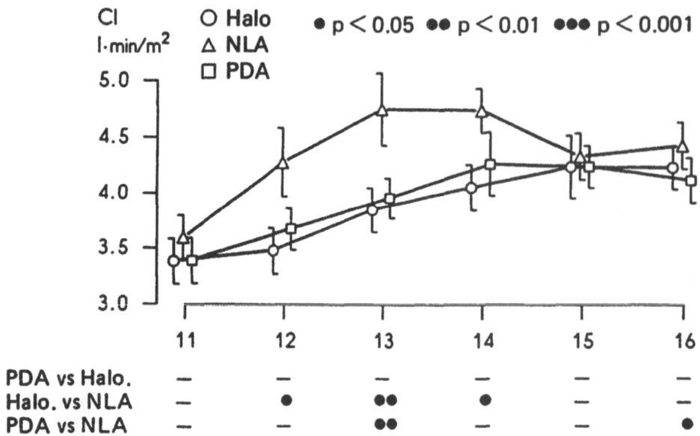

Abb. 5. Verhalten des Herzindex innerhalb der 3 Narkosegruppen

    Der Herzindex erhöhte sich zwischen den beiden Meßpunkten nur unter NLA signifikant ($P < 0,01$). Bei Ankunft auf der Intensivstation war der Unterschied im Herzindex zwischen Neuroleptanalgesie und Halothan signifikant, eine Stunde später zeigten sich signifikante Unterschiede sowohl gegenüber Halothan als auch gegenüber PDA (Abb. 5). Wie aus den Abbildungen 2, 3, 4 und 5 hervorgeht, war das oben beschriebene Verhalten der Sauerstofftransportvariablen mit signifikant erniedrigter $S\bar{v}O_2$ noch eine bzw. zwei Stunden nach Ankunft auf der Intensivstation nachweisbar.

Diskussion

Die Aufwach- und Aufwärmphase geht mit einem gesteigerten Sauerstoffverbrauch einher und stellt damit erhöhte Anforderungen an das kardiozirkulatorische und -respiratorische System [1]. Dieser vermehrte Sauerstoffbedarf wird in der Aufwachphase sowohl mit einer Steigerung des Herzzeitvolumens, als auch einer Zunahme der Sauerstoffextraktion kompensiert [1]. Die beobachteten Unterschiede in der Steigerungsfähigkeit des Herzauswurfvolumens zwischen Neuroleptanalgesie und Periduralanalgesie in dieser Situation bei gleich hohem $\dot{V}O_2$ muß als Ausdruck einer Beeinträchtigung der Kontraktibilität des Herzens durch die PDA interpretiert werden, da sich Gruppenunterschiede bei den kardialen Füllungsdrucken bzw. dem peripheren Gefäßwiderstand nicht zeigten [13]. Neben der Teilblockade sympathischer Efferenzen zum Herzen durch die PDA kommt auch eine Erniedrigung der zirkulierenden Katecholamine unter diesem Verfahren in Frage. Zumindestens in der Situation des Eintretens des operativen Traumas, bzw. intraoperativ konnten wir bei den Patienten unter PDA einen im Vergleich zu den anderen Verfahren verminderten Anstieg von Noradrenalin und Adrenalin feststellen (Abb. 6). Unter PDA und NLA kamen im Vergleich zu Halothan die zentral vermittelten Aufwach- und Aufwärmreaktionen nach Beendigung der Lachgaszufuhr abrupt und unmittelbar in Gang, während nach Halothan verzögerte Aufwach- bzw. Aufwärmreaktionen zu beobachten waren. Dies läßt sich mit dem vergleichsweise langsamen Abfluten des Halothans aus dem Organismus bzw. Cerebrum erklären. Die Blockade der Afferenzen durch die PDA kann offensichtlich den Anstieg des Sauerstoffverbrauchs unmittelbar postoperativ nicht beeinflussen, bewirkt

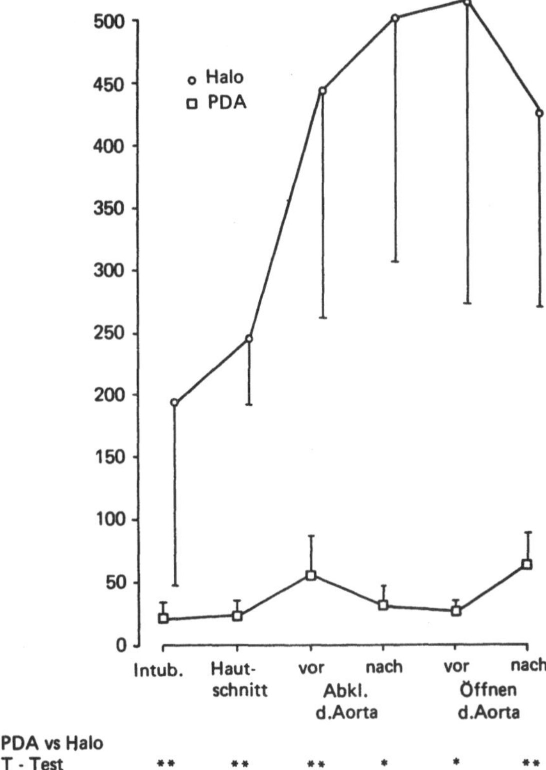

Abb. 6. Intraoperative Noradrenalin-plasmaspiegel unter Halothan bzw. Periduralanalgesie

aber andererseits durch die gleichzeitige Teilblockade der Efferenzen zum Herzen und den Nebennieren eine Beeinträchtigung der Adaptation des kardiozirkulatorischen Systems an die gesteigerten Stoffwechselbedürfnisse in dieser Situation. Dies führt zu der beobachteten vermehrten Sauerstoffausschöpfung unter diesem Narkoseverfahren.

Aus unserer Sicht ist die thorakale PDA, falls das sensible Niveau Th$_5$ überschreitet, nicht das Verfahren der Wahl bei Patienten mit eingeschränkter Ventrikelfunktion, denn diese Patienten benötigen bereits ohne Belastung zur Aufrechterhaltung ihrer kardiozirkulatorischen Integrität einen erhöhten Sympathikotonus [5, 6, 8] und weisen bereits in Ruhe eine erhöhte arterio-venöse Sauerstoffgehaltsdifferenz auf [10]. Von Nachteil ist das Verfahren sicherlich auch in Situationen, die mit starken Einschränkungen des Sauerstoffangebotes oder abrupten Anstiegen des Sauerstoffverbrauches einhergehen können. Gerade in den für den Gesamtorganismus kritischen Situationen mit maximalen Anforderungen an das kardiozirkulatorische System kommt dem Sympathikus aufgrund seiner kompensatorischen, leistungssteigernden Auswirkungen eine entscheidende Bedeutung zu [7].

Potentielle Vorteile durch protektive Wirkungen für die Koronarzirkulation, die sich bei einer segmentalen Ausbreitung oberhalb von Th$_5$ ergeben können [9, 14], müssen gegen die potentiellen Nachteile der hohen Sympathikusblockade, die bei diesem hohen Niveau zwangsläufig auftreten, abgewogen werden.

Literatur

1. Bay I, Nunn IJ, Prys-Roberts C (1968) Factors influencing arterial pO$_2$ during recovery from anaesthesia. Brit J Anaes 40:398
2. Bonica JJ, Berges PU, Morikawa K, Kennedy WF (1970) Circulatory effects of peridural block. I. Circulatory effects of levels of anaesthesia and dose of lidocaine. Anesthesiology 33:619
3. Braunwald E, Harrison DC, Chidsey CA (1964) The heart as an endocrine organ (Editoral). Am J Med 36:1
4. Bromage PR (1978) Epidural Analgesia. WB Saunders Philadelphia London Toronto
5. Chidsey CA, Braunwald E, Morrow AG (1965) Catecholamine excretion and cardiac stores of norepinephrine in congestive heart failure. Am J Med 39:442
6. Chidsey CA, Harrison DC, Braunwald E (1962) Augmentation of the plasma norepinephrine response to excercise in patiens with congestive heart failure. N Eng J Med 267:650
7. Chien S (1967) Role of sympathetic nervous system in hemorrhage. Physiol Rev 47:214
8. Gaffney TE, Braunwald E (1969) Importance of the adrenergic nervous system in the support of circulatory function in patients with congestive heart failure. Am J Med 34:320
9. Heusch G, Deussen A (1983) The effect of cardiac sympathetic nerve stimulation of perfusion of stenotic coronary arteries in the dog. Circulat Res 53:8
10. Hickam JB, Cargill WH (1948) Effects of excercise on cardiac output and pulmonary arterial pressure in normal persons and in patients with cardio-vascular disease and an pulmonary emphysema. J Clin Invest 27:10
11. Lowenstein E, Bland JHL (1972) Anesthesia for cardiac surgery. In: Norman JC (ed) Cardiac surgery. Appleton-Century-Crofts, S 75
12. Mason DT (1968) The autonomic nervous system and regulation of cardio-vascular performance. Anesthesiology 29:670
13. Reinhart K (1984) Zur Auswirkung der Sympathikusblockade bei der Kombination von thorakaler Periduralanalgesie und Allgemeinanaesthesie auf die perioperative Hämodynamik und den Sauerstoffverbrauch bei Risikopatienten. Habilitationsschrift, Freie Universität Berlin FB 2
14. Reiz S, Balvors E, Sörensen BM, Häggmark S, Nyhman H (1982) Coronary hemodynamic effects of general anaesthesia and surgery – modification by epidural analgesia in patients with ischemic heart disease. Regional Anaesthesia Suppl 7:58

Methämoglobinämie nach intravenöser Regionalanästhesie und axillärer Plexusanästhesie des Armes mit Prilocain

J. Biscoping, U. Neugebauer, H. Kafurke und G. Hempelmann

Einleitung

Die große therapeutische Breite und ein hoher relativer therapeutischer Quotient haben u. a. dazu geführt, daß Prilocain als bevorzugtes Lokalanästhetikum zur intravenösen Regionalanästhesie des Armes eingesetzt wird. Ebenso bietet sich diese Substanz für axilläre Plexusanästhesien an, da zum einen die 1%ige Lösung eine befriedigende Penetrationskraft am peripheren Nerven entfaltet und zum anderen das Injektionsvolumen von 40 bis 50 ml ≙ 400–500 mg Prilocain für eine ausreichende Blockadeausbreitung beim axillären Zugang sorgt. Die nur mittellange Wirkdauer gestattet auch den Einsatz bei ambulanten Patienten (Tabelle 1).

Eine Sonderstellung nimmt Prilocain in der Reihe der Amid-Lokalanästhetika dadurch ein, daß im Rahmen seiner Metabolisierung zu o-Toluidin und Nitroso-Toluidin Methämoglobinbildner entstehen.

Das Ziel der hier vorgestellten Untersuchungen war es, nach intravenösen Regionalanästhesien und axillären Plexusanästhesien mit Prilocain das Ausmaß und den zeitlichen Verlauf der induzierten Methämoglobinämie zu erfassen.

Material und Methode

Bei 40 Patienten eines orthopädischen Krankengutes wurden 20 axilläre Plexusanästhesien und 20 intravenöse Regionalanästhesien mit Prilocain durchgeführt. Zur intravenösen Regionalanästhesie injizierten wir 40 ml der 1%igen Lösung jeweils über eine Handrückenvene in die ausgewickelte Extremität, was einer Gesamtmenge von 400 mg Prilocain entsprach. Die axillären Plexusanästhesien wurden je zur Hälfte mit 40 und 50 ml derselben Konzentration, also 400 und 500 mg Prilocain ausgeführt.

Tabelle 1

	Anästhetische Potenz (relativ)	Toxizität (relativ)	Wirkungseintritt (min)	Wirkungsdauer (h)
Procain	1	1	5–10	1
Lidocain	4	2,1	4–8	2
Prilocain	4	1,3	4–8	2–3
Mepivacain	3	2,3	6–15	2–3
Bupivacain	16	12,5	2–8	4–8

Tabelle 2. Morphometrische Daten

	Plexus 400 mg (n = 10)	Plexus 500 mg (n = 10)	IVRA 400 mg (n = 20)
Größe (cm)	166,3 ± 8,9	169,8 ± 8,3	172,8 ± 8,2
Gewicht (kg)	66,0 ± 11,4	74,9 ± 10,9	77,1 ± 11,8
Alter (J)	47,9 ± 16,7	42,3 ± 18,3	44,4 ± 11,1
Geschlecht	2 ♂ 8 ♀	2 ♂ 8 ♀	12 ♂ 8 ♀

Alle Patienten waren im Rahmen der Operationsvorbereitung mit Pethidin, Promethazin und Atropin intramuskulär prämediziert worden. Die 3 Patientengruppen unterschieden sich nicht wesentlich in ihrer Größen-, Gewichts- und Altersverteilung; die Zuordnung zu einer der 3 Gruppen erfolgte zufällig, soweit es das Operationsverfahren zuließ (Tabelle 2).

Die Methämoglobinkonzentrationen im zentralen Venenblut bestimmten wir mit dem CO-Oximeter 282 der Fa. Instrumentation Laboratories. Nach der Leerwertbestimmung wurden die weiteren Proben nach 30, 60, 90, 120, 180, 240, 300 und 360 min nach Prilocaingabe gemessen, wobei jeweils simultan die Bestimmung des Gesamt-Hämoglobins erfolgte.

Ergebnisse

Nach den axillären Plexusanästhesien mit 400 mg Prilocain stieg die Methämoglobinkonzentration innerhalb der ersten 90 min annähernd linear auf durchschnittlich 5% an. Der Gipfel der Methämoglobinbildung lag bei 2 h und führte zu einem Anteil von 5,4% des Gesamt-Hämoglobins. Der Abfall erfolgte kontinuierlich aber langsam, so daß nach 6 h noch eine mittlere Methämoglobinkonzentration von 3,7% nachweisbar war (Abb. 1). Einen fast identischen Verlauf nahm die Methämoglobinbildung bei den Patienten, die 500 mg Prilocain erhalten hatten. Auch in dieser Gruppe stellte sich die höchste Konzentration nach 2 h ein und betrug 5,6%. Für weitere 2 h änderte sich dieser Betrag nur unwesentlich und belief sich nach 4 h auf durchschnittlich 5,1%. Zum Ende des Meßzeitraumes waren bei diesen Patienten noch 4,5% Methämoglobin nachweisbar (Abb. 2).

Das Ausmaß der induzierten Methämoglobinbildung unterschied sich auffällig bei den Patienten, die in intravenöser Regionalanästhesie mit 400 mg Prilocain operiert worden war. Ein allmählicher Konzentrationsanstieg führte nach 90 bis 120 min in einen Konzentrationsbereich von 2,8%, der plateauartig bis zur fünften Stunde bestand und nach 6 Stunden auf 2,6% abgefallen war. Einzelmessungen zu späteren Zeitpunkten haben gezeigt, daß nach diesem Zeitraum der Gipfel der Methämoglobinbildung immer überschritten war (Abb. 3).

Diskussion

Die Anwendung von Prilocain führt, wie bereits Untersuchungen von Nolte et al. aus dem Jahre 1968 belegten, annähernd dosisabhängig zur Methämoglobinbildung. Diese über das physiologische Maß von 0,5 bis 1,5% hinausgehende Konzentration steigt an,

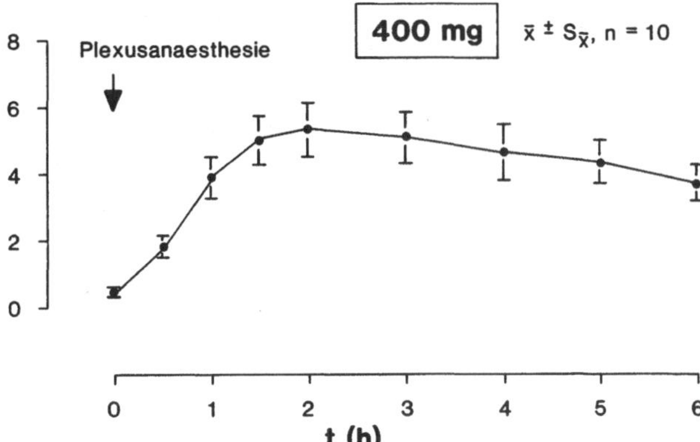

Abb. 1

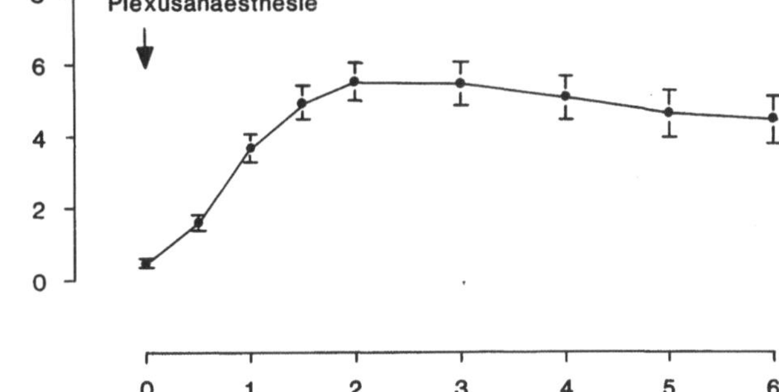

Abb. 2

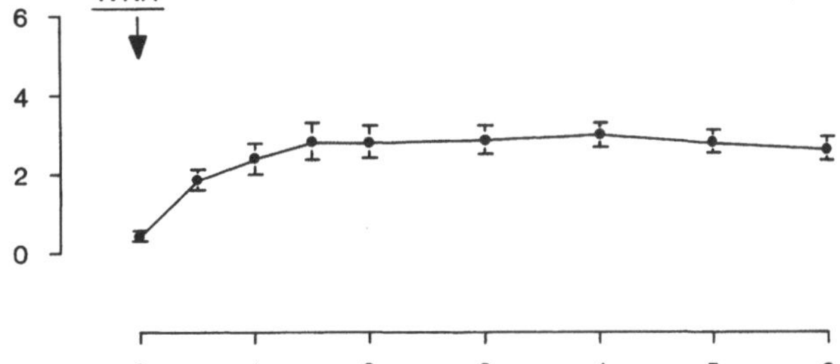

Abb. 3

da die erythrozyteneigenen Reduktionssysteme in ihrer Kapazität offensichtlich nicht ausreichen, wenn die Prilocain-Metaboliten o-Toluidin und Nitroso-Toluidin das zweiwertige Eisenion des Hämoglobins zu dreiwertigem Eisen oxidieren.

Im Rahmen klinisch üblicher Dosierungen erreicht der Methämoglobinspiegel ca. 2 h nach Applikation seine höchsten Werte, wie die Ergebnisse unserer 3 Patientengruppen zeigen. Auffällig dabei ist es, daß sich die Konzentrationen nach Plexusanästhesien in ihrem Verlauf deutlich von dem nach intravenöser Regionalanästhesie unterscheiden. Obwohl auch in diesen Fällen 400 mg Prilocain gegeben wurden, die nach Öffnen des Tourniquets dem Körperkreislauf und somit der Metabolisierung zugänglich waren, lagen die Methämoglobinkonzentrationen von der ersten bis zur sechsten Stunde durchschnittlich 2,5 bis 1,2% unter denen mit gleicher Menge behandelten Patienten nach axillärer Plexusanästhesie. Die mögliche Erklärung dieses Verhaltens liegt unseres Erachtens darin, daß bei der intravenösen Regionalanästhesie zunächst eine großräumige Verteilung des Lokalanästhetikums in der blutleeren Extremität stattfindet. Gleichzeitig mit dem Wirkungseintritt kommt es neben der Diffusion in das Nervengewebe auch zu einer Verteilung in allen anderen lipidhaltigen Strukturen des Armes. Nach Wiederanschluß an die Zirkulation erfolgt offensichtlich eine protrahierte Freisetzung aus bradytrophem Gewebe wie z. B. dem Fettgewebe, und es erfolgt keine so starke Beanspruchung der erythrozytären Reduktionssysteme.

Das Ausmaß der Methämoglobinämie veranschaulicht der Methämoglobinspiegel nach 500 mg Prilocain zur Plexusanästhesie in Relation zum Gesamt-Hämoglobingehalt dieser Patientengruppe. Einem durchschnittlichen Gesamt-Hämoglobin von 13 g/dl standen 0,72 g/dl nach 2 bis 3 Stunden gegenüber.

Trotz dieser im allgemeinen bedeutungslosen Methämoglobinanstiege nach klinisch üblichen Dosierungen von 400 bis 500 mg sollten die Kontraindikationen für Prilocain bedacht werden; dazu zählen die Anwendung bei Säuglingen und Kleinkindern. Wegen ihrer noch nicht ausreichend vorhandenen erythrozytären Reduktionssysteme führen die Prilocain-Metabolite zu wesentlich stärkeren Methämoglobinämien, wie Fallberichte wiederholt belegt haben. Auch bei Schwangeren, insbesondere im Rahmen der geburtshilflichen Leitungsanästhesie muß wegen des ungünstigen feto-maternalen Verteilungsquotienten von 1,3 mit einer Anreicherung von Prilocain im kindlichen Organismus gerechnet werden und wegen des fetalen Hämoglobins (HbF) gilt auch dann das zuvor gesagte. Schließlich stellt der bekannte und in unseren Breiten seltene Glucose-6-phosphat-dehydrogenase-Mangel eine absolute Kontraindikation für Prilocain dar.

Jede unklare Zynose im Zusammenhang mit Prilocainanwendung sollte an das Vorliegen einer Methämoglobinämie größeren Ausmaßes denken lassen, die ab etwa 25% vom Gesamt-Hb behandlungsbedürftig werden kann. Die langsame Injektion von Toluidinblau in einer Dosierung von 2 mg/kg KG führt dabei innerhalb weniger Minuten zu einer fast vollständigen Normalisierung. Methylenblau ist ebenfalls dazu geeignet, wirkt aber langsamer und führt ab etwa 2 mg/kg KG zu unangenehmen Nebenwirkungen in Form brennender Schmerzen an Fingern, Lippe, Zunge und Zehen.

Unsere Ergebnisse belegen reproduzierbare, Prilocaininduzierte Anstiege der Methämoglobinkonzentration, zeigen aber gleichzeitig, daß diese Konzentrationen in ihrer Relation unbedeutend sind und keine Einschränkungen für den Prilocaineinsatz darstellen.

III Anästhesie und Intensivmedizin bei Früh- und Neugeborenen

Leitung: J. Wawersik und G. Trittenwein

Präoperative Risikoabwägung und Vorbereitung

E. Bosina und G. Hagmüller

Einführung

In der Neugeborenenperiode sind hauptsächlich angeborene Mißbildungen die Indikation für operative Eingriffe. Das Vorhandensein perinataler Risikofaktoren und zusätzlicher Erkrankungen, sei es pulmonal, kardial oder stoffwechselbedingt, erhöht nicht nur das Operationsrisiko beträchtlich, sondern beeinflußt auch den postoperativen Heilungsverlauf.

Die vorbereitenden Maßnahmen beinhalten:

- Genaue klinische Befunderhebung,
- Laborbefunde,
- Sofortmaßnahmen am Patienten,
- Korrektur pathologischer Befunde, und
- vorbereitende Maßnahmen im Operationssaal.

Trotz der oft großen Dringlichkeit der operativen Korrektur soll in ausgewogener Zusammenarbeit zwischen dem Chirurgen, Anästhesisten und Pädiater das Kind zum bestmöglichen Zeitpunkt und unter optimalen Bedingungen der Operation zugeführt werden.

Die Operationsindikation bei Neugeborenen ist in der Regel eine angeborene Mißbildung. Trotz der Fortschritte in der Anästhesietechnik und der Entwicklung neuer Narkosemittel kann die Anästhesie bei bestimmten Altersgruppen noch immer gewisse Risiken beinhalten.

Abgesehen von den physiologischen und pharmakodynamischen Besonderheiten der Neugeborenen kommen in dieser Altersgruppe perinatale Risikofaktoren hinzu, die das Anästhesie- und Operationsrisiko beträchtlich erhöhen können [1, 2, 3, 4, 5, 6, 7, 8]:

I.   Erkrankungen der Mutter vor oder während der Gravidität;
II.   Risikofaktoren während der Geburt;
III. Adaptationsschwierigkeiten des Kindes postpartal;
IV. Gestationsalter und Geburtsgewicht;
V.   Transport.

Zu I: Erkrankungen der Mutter vor oder während der Gravidität [1]
- Bereits bestehende Erkrankungen der Mutter vor der Gravidität, wie z. B. Diabetes mellitus, Hypo/Hyperthyreose, Asthma bronchiale, Myasthenia gravis u. a., stellen

eine potentielle Gefahr für das Neugeborene dar. Sie können die Ursache kongenitaler Fehlbildungen, eines RDS, neonataler Tetanie, von Defekten des ZNS, hypoxischer Schäden, schwerer Hypoglykämien oder einer Frühgeburt sein.
- Ebenso können Erkrankungen der Mutter während der Gravidität, wie z. B. virale oder bakterielle Infektionen, Präeklampsie, Hypertonie sowie Alkohol-, Nikotin- oder Medikamentenabusus zu schwerer Schädigung oder Erkrankung des Feten und Neugeborenen führen.

Zu II: Komplikationen während der Geburt [1]
Vorzeitiger Blasensprung, protrahierte Geburt, Sturzgeburt, Uterusruptur, Forzepsextraktion, Hydramnion, Plazenta praevia u. v. a. können zu schweren Schädigungen des Kindes führen infolge Hypoxie, intrakranieller oder viszeraler Blutungen, bakterieller Infektion unter der Geburt oder Aspiration.

Andererseits können Geburtskomplikationen schon auf angeborene Mißbildungen hinweisen - z. B. das Hydramnion auf Atresien des Gastrointestinaltraktes.

Zu III: Adaptationsschwierigkeiten des Kindes postpartal [9]
Der Wechsel vom intra- zum extrauterinen Leben stellt eine entscheidende Lebensphase dar. Innerhalb weniger Minuten übernimmt das Kind nach der Geburt selbst alle lebenswichtigen Funktionen. In dieser Phase kann das Leben des Neugeborenen gefährdet sein durch Schwierigkeiten von Seiten:
a) Respirationstrakt,
b) kardiovaskuläres System,
c) Wärmeregulation,
d) Niere,
e) Stoffwechsel,
f) Immunsystem.

a) Respirationstrakt - Ursachen der respiratorischen Insuffizienz:
- Atemnotsyndrom;
- Aspirationssyndrom;
- zentrale Atemstörungen infolge Unreife, Hirnblutung, Sepsis;
- Pneumonie;
- Pneumothorax;
- Fehlbildungen der oberen Luftwege - Choanalatresie u. a.;
- andere Fehlbildungen - Zwerchfellhernie, Lobäremphysem u. a.;
- Hypothermie;
- Medikamente der Mutter.

b) Kardiovaskuläres System - Ursachen von Störungen des kardiovaskulären Systems:
- kongenitale Vitien;
- persistierender fetaler Kreislauf;
- Hypo/Hypervolämie;
- Myokardiopathien, z. B. Fibroelastose.

c) Wärmeregulation: Neugeborene sind als Folge der relativ großen Körperoberfläche und der Unreife der zentralen Thermoregulation vor allem durch die Hypothermie gefährdet. Sie kann zu bedrohlicher Atem- und Myokarddepression und Azidose führen. Die häufigste Ursache der Auskühlung ist ein unsachgemäßer Transport ohne Inkubator oder Thermohülle.

Eine Hyperthermie beim Neugeborenen ist meistens bei Sepsis oder Exsikkose zu beobachten.

d) Niere: Die strukturelle Unreife der Niere bedingt eine Einschränkung der Nierenfunktion und führt bei unphysiologischen Belastungen zu Störungen derselben. Ursachen von Störungen der Nierenfunktion:
- Hypovolämie;
- Hypotonie;
- Hypoxie;
- Herzinsuffizienz;
- angeborene Mißbildungen der Niere oder der harnableitenden Wege;
- DIC;
- Antibiotika.

e) Stoffwechsel: Die Unreife verschiedener Organsysteme mit noch herabgesetzter Pufferkapazität sowie die Labilität des Wasser- und Elektrolythaushaltes können sehr schnell zu Entgleistungen im Stoffwechsel führen:
- Hypokalzämie und andere Elektrolytentgleisungen;
- Azidose/Alkalose;
- Dehydratation;
- Hyperbilirubinämie;
- Blutgerinnungsstörungen.

f) Immunsystem: Die Unreife des Immunsystems bei Neugeborenen ist ein prädisponierender Faktor für Infektion und Sepsis.

Zu IV: Gestationsalter und Geburtsgewicht

Das Gestationsalter stellt ein besseres Kriterium hinsichtlich der präoperativen Risikobeurteilung und der Überlebenschance dar als das Geburtsgewicht. Die Reife der Organe und ihrer Funktionen ist vom Gestationsalter abhängig und beinhaltet eine Vielzahl von strukturellen und funktionellen Leistungen.

Der kritische Termin liegt in der 24.–26. Gestationswoche. Die kritische Grenze des Geburtsgewichtes liegt bei 2,5 kg. Bei einem Geburtsgewicht unter 2 kg und schweren Mißbildungen steigt die Mortalität. Andererseits überleben Kinder untere 2 kg Geburtsgewicht besser als Neugeborene über 4,5 kg.

Zu V: Transport

Wenn nach der Geburt das Neugeborene zur Operation auf eine kinderchirurgische Abteilung verlegt werden muß, müssen optimale Transportbedingungen gegeben sein. Bei unsachgemäßem Transport sind die Kinder gefährdet durch:
- Hypothermie;
- Verschlechterung einer respiratorischen Insuffizienz;
- Aspiration;
- Infektion.

Zur Vermeidung dieser Komplikationen ist zu fordern:

- Der Transport hat nach Möglichkeit in einem Transportinkubator zu erfolgen. Wenn keiner zur Verfügung steht, so soll das Kind in eine Thermohülle eingewickelt werden.
- Zur Freihaltung der Atemwege muß das Kind im Notfall intubiert werden können. Die Sicherstellung der Atmung erfolgt durch manuelle oder maschinelle Beatmung.
- Zur Verhinderung der Aspiration ist nach Möglichkeit eine Magensonde einzuführen und auf die richtige Lagerung des Patienten zu achten: Seitenlage bei Omphalocele, Gastroschisis, Pneumothorax. Bauchlage bei Myelomeningocele, Ösophagusatresie. Oberkörper-Hochlagerung bei Ileus.
- Infektionsverhütung durch sorgfältiges aseptisches Vorgehen: bei Gastroschisis, rupturierter Omphalocele oder Myelomeningocele Abdeckung der Organe mit sterilen, feuchten Tüchern.

Die Überstellung eines Neugeborenen mit nach außen hin sichtbarer Mißbildung erfolgt im allgemeinen sehr schnell. In den anderen Fällen wird die Diagnose später gestellt und komplikationsmindernde Maßnahmen verabsäumt, so daß die Überlebenschancen beträchtlich sinken. Post partum sind deshalb unbedingt folgende Maßnahmen durchzuführen, um frühzeitig nicht sichtbare Mißbildungen zu diagnostizieren:

1. Inspektion des Kindes
   - Schaum vor dem Mund – bei Ösophagusatresie.
   - Paradoxe Atmung, kleiner Bauch und großer Thorax – bei Zwerchfellhernie.
   - Abdomen aufgetrieben bei Ileus und Peritonitis, eingesunken bei hoher Darmatresie
2. Sondierung des Ösophagus mit dicker Sonde, um eine Ösophagusatresie auszuschließen.
3. Inspektion bzw. Sondierung des Anus, um eine Analatresie nicht zu übersehen. Dies kann sehr leicht geschehen, wenn eine große rektovaginale, rektoperineale oder rektourethrale Fistel vorliegt, durch die Mekonium abgeht.
4. Auskultation des Herzens:
   Herztöne rechts – es handelt sich um eine linksseitige Zwerchfellhernie.
   Herzgeräusche bei kongenitalen Vitien. Diese können in manchen Fällen allerdings in den ersten Tagen noch fehlen.

Bei den Indikationen zur Operation unterscheiden wir:

1. dringliche Indikationen,
2. bedingt dringliche Indikationen,
3. nicht dringliche Indikationen.

Dringliche Indikationen erfordern chirurgische Interventionen in den ersten Stunden post partum, da durch die Grunderkrankung oder bereits eingetretene Komplikationen das Leben des Neugeborenen unmittelbar bedroht ist.

Bei bedingt dringlicher Indikation können noch zusätzliche diagnostische Maßnahmen oder die Korrektur pathologischer Befunde durchgeführt werden.

Zu 1. Dringliche Indikationen:
- Zwerchfelldefekte;
- Gastroschisis;
- rupturierte Omphalocele;
- Perforationen des Magen-Darm-Traktes;
- schwere Blutungen;
- Lobäremphysem;
- Spannungspneumothorax.

Zu 2. Bedingt dringliche Indikationen:
- Ösophagusatresie;
- Omphalocele;
- schwere Mißbildungen der Nieren oder harnableitenden Wege;
- Ileus durch Atresie/Stenose des Magen-Darm-Traktes;
- – Meconiumileus,
- – M. Hirschsprung,
- – Volvulus;
- Duplikaturen des Darmes;
- Myelomeningocele;
- Hydrocephalus;
- incarcerierte Hernie;
- Pylorospasmus;
- Tumoren.

Zu 3. Nicht dringliche Indikationen:
- Analatresie mit Fistel;
- Spaltbildungen, z. B. Lippen-Kiefer-Gaumenspalte;
- Hernie;
- Kephalhämatom u. a.

Nach Höpner und Homann [13] kann man auch unterscheiden zwischen:

1. Patienten mit hohem Risiko:
- Ösophagusatresie;
- Zwerchfellhernie;
- Gastroschisis;
- Omphalocele;
- Darmatresie/-stenose;
- Ileus.

2. Patienten mit geringerem Risiko:
- Hydrocephalus;
- Myelomeningocele;
- kleine Omphalocele;
- tiefe Analatresie.

Zusätzliche Mißbildungen, Komplikationen als Folge einer Mißbildung, perinatale Risikofaktoren und Schock erhöhen das Risiko beträchtlich. Zum Beispiel kann die

90%ige Überlebensrate bei Ösophagusatresie durch eine zusätzliche Mißbildung wie Analatresie, Aspirationspneumonie und Unreife des Kindes auf 10% absinken.

Patienten mit dringlicher Operationsindikation und hohem Risiko sollen nach Möglichkeit sofort auf einer kinderchirurgischen Intensivstation aufgenommen werden. In allen anderen Fällen kann die diagnostische Abklärung und Vorbereitung zur Operation auf der kinderchirurgischen Station erfolgen.

Vorbereitende Maßnahmen:

I.   Anamnese;
II.   Klinische Befunderhebung;
III. Sofortmaßnahmen am Patienten;
IV.   Diagnostik;
V.   Korrektur pathologischer Befunde;
VI.   Vorbereitende Maßnahmen im Operationssaal.

Ad I. Anamnese: Zur Erfassung der oben beschriebenen perinatalen Risikofaktoren ist eine genaue Anamnese unumgänglich:
- Familienanamnese;
- Schwangerschaftsanamnese;
- Geburtsverlauf;
- Apgar-Schema;
- Krankheitsverlauf.

Ad II. Klinische Befunderhebung:
a) Genaue klinische Untersuchung:
- Inspektion
- – Haut: Turgor und Farbe;
- – Motorik;
- – Bewußtseinslage;
- – Atmung;
- – Puls;
- Auskultation;
- Palpation.

b) Bestimmung des Körpergewichtes: Die Kenntnis des Geburtsgewichtes und des Istgewichtes ermöglicht die Erfassung des Hydratationszustandes.

c) Körperlänge: Körpergewicht und Körperlänge sind zur Berechnung der Körperoberfläche notwendig.

d) Körpertemperatur

Ad III. Sofortmaßnahmen am Patienten:

1. Venöser Zugang: Als Venenzugang wird primär eine periphere Vene gewählt. Ist dies nicht möglich oder erfordert es der Zustand des Kindes, wird ein zentraler Venenzugang angelegt.

2. Monitoring von Kreislauf und Atmung: Die Kreislaufüberwachung erfolgt durch Monitoring von EKG, Puls, RR und evtl. zentralem Venendruck. Die Überwachung der Atmung erfolgt durch Zählen der Atemfrequenz, Monitoring der Atemkurve und Kontrolle der Blutgase.

Weiters sei die transkutane O_2- und CO_2-Messung und die Messung des CO_2-Gehaltes in der Exspirationsluft noch angeführt.

3. Überwachung der Nierenfunktion: Zur genauen Bilanzierung wird in vielen Fällen das Einlegen eines transurethralen oder suprapubischen Blasenkatheters nicht zu umgehen sein. In manchen Fällen, vor allem bei Knaben, genügen die selbstklebenden Harnsäckchen. Es wird stündlich bis 2stündlich die Harnmenge gemessen und das spezifische Gewicht bestimmt.

4. Magensonde: Die Magensonde dient zur Entlastung des Magen-Darm-Traktes. Sie darf nicht zu dünn sein, da sonst nicht in genügendem Ausmaß Sekret gefördert wird und das Kind neben der Sonde weiter erbricht. Eine Magensonde muß sofort eingeführt werden:
- bei Zwerchfellhernie, um eine weitere Verdrängung des Herzens durch den in den Thorax verlagerten, geblähten Magen hintanzuhalten,
- bei hochgradigem Ileus.

Bei hohen Stenosen oder Atresien des Darmes darf die Magensonde erst nach der Röntgenuntersuchung eingeführt werden. Anderenfalls können sonst die charakteristischen röntgenologischen Zeichen dieser Anomalien fehlen (double bubble).

Bei Ösophagusatresie empfiehlt sich das Einlegen einer Doppellumensonde in den oberen Ösophagusblindsack und Dauersaugung.

Ad IV. Diagnostik: Zur diagnostischen Abklärung und zur Korrektur pathologischer Befunde sind folgende Untersuchungen notwendig:

a) Laboruntersuchungen (Blut, Harn, Liquor, Bakteriologie);
b) Bildgebende Verfahren (Röntgen, Ultraschall, CT);
c) andere Untersuchungen (EKG und EEG).

Zu a): Die Untersuchung des *Blutes* beinhaltet: Blutbild, Elektrolyte, Blutzucker, Bilirubin/S und LFP, Gesamteiweiß, HN und Kreatinin/S, Gerinnungsstatus, Osmolarität, Blutgruppe, Blutgase.

Harn: Chemischer Harnbefund, Sediment, Harnzucker.

Liquor: Eiweiß, Zucker, Zellzahl, Kultur.

Bakteriologie: obligate Untersuchungen bei der Aufnahme sind Abstriche von Nase, Nabel und Anus, Kulturen von Harn und Stuhl, wenn möglich Magensaft und Trachealsekret.

Welche der oben angeführten diagnostischen Maßnahmen sind nun in Praxi zu fordern:

1. Vor allen operativen Eingriffen bei Neugeborenen sollen unbedingt Hämoglobin, Hämatokrit und Blutzucker bestimmt werden. Der hohe O_2-Metabolismus sowie die deletären Folgen einer Hypoxämie und die Hypoglykämieneigung der Neugeborenen sind allgemein bekannt. Diese einfachen, mit Mikromethoden schnell durchzuführenden Untersuchungen können schwerwiegende Komplikationen während der Narkose vermeiden helfen.

2. Bei dringlicher Operationsindikation und größeren Eingriffen (Thoracotomie, Laparotomie) sind die Kontrolle der Blutgase, der Elektrolyte sowie die Bestimmung der Blutgruppe und Röntgen- bzw. Ultraschalluntersuchung notwendig.
3. Alle anderen oben angeführten diagnostischen Maßnahmen kommen wahlweise hauptsächlich vor geplanten größeren chirurgischen Eingriffen in Frage.

Ad V. Korrektur pathologischer Befunde:

1. Flüssigkeitsdefizit
2. Elektrolytentgleisung
3. Azidose/Alkalose
4. schwere Anämien
5. Hypothermie/Hyperthermie

Mehr oder weniger ausgeprägte Störungen des Wasser-, Elektrolyt- und Säure-Basenhaushaltes findet man im allgemeinen nur, wenn die Diagnose einer Mißbildung erst im Verlauf einiger Tage gestellt wird. Bei jungen Neugeborenen in den ersten Lebensstunden sind Korrekturen kaum erforderlich.

Ad V.1. Korrektur des Flüssigkeitsdefizits: Der Basisbedarf des Neugeborenen beträgt am

1. Lebenstag   50– 70 ml/kg KG
2. Lebenstag   70– 90 ml/kg KG
3. Lebenstag   80–100 ml/kg KG
4. Lebenstag   100–120 ml/kg KG
5. Lebenstag   100–130 ml/kg KG

Nach der 1. Lebenswoche wird der Bedarf mit 2500 ml/m^2 Körperoberfläche berechnet, zuzüglich der Verluste durch Drainagen, Fisteln, Stuhl und Perspiratio insensibilis (1–1,5 ml/kg KG/Stunde).

Es muß bedacht werden, daß eine Unterbrechung der Nahrungszufuhr für 4–6 Stunden bereits zu Hypoglykäme und Exsikkose führt. Eine dringliche Operation darf aber wegen eines Flüssigkeitsdefizites nicht zu lange aufgeschoben werden. Die Korrektur muß daher bereits präoperativ begonnen und intraoperativ fortgesetzt werden. Das Flüssigkeitsdefizit ist schwer abzuschätzen, wenn das Körpergewicht vor Erkrankungsbeginn nicht bekannt ist. Da sich bei Neugeborenen über 50% des Wasserbestandes extrazellulär befinden, gelingt dem Erfahrenen die Schätzung anhand des Hautturgors. Vor der zu schnellen Infusion muß wegen des niedrigen Plasmaproteingehaltes bei Neugeborenen und dadurch größeren Ödemneigung gewarnt werden. Als Infusionslösung verwenden wir 5% Glukose mit Elektrolytzusatz nach Ionogramm. Bei Schocksymptomatik wird 5% Albuminlösung in Ringerlaktat infundiert. Als Kontrollparameter beim Flüssigkeitsersatz dienen Hämatokrit und Harnmenge. Die Bestimmung des spezifischen Gewichtes des Harnes ist unverläßlich da infolge der Unreife der Niere die Konzentrationsfähigkeit eingeschränkt ist.

Das gleichmäßige, genaue und nicht zu schnelle Einlaufen der gewünschten Infusionsmenge wird gewährleistet durch die Verwendung von Perfusoren, Infusionpumpen oder Infusionsbestecken für Neugeborene und Säuglinge, wie sie von verschiedenen Firmen angeboten werden.

Ad V.2. Korrektur der Elektrolytentgleistung: Der Basisbedarf an Elektrolyten beträgt pro kg Körpergewicht und Tag:

Natrium 3–5 mmol
Kalium   1–3 mmol
Chloride 3–5 mmol

Der Elektrolytersatz erfolgt nach Ionogramm in 5% Glukose. Die heute zur Verfügung stehenden Elektrolytanalyzer ermöglichen schnelle Kontrollen mehrmals täglich aus kleinen Blutmengen. Elektrolytverluste über Fisteln, Drainagen oder Stuhl müssen dem Basisbedarf zugerechnet werden.

Ad V.3. Korrektur der Azidose oder Alkalose: Infolge der Unreife von Niere, Lunge und Puffersystemen besteht eine große Labilität des Säure-Basenhaushaltes. Vor allem die respiratorische Kompensation ist in dieser Altersgruppe bei einem zusätzlichen Anfall von sauren Metaboliten nur in beschränktem Ausmaß möglich. Die respiratorische Azidose erfordert Beatmung.

Am häufigsten findet sich eine metabole Azidose, die nach der bekannten Formel $\dfrac{BE \cdot KG}{2}$ mit Na-Bikarbonat, 1:1 mit 5% Glukose verdünnt, korrigiert wird.

Der Ausgleich soll wegen der Gefahr von Hirnblutungen langsam erfolgen. Tris-Puffer wird an Stelle von Na-Bikarbonat nur verwendet, wenn hohe Serumnatriumwerte bestehen. Respiratorische Alkalosen sind selten.

Metabole hypochlorämische Alkalosen werden mit Lysinchlorid oder Alaninchlorid nach der gleichen Formel korrigiert. Sie sind vor allem bei anhaltendem Erbrechen, wie z.B. beim Pylorospasmus, zu beobachten.

Ad V.4. Behandlung schwerer Anämien: Bei Neugeborenen findet man meistens hohe Hämatokritwerte (50–70%) und hohe Erythrozytenzahlen (5–6 Mill).

Das Blutvolumen beträgt 80–100 ml/kg KG. Schwere Anämien treten nur bei größeren Blutungen auf, z.B. infolge von Leberruptur. Bei Hb-Werten unter 10 g% und einem Hämatokrit unter 30% wird bei einem größeren chirurgischen Eingriff schon präoperativ eine Bluttransfusion notwendig sein – und zwar 5–10 ml/kg KG, je nach Grad der Anämie. Zur genauen Dosierung der Blutmenge erfolgt die Transfusion mit Hilfe einer Federwaage, einer geeigneten Infusionspumpe oder eines Perfusors.

Ad V.5. Behandlung einer Hypothermie bzw. Hyperthermie: Bei stark unterkühlten Neugeborenen soll versucht werden, die Körpertemperatur präoperativ möglichst auf Normalwerte anzuheben, um intra- und postoperative Schwierigkeiten von Seiten des Kreislaufes, der Atmung und des Stoffwechsels zu vermindern. Dies wird in manchen Fällen, wie z.B. bei einer Gastroschisis, nicht immer ganz gelingen.

Einer Hypothermie kann man begegnen durch Verwendung von Inkubatoren oder Babythermbetten, Thermohüllen und vorgewärmten Infusionslösungen.

Die Hyperthermie wird primär mit physikalischen Maßnahmen behandelt: Oberflächenkühlung mittels Ventilators, Wadenwickel, kühler Infusionslösungen, kühler Einläufe und Eisbeutel.

Ad VI. Vorbereitende Maßnahmen im Operationssaal: Mit Sorgfalt sind das notwendige Narkosezubehör (Narkosesystem, Laryngoskop, Tuben, Absaugkatheter) sowie Infusionslösungen, Medikamente, Blutkonserven und Blutderivate bereitzustellen.

Die Maßnahmen zur Verhinderung einer Auskühlung des Patienten während der Narkoseeinleitung und Operation umfassen: Raumtemperatur von 24°, Wärmematte, Heizlampe, Thermohülle, Vorwärmen von Infusionslösungen und Blut.

Abschließend soll noch einmal betont werden, daß die Operation bei Neugeborenen auch bei dringlicher Indikation unter optimalen Bedingungen durchgeführt werden muß, um das Operationsrisiko niedrig zu halten und einen erfolgreichen postoperativen Verlauf sicherzustellen. Daher ist zu fordern, daß:

1. die Narkose von einem Anästhesisten durchgeführt wird mit entsprechendem Wissen und Erfahrung auf kinderanästhesiologischem und kinderintensivmedizinischem Gebiet, und daß
2. eine gute Zusammenarbeit mit einem Pädiater gewährleistet ist, der mit kinderchirurgischen Problemen vertraut ist.

Literatur

1. Wille L, Obladen M (1984) Neugeborenen-Intensivpflege, S 2–7. Springer, Berlin Heidelberg New York Tokyo
2. Dick W, Ahnefeld FW (1976) Kinderanästhesie, S 1–37. Springer, Berlin Heidelberg New York
3. Altemeyer KH, Fösel TH, Breucking E, Ahnefeld FW (1984) Narkosen im Kindesalter, S 11–25. Rüsch, Kernen Stuttgart
4. Snow JC (1983) Manual der Anästhesie, S 355–357. Enke, Stuttgart
5. Graham GR (1973) Pathophysiologische Probleme des Kindesalters und ihre Bedeutung für die Anästhesie, S 54–79. In: Anästhesie im Kindesalter. JF Lehmanns, München
6. Steward DJ (1979) Manual of Pediatric Anesthesia, S 3ff. Churchill Livingstone, New York Edinburgh London
7. Smith RM (1968) Anesthesia for Infants and Children, p 5ff. Mosby Company, Saint Louis
8. Podlesch I (1977) Anästhesie und Intensivbehandlung im Säuglings- und Kindesalter. Thieme, Stuttgart
9. Brückner JB (1983) Kinderanästhesie, S 3–10. Springer, Berlin Heidelberg New York Tokyo
10. Wille L, Obladen M (1984) Neugeborenen-Intensivpflege, S 154–178. Springer, Berlin Heidelberg New York Tokyo
11. Wille L, Obladen M (1984) Neugeborenen-Intensivpflege, S 179–227. Springer, Berlin Heidelberg New York Tokyo
12. Wille L, Obladen M (1984) Neugeborenen-Intensivpflege, S 270–356. Springer, Berlin Heidelberg New York Tokyo
13. Höpner F, Homann G (1979) The Influence of Preoperative Conditions on postoperative Mortality of Newborn Infants. In: Causes of postoperative Death in Children, p 2ff. Urban und Schwarzenberg, Baltimore Munich
14. Hofmann S (1973) Notfallchirurgie im frühen Kindesalter. In: Anästhesie im Kindesalter, S 10–28. JF Lehmanns, München
15. Dick W, Ahnefeld FW (1976) Kinderanästhesie, S 85–100. Springer, Berlin Heidelberg New York
16. Dick W, Ahnefeld FW (1976) Kinderanästhesie, S 121–123. Springer, Berlin Heidelberg New York
17. Altemeyer KH, Fösel Th, Breucking E, Ahnefeld FW (1984) Narkosen im Kindesalter, S 30–52. Rüsch, Kernen Stuttgart
18. Ahnefeld FW, Dölp R, Kilian J (1984) Anästhesie, S 153–158. Kohlhammer, Stuttgart

19. Arbenz G (1973) Die Vorbereitung zur Anästhesie. In: Anästhesie im Kindesalter, S 131–147. JF Lehmanns, München
20. Steward DJ (1979) Manual of Pediatric Anesthesia, S 49–52/133–146. Churchill Livingstone, New York Edinburgh London
21. Smith RM (1968) Anesthesia for Infants and Children, p 244ff. Mosby Company, Saint Louis
22. Brückner JB (1983) Kinderanästhesie, S 100–102. Springer, Berlin Heidelberg New York Tokyo
23. Dick W, Ahnefeld FW (1976) Kinderanästhesie, S 63–73. Springer, Berlin Heidelberg New York

Intraoperative Überwachung
von Früh- und Neugeborenen

K.-H. Altemeyer, T. Fösel, S. Berg-Seiter und C. Wick

Früh- und Neugeborene sind allein schon aufgrund ihres Alters, ihres Gewichts und dem unterschiedlichen Reifegrad der verschiedenen Organe und Organfunktionen typische Risikopatienten. Kommen nun noch durch Mißbildungen oder akute Erkrankungen weitere Komplikationen hinzu, nimmt die Anzahl der Risikofaktoren noch weiter zu. Die Anforderungen, die zur sicheren Durchführung einer Narkose in diesen Altersstufen gestellt werden, sind daher hoch. Das gilt sowohl für den Anästhesisten als auch für den Umfang der Überwachungsmaßnahmen.

Beim Anästhesisten sind spezielle Kenntnisse und eine entsprechende Erfahrung die entscheidenden Voraussetzungen dafür, daß Komplikationen vermieden werden. Die begleitenden Überwachungsmaßnahmen richten sich vom Aufwand her nach dem Risiko des Patienten, dem Umfang der Operation oder aus der Kombination von beidem. Dabei unterscheiden wir *Standardmaßnahmen* von *Zusatzmaßnahmen*. Bei den Standardmaßnahmen handelt es sich um Überwachungsgrößen, die immer und bei jedem Kind zum Einsatz kommen. Der Umfang der Zusatzmaßnahmen wird dann individuell für jedes Kind und zu jeder Operation in Abhängigkeit vom Gesamtrisiko festgelegt. Die Summe der Überwachungsmaßnahmen dient dazu, die Ventilation, die Herz- und Kreislauffunktion, den Wasser- und Elektrolythaushalt mit der Nierenfunktion, den Stoffwechsel und den Wärmehaushalt zu kontrollieren, damit Störungen frühzeitig erfaßt und korrigiert werden können.

Standardüberwachung der Ventilation

Neben den klinischen Größen, wie z. B. der Inspektion der Haut- und Blutfarbe und der Beobachtung der Atemexkursionen, steht bei der apparativen Überwachung das präkordiale Stethoskop an erster Stelle in der Reihe der Standardmaßnahmen. Es läßt sich damit auf einfache Art kontinuierlich und nichtinvasiv die Beatmung einer Thoraxhälfte kontrollieren. Man muß jedoch einschränkend sagen, daß die qualitative Beurteilung zwar noch relativ leicht, die quantitative jedoch nur bei großer Erfahrung möglich ist. Bei Plazierung des Stethoskops über der linken Thoraxhälfte hat man zusätzlich noch den Vorteil, daß die Herzfrequenz, die Herztonqualität und der Rhythmus orientierend mitbeurteilt werden können.

Die Messung des Beatmungsdrucks gehört ebenfalls zu den Standardmaßnahmen. Sie ist in Deutschland auch Teil der DIN-Vorschrift 13252 für Narkosesysteme. Im Rahmen einer Geräteüberwachung läßt sich hierdurch ein Leckage- und Stenosealarm sicherstellen, die Druckmessung kann ebenfalls mit dazu beitragen, bei Beachtung der altersentsprechenden Beatmungsfrequenz und einer entsprechenden oberen Druckgrenze eine Normoventilation zu erreichen. Zudem können intraoperative Veränderungen der Compliance über die Druckanzeige erkannt werden, sofern eine volumenkonstante Beatmung erfolgt. Bei den noch weitverbreiteten Spülgassystemen, wie z. B. dem Kuhn- oder dem Jackson-Rees-System, ist eine Druckanzeige jedoch primär nicht vorhanden und nur durch Zusatzkonstruktionen möglich. Außerdem muß bei der Druckmessung beachtet werden, daß die Druckanzeige vor dem Tubus erfolgt und nichts mit den definitiven intrapulmonalen Drucken zu tun hat.

Die Kontrolle der inspiratorischen Sauerstoffkonzentration zählt ebenfalls mit zu den Standardmaßnahmen, auch sie ist in Deutschland Bestandteil der DIN-Norm 13 252. Es handelt sich dabei jedoch um eine reine Geräteüberwachung, wobei in Spülgassystemen nur im Frischgas gemessen werden kann. Hier wird deshalb die definitive inspiratorische Sauerstoffkonzentration unter den gemessenen Werten liegen, sobald eine Rückatmung vorhanden ist.

Zusatzüberwachung der Ventilation

Bei den Zusatzmaßnahmen für die Ventilationsüberwachung im Neugeborenenalter ist an erster Stelle die endexspiratorische CO_2-Messung zu nennen. Diese Überwachungsmethode ist jedoch an Voraussetzungen gebunden, die bei der Interpretation der Werte berücksichtigt werden müssen. Für den Einsatz bei Früh- und Neugeborenen können nur Geräte benutzt werden, die Hubvolumina ab 10 ml und Beatmungsfrequenzen bis zu 60 Atemzüge pro Minute hinreichend genau analysieren können. Ebenfalls muß die Nullpunkteichung unabhängig vom Inspirationsgasgemisch erfolgen, damit bei einer möglichen Rückatmung nicht falsch niedrige Konzentrationen gemessen werden. In Verbindung mit Spülgassystemen, wie z. B. dem Kuhn- oder dem Jackson-Rees-System, besteht immer die Gefahr, daß bei den niedrigen Atemstromstärken von Früh- und Neugeborenen und den relativ hohen Frischgasflows in den Spülgassystemen falsch niedrige Werte als Folge einer Mischanalyse aus Exspirationsluft und Frischgas angezeigt werden. Deshalb sollte bei Verwendung von Spülgassystemen keine endexspiratorische CO_2-Messung erfolgen.

In Verbindung mit Ventilsystemen halten wir diese Überwachungsmethode jedoch für äußerst wertvoll, um gerade bei Früh- und Neugeborenen eine Normoventilation sicherstellen zu können. Eine wichtige Voraussetzung von Patientenseite ist dabei jedoch ein normales Ventilations-Perfusions-Verhältnis in der Lunge. Nur so sind die endexspiratorischen PCO_2-Werte und die arteriellen PCO_2-Werte identisch. Dies soll am Beispiel einer Messung bei einem Neugeborenen mit Ösophagusatresie verdeutlicht werden. In Rücken- und Seitenlage ist zwischen den arteriellen und endexspiratorischen PCO_2-Werten eine gute Übereinstimmung festzustellen. Bei Präparation der Fistel mit Kompression der Lunge findet sich jedoch eine große Differenz. Die Gefahr bei falscher Interpretation liegt dabei vor allen Dingen darin, daß die endexspiratorischen Werte niedriger liegen als die entsprechenden Meßwerte im Blut.

Bei Beachtung der oben genannten Voraussetzungen ist diese Methode jedoch nicht nur zur Sicherstellung der Normoventilation geeignet, sie kann ebenfalls rasch Hinweise auf eine Dekonnektion, eine Tubusdislokation, eine Luftembolie, eine Kreislaufinsuffizienz oder eine beginnende maligne Hyperthermie geben.

Die Messung des Exspirationsvolumens ist eine Größe, die auch bei Früh- und Neugeborenen zur Überwachung der Ventilation herangezogen werden könnte. Im Augenblick muß man jedoch feststellen, daß für die niedrigen Atemhubvolumina bisher technisch keine praktikable Lösung zur Verfügung steht.

Die Pulsoxymetrie erfaßt kontinuierlich und nicht invasiv die O_2-Sättigung des Hämoglobins und eignet sich daher als Überwachungsmethode für die Sauerstoffzufuhr. Durch technische Neuentwicklungen stehen jetzt Geräte zur Verfügung, die nach unserer Meinung auch für die Routineanwendung bei jungen Säuglingen geeignet sind. Damit ist dieses Verfahren eine echte Bereicherung im Rahmen der Ventilationsüberwachung geworden. Man muß jedoch dabei stets bedenken, daß sowohl Änderungen in der Hämoglobinzusammensetzung, im pH und in der Temperatur Einfluß auf den Verlauf der Sauerstoffdissoziationskurve nehmen. Hinzu kommt noch, daß im kritischen Bereich, dort wo die O_2-Dissoziationskurve steil verläuft, sich große Veränderungen in der arteriellen Sauerstoffspannung lediglich in relativ kleinen Schwankungen in der Sauerstoffsättigung ausdrücken. Ebenfalls muß beachtet werden, daß bei den zur Verfügung stehenden Geräten das Met- und das CO-Hämoglobin in die Messung miteingehen.

Die transkutanen Bestimmungen von PO_2 und PCO_2 sind im Gegensatz zur Verwendung auf den Intensivstationen im Operationssaal kaum einsetzbar. Hochfrequenzstörungen, Interferenzen mit Lachgas und Halothan, Fehlmessungen durch regionale Durchblutungsvariationen bei Vasokonstriktion, zeitaufwendige Kalibriermethoden etc. sind nur einige der Gründe, warum die Anwendung dieser Methoden im Operationssaal immer wieder auf Probleme stoßen.

Im Gegensatz dazu hat die intraoperative Blutgasanalyse gerade bei Früh- und Neugeborenen einen großen Stellenwert. Sowohl Hypoxämien als auch Hyperoxämien müssen verhindert werden, die retrolentale Fibroplasie ist als typische Komplikation einer unkontrolliert hohen Sauerstoffzufuhr in den Altersstufen unterhalb der 45. Gestationswoche gefürchtet. Um eine Unter- aber auch eine Überversorgung mit Sauerstoff sicher erkennen zu können, bleibt bei diesen Kindern daher nur die Bestimmung des PO_2 im arteriellen Blut, weil die kapillären Werte zu stark streuen. Es bleibt jedoch als Nachteil anzuführen, daß es sich bei der Blutgasanalyse immer nur um eine punktuelle und damit diskontinuierliche Überwachungsmethode handeln kann. Inwieweit hier die Pulsoximetrie die O_2-Überwachung ergänzen wird, muß noch weiteren Untersuchungen vorbehalten bleiben.

Standardmaßnahmen zur Herz- und Kreislaufüberwachung

Bei den Standardmaßnahmen zur Herz- und Kreislaufüberwachung bei Früh- und Neugeborenen stehen an erster Stelle wiederum die orientierenden klinischen Überwachungsmethoden. Hierzu zählen die Überprüfung des Kapillarpulses und die orientierende Beurteilung der peripheren Pulse, wie z. B. des Radialispulses. Bei den apparativen Überwachungsmethoden ist an erster Stelle das präkordiale Stethoskop zu nennen. Hiermit läßt sich sowohl die Herzfrequenz, der Herzrhythmus und über die Lautstärke der Herztöne groborientierend auch der Blutdruck beurteilen.

Danach folgt an zweiter Stelle die unblutige Messung des Blutdrucks. Für Früh- und Neugeborene stehen heute sowohl Ultraschall-Doppler- als auch oszillometrische Verfahren zur Verfügung, die für klinische Belange, vor allen Dingen als vergleichende Messung zum Ausgangswert, hinreichend genaue Werte liefern. Die Manschettenbreite sollte dabei etwa zwei Drittel der Oberarmlänge betragen, zu achten ist auch auf die richtige Plazierung der Manschette, um bei längerdauernden Eingriffen Nervenschäden zu vermeiden.

Eine exakte Bestimmung auch kleiner Blutverluste zählt ebenso zu den Standardmethoden wie die genaue Überwachung der Volumenzufuhr.

Zusatzmaßnahmen zur Herz- und Kreislaufüberwachung

Die Zusatzmaßnahmen für die Herz- und Kreislaufüberwachung beginnen nach unserer Meinung mit dem Einsatz einer kontinuierlichen EKG-Ableitung. Hiermit läßt sich zum einen die Herzfrequenz überwachen, zum zweiten werden frühzeitig Rhythmusstörungen erfaßt. Man sollte sich jedoch immer darüber im klaren sein, daß hierdurch nicht der Kreislauf, sondern nur die elektrische Herzaktivität überwacht werden kann.

Eine kontinuierliche, intraarterielle Blutdruckmessung ist gerade bei Früh- und Neugeborenen in vielen Fällen, vor allen Dingen bei längerdauernden, mit kreislaufrelevanten Blutverlusten einhergehenden Eingriffen eine echte Hilfe. Zusätzlich können dabei problematische Beatmungssituationen, z. B. bei intrathorakalen Eingriffen, durch wiederholte arterielle Blutgasanalysen besser gesteuert werden. Technische Probleme mit nachfolgenden Komplikationen setzen in diesen Altersstufen jedoch immer wieder Grenzen, die nicht in allen Fällen gemeistert werden können. Als Zugänge für Kanülen der Stärke Gauge 20, 22, evtl. auch 24 eigenen sich die Arteria radialis, die Arteria brachialis, denkbar sind auch die Arteria dorsalis pedis, die Arteria tibialis posterior und die Arteria femoralis. In den ersten Lebenstagen kommt alternativ auch der Nabelarterienkatheter in Frage. Als weiteres invasives Verfahren für Eingriffe mit großen Volumenverschiebungen oder bei längerdauernden Eingriffen beim kardial gefährdeten Früh- und Neugeborenen ist der zentralvenöse Katheter im Rahmen des Zusatzmonitorings zu diskutieren. Auch hierbei handelt es sich um ein invasives Verfahren, das gerade in diesen Altersstufen technisch schwierig sein kann. Zugangswege sind die Vena jugularis interna, die Vena jugularis externa oder die Vena subclavia. In Ausnahmefällen kommt auch die Vena femoralis in Frage. Wie bei der kontinuierlichen arteriellen Drucküberwachung sollte wegen einer Reihe von Komplikationsmöglichkeiten auch hierfür die Indikation streng gestellt werden.

Standardüberwachung des Wasser- und Elektrolythaushaltes und der Nierenfunktion

Bei der Überwachung des Wasser- und Elektrolythaushaltes und der Nierenfunktion gehört als Standardmethode die Kontrolle der Zufuhr an die erste Stelle. Für eine altersgemäße Wasser- und Elektrolytapplikation stehen Perfusoren oder Infusionspumpen zur Verfügung, die eine genaue Dosierung gewährleisten. Gerade bei Früh- und Neugeborenen ist bei den kleinen Infusionsmengen eine exakte Kontrolle unerläßlich, um Fehlinfusionen zu vermeiden. Graduierte Mikrotropfsysteme, in denen die stündliche Flüssigkeitsmenge abgefüllt wird, können ebenfalls verwendet werden. Drosselklemmen sind in diesen Altersstufen zu ungenau und daher weniger geeignet.

Zusatzmaßnahmen zur Überwachung des Wasser- und Elektrolythaushaltes und der Nierenfunktion

Als erste Zusatzmaßnahme, deren Indikation jedoch streng gestellt werden sollte, muß der Blasenkatheter und die Bestimmung der Stundenurinmenge genannt werden. Diese Methode zur Überwachung der Nierenfunktion wird vor allen Dingen bei längerdauernden Eingriffen mit erheblichen Wasser- und Elektrolytverlusten, wie z. B. bei der Operation einer großen Omphalozele, einer Gastroschisis oder bei ausgedehnten Operationen im Rahmen einer nekrotisierenden Enterokolitis zum Einsatz kommen.

In solchen Fällen sollte dann auch intraoperativ die Konzentration der Elektrolyte, d. h. von Natrium, Kalium und Kalzium im Blut, Plasma oder Serum erfolgen, um Entgleisungen frühzeitig erkennen und korrigieren zu können.

Standardüberwachung des Stoffwechsels

Früh- und Neugeborene, vor allen Dingen jedoch Mangelgeborene, haben relativ geringe Glykogenreserven. Bei gleichzeitig bestehender Hypothermie ist der Glykogenabbau deutlich gesteigert, so daß sich in diesen Altersgruppen rasch Hypoglykämien entwickeln können. Weil diese jedoch klinisch intraoperativ nicht zu erkennen sind, gehört die einstündliche Blutzuckerkontrolle zu den Standardmaßnahmen intraoperativ. Werte unter 40 mg% sind therapiebedürftig, bei Werten unter 30 mg% spricht man von einer Hypoglykämie.

Standardüberwachung der Temperatur

Ebenso zählt die kontinuierliche Kontrolle der Körpertemperatur zur Standardüberwachung, wobei die rektale oder ösophageale Messung als Routineverfahren angesehen werden. Alternativ kommt noch die Messung der Hauttemperatur in Frage. Hypothermie, Hypoglykämie, ein erhöhter O_2-Bedarf mit der Gefahr einer Hypoxie und Azidose hängen eng zusammen. Hier entsteht rasch ein Circulus vitiosus, der über eine Druckerhöhung im kleinen Kreislauf zum gefürchteten Rückfall in die fetale Zirkulation führen kann. Deshalb ist die Normothermie in diesen Altersstufen eine vitale Funktion, Hypothermien müssen frühzeitig erkannt und soweit wie möglich durch entsprechende Gegenmaßnahmen verhindert werden. Auf der anderen Seite ist ein Temperaturanstieg von 1 °C innerhalb von 30 Minuten ein möglicher Indikator für eine beginnende maligne Hyperthermie. Die Temperaturkontrolle ist auch aus diesem Grund als Standardverfahren im Rahmen der Überwachung anzusehen.

Faßt man Standard- und Zusatzmaßnahmen im Rahmen der intraoperativen Überwachung von Früh- und Neugeborenen zusammen, so zeigt sich, daß der Überwachungsaufwand durch Standard- und Zusatzmaßnahmen sehr umfangreich werden kann. Da jedoch auch die Anzahl der Risikofaktoren nicht gering ist und zudem Komplikationen zu lebenslangen bleibenden Schäden führen können, halten wir diesen Aufwand durchaus für vertretbar und auch gerechtfertigt. Daher sollten auch diese Risikokinder nur in solchen Krankenhäusern versorgt werden, in denen diese Voraussetzungen erfüllt werden können.

Die intraoperative Beatmung
des Früh- und Neugeborenen

M. Semsroth und M. Baum

Jeder chirurgische Eingriff bei einem Früh- oder Neugeborenen beinhaltet ein hohes Risiko in sich. Für das Gelingen der meist dringlichen Operation spielt die Sicherstellung des Gasaustausches mit dem Ziel, allen Zellen jederzeit ausreichend arterialisiertes Blut bereitzustellen und anfallendes Kohlendioxyd zu eliminieren, eine wesentliche Rolle.

Wie auch beim Erwachsenen ist eine Reihe ineinander verzahnt ablaufender pulmonaler und kardiovaskulärer Prozesse nötig, die alle aufs Feinste *abgestimmt* funktionieren müssen. Grundsätzlich laufen diese Prozesse beim Früh- und Neugeborenen wie beim Erwachsenen ab, doch gibt es einige besondere *physiologische bzw. pathophysiologische Aspekte,* die relevant für die Beatmung von Kindern dieser Altersgruppe sind [2].

Physiologische bzw. pathophysiologische Aspekte

Das gesunde Neugeborene benötigt eine etwa doppelt so hohe Gasaustauschrate pro Kilogramm Körpergewicht wie der Erwachsene. Da die *Alveolaroberfläche* mit etwa 1 m²/kg aber der beim Erwachsenen gleicht, ist die Gasaustauschleistung pro Alveolaroberfläche letztlich doppelt so hoch. Dem hohen metabolischen Bedarf zufolge muß wiederum das O_2- bzw. CO_2-transportierende Medium Blut durch eine entsprechend hohe *Herzauswurfleistung* in die Gewebe gepumpt werden.

Die kardiovaskuläre Leistungsreserve des Neugeborenen ist in der postnatalen Adaptationsphase noch weitgehend limitiert. Da das Schlagvolumen durch den „untrainierten" linken Ventrikel und den relativ muskelstarken und eher steifen rechten Ventrikel kaum gesteigert werden kann, wird das erforderliche Herzminutenvolumen nahezu ausschließlich durch hohe Frequenzen geregelt [4].

Auch das *respiratorische System* ist beim Neugeborenen in seiner Funktionsfähigkeit limitiert. Die *alveoläre Ventilation* liegt dreimal höher als beim Erwachsenen. Zudem summiert sich durch hohe Atemfrequenzen eine hohe *Totraumventilation*. Die größten altersabhängigen Differenzen zeigen sich aber bei den *lungenmechanischen Parametern*. Die *Compliance* des Neugeborenen ist etwa 100mal niedriger als beim Erwachsenen [6]. Die Begründung liegt teilweise darin, daß das Verhältnis der lufthaltigen Räume zum Lungengewebe niedrig ist. Vor allem ist aber die Anzahl der elastischen Fasern in den terminalen Alveolen noch gering. *Strömungswiderstände* in den noch engen Atemwegen sind dagegen um gut eine Zehnerpotenz höher.

Alle erwähnten physiologischen Gegebenheiten können noch deutlicher akzentuiert sein, wenn ein Früh- oder Neugeborenes, in der Regel wegen Mißbildungen, akut operiert werden muß.

Folgen für die künstliche Beatmung

Die Folgen, die sich aus den angegebenen *funktionellen* und *mechanischen Voraussetzungen* für die Beatmung ergeben, lassen sich anhand eines *Atemzyklus* aufzeigen, dessen Muster durch verschiedene Variable und deren Verflechtungen beschrieben werden (Tabelle 1).

Betrachtet man einen Atemzyklus anhand von Zeit und Druck, so ergeben sich folgende *Elemente,* die bei der Beatmung beeinflußt werden können: Inflationszeit, inspiratorische Plateauzeit, Exhalationszeit und exspiratorische Pausenzeit (Abb. 1).

Die Zeitachse definiert die *Zyklusdauer* und damit die *Beatmungsfrequenz* und das Verhältnis von In- und Exspirationszeit (I:E). Die Differenz zwischen in- und endexspiratorischem Druck ist für die Verschiebung des *Tidalvolumens* verantwortlich. Beider Produkt ergibt das Atemminutenvolumen, das die *Ventilation* und somit die CO_2-Elimination bestimmt.

Tabelle 1

Variable, die das Beatmungsmuster beschreiben
- Dauer des Gasflow
- Tidalvolumen
- Druck (um V_T zu erzeugen)

Verflechtung der Variablen
- Volumen/Druck = Compliance
- Flow/Druck   = Resistance
- Volumen   = Flow × Zeit

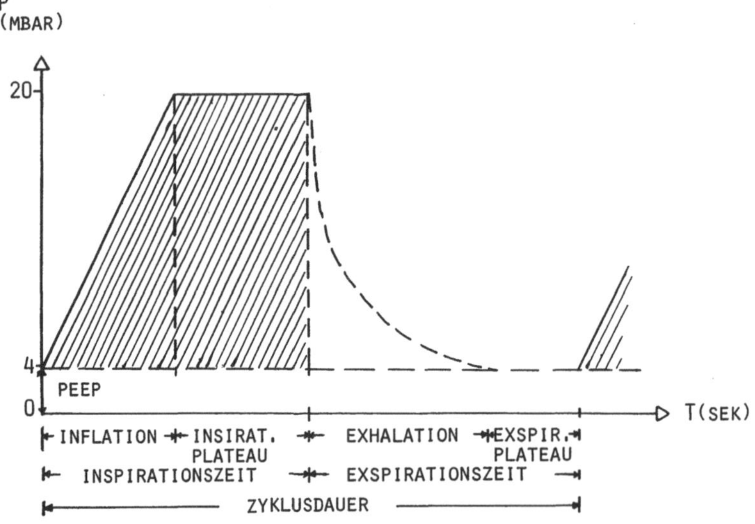

Abb. 1. Schematisch dargestellte Elemente eines Atemzyklus, bei dem der Atemwegsdruck gegen die Zeit aufgetragen wurde (Druck-Zeit-Diagramm). (Nach [5])

Aus der über einen Atemzyklus gemittelten Flächengröße unter der Atemdruck-kurve resultiert dagegen der *mittlere Alveolärdruck* ($\bar{P}_{alv}$), der die für die *Diffusion* wirksamen Gasaustauschoberflächen und damit die *Oxygenation* bestimmt. Dabei ist die O_2-Diffusion aus der Alveole etwa zwanzigmal langsamer als die Diffusion von CO_2 in die Alveole; erstere ist somit in der Regel limitierender Faktor.

Um nun einen Atemzyklus *effektiv* zu gestalten, muß also der Respirator *erstens* dafür sorgen, daß das *Tidalvolumen*, das zum Gasaustausch nötig ist, ausreichend abgegeben wird. *Zweitens* muß seine Beatmungsfunktion so sein, daß die Lungenoberfläche für den Sauerstofftransfer groß genug ist, indem das Beatmungsmuster dem narkosebedingten Verlust der funktionellen Residualkapazität (FRC) entgegenwirkt. Dabei sollten möglichst keine Interferenzen mit der Perfusion der Lungen und ihrem Lymphstrom entstehen. Vor allem aber sollten keinesfalls Schäden an den Lungenstrukturen durch Barotraumen entstehen.

Das *Atemminutenvolumen* eines Neugeborenen wird *erstens* bedingt von seinem metabolischen Bedarf und *zweitens* von der *Effektivität des ventilatorischen Gesamtsystems Respirator – Kind*. Aufgrund der vielschichtigen Unbekannten (Leckverluste, kompressible Gasverluste, Tubenwiderstände) kann auch das Atemminutenvolumen bzw. das erforderliche Tidalvolumen letztlich immer nur *abgeschätzt* werden. Bei „großer" Thoraxexkursion ist beim Neugeborenen mit einem zugeführten Tidalvolumen von etwa 20 ml/kg zu rechnen.

Je niedriger die Atemfrequenz ist, um so höher ist die Effektivität des Tidalvolumens, da die Totraumventilation entsprechend niedrig ist. Aber je höher das Tidalvolumen ist, desto höher ist auch der resultierende inspiratorische Atemwegsdruck. Umgekehrt resultiert aus einer Verminderung des Druckgradienten ein niedrigeres Tidalvolumen und der Anteil der Totraumventilation nimmt entsprechend zu.

Da Barotraumen in der Prioritätenliste der zu vermeidenden Schäden und Gefahren durch die Beatmung besonders beim Früh- und Neugeborenen ganz oben anstehen, muß auf hohe Alveolardrücke möglichst verzichtet und gegebenenfalls eine ineffektivere Ventilation mit höheren Frequenzen und höherer Totraumventilation akzeptiert werden [3]. Dies gilt besonders für Kinder mit schlechter Lungencompliance. Bei einem Tidalvolumen von 20 ml müßte beispielsweise bei einer Compliance von nur 0,5 ml/cm H_2O mit einem Alveolardruck von 40 cm H_2O gerechnet werden. Die Beziehung zwischen abgegebenem Tidalvolumen und resultierendem Druck ist nicht über alle Bereiche linear. Die Compliance der Lunge ist eine dynamische Größe, die sich u.a. in Abhängigkeit von der Lage der Lunge auf dem Druckvolumendiagramm ändert. Eine vorgedehnte Lunge hat eine bessere Compliance, so daß bei gleichem Druck ein größeres Tidalvolumen resultiert. Dagegen wird das Tidalvolumen kleiner, wenn

Abb. 2. Statisches Druck-Volumen-Diagramm von Neugeborenen. Die schematisch eingezeichneten ausgeatmeten Tidalvolumina (V_{T-1} und V_{T-2}) zeigen den Effekt einer Lungenüberdehnung mit Verschlechterung der Compliance durch gesteigerten endexspiratorischen Druck von 7,5 auf 15,0 cm H_2O

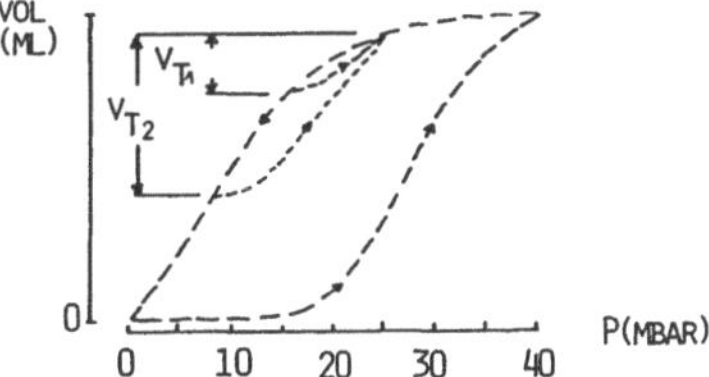

eine Überdehnung zu einer Verschlechterung der Compliance bei gleichem Beatmungsdruck führt (Abb. 2).

Während das Tidalvolumen eine Funktion der Compliance und der Druckdifferenz ist, wird die *Diffusion der Gase* vom mittleren alveolären Druck bestimmt, der sich aus der Fläche und der Atemwegsdruckkurve ergibt. Bei einem zeitgesteuerten druckbegrenzten Respirator ergibt sich eine variable Periode der Plateauphase auf dem vorgewählten Niveau (PIP). Dieser „infaltion hold" hat maßgeblichen Einfluß auf die Fläche unter der Beatmungsdruckkurve und damit auf den mittleren alveolären Druck ($\bar{P}_{alv}$), der für den O_2-Gasaustausch wesentlich ist. Bei einer Inspirationszeit von 0,7 s sollte die Plateauphase aber nicht über 0,4 s liegen. Unter einigen Bedingungen kann sie die Verteilung des intrapulmonalen Gases verbessern. Zu berücksichtigen ist aber immer, daß sie einerseits Zeit für die *Exspiration* kostet (air trapping) und andererseits, daß die Plateauphase, wie jeder andere Parameter, der den mittleren alveolären Druck erhöht, mit der Zirkulation interferieren kann. Diese Kreislaufwirkung tritt glücklicherweise aber um so weniger in Erscheinung, je schlechter die Lungenmechanik ist. Die Ursache für die relative „Resistenz" der Neugeborenenlungen gegenüber hohen mittleren alveolären Drücken liegt darin, daß diesen hohen Drücken durch die ebenfalls hohen Retraktionskräfte pathologisch veränderter Alveolen entgegengewirkt wird. Somit ist das alveoläre Volumen limitiert und dadurch sind die Kapillaren im Vergleich zum älteren Kind vor einer Kompression verhältnismäßig mehr geschützt.

Neben dem Plateauniveau hat auch der *PEEP* einen wesentlichen Einfluß auf den mittleren Atemwegsdruck. Je höher der PEEP ist, desto höher liegt die Atemwegsdruckkurve und damit der mittlere alveoläre Druck ($\bar{P}_{alv}$). Aber je höher $\bar{P}_{alv}$ desto höher ist auch das Risiko für ein Barotrauma. Da nicht jeder PEEP zu einem entsprechenden PaO_2-Anstieg führt, kann seine Auswirkung auf die Blutgase nur durch Kontrolle überprüft werden. PEEP beeinflußt aber nicht nur die *Oxygenation* des Blutes, sondern auch die *Ventilation*. PEEP kann den funktionellen Totraum der Lungen erhöhen, was bei höheren Frequenzen zu einer deutlichen Reduktion der alveolären Ventilation führen kann. Zusätzlich wird PEEP bei einem zeitgesteuerten druckbegrenzten Respirator bei unverändertem PIP-Niveau die Druckdifferenz ΔP um den eingestellten PEEP-Wert verringern. Diese dann verminderte Druckdifferenz fällt bei hohen PIP-Werten kaum ins Gewicht. Bei niedrigen PIP-Werten kann die Ventilation aber merklich vermindert werden.

Die Wirkung des PEEP auf den Kreislauf hängt bei Neugeborenen neben den kardialen Füllungsdrücken sehr von der Thoraxcompliance und dem Zustand des Abdomens ab. Durch die meist gute Dehnbarkeit des Thorax wird der transmurale Druck durch üblich verwendete PEEP-Werte kaum beeinflußt. Sehr hohe PEEP-Werte können dagegen die Perfusion der Lungenkapillaren durchaus beeinträchtigen, so daß es zu einer Umverteilung des Blutes in weniger ventilierte Gebiete kommt, letztlich mit dem unerwünschten Nettoergebnis eines gesteigerten Shuntvolumens und verschlechterten Blutgasen.

Es erhebt sich die Frage, wann und warum es zu einer Überdehnung der Lungen und damit zur Verschlechterung der Lungencompliance mit vermindertem Tidalvolumen kommen kann. Während der Narkose kann sich die funktionelle Residualkapazität (FRC) vermindern. Da das *„closing volume"*, bei dem die ersten terminalen Atemwege sich zu verschließen beginnen, beim Neugeborenen schon physiologisch im Bereich oder knapp unterhalb der FRC liegt, kann bei nur geringer FRC-Verminderung

Tabelle 2. Simultan gemessene Atemwegsdrücke

AF	Respirator [mmHg]	Mundnah [mmHg]	Tubusspitze [mmHg]
20	30/5	29/5	21/4
30	30/5	29/5	21/4
40	30/5	29/6	21/6
60	30/5	29/7	21/9

ein Teil der zu exhalierenden Luft eingeschlossen werden, obwohl die Ausatmung noch nicht beendet ist [2]. Es kommt zum sogenannten „air trapping". Ähnlich ist das Resultat, wenn die *Exhalationszeit,* also die Zeit, die die Lungen brauchen, um ein Tidalvolumen gänzlich wieder abzugeben, unterschritten wird und somit der folgende Atemzug sozusagen vorzeitig aufgesetzt wird. Dies kann dann eintreten, wenn die *Exspirationszeit,* die am Respirator eingestellt wird, kürzer als die nicht beeinflußbare *Exhalationszeit* ist, die von der Lungenmechanik bzw. von der Zeitkonstanten der individuellen Lunge (Produkt aus Compliance und Resistance, multipliziert mit dem Faktor 5) und von den Ausatemwiderständen des Respirators determiniert wird. Es kommt zum „*inadvertant PEEP*". Auch hier führt die verbleibende Luft zum „air trapping" mit *Überblähung der Alveolen.* Die FRC und der mittlere und endexspiratorische Atemwegsdruck steigen unter diesen Bedingungen an. Natürlich ist dieser Anstieg der FRC und des Alveolardruckes bzw. des PEEP nicht unendlich. Sie steigen nur solange an, bis sich ein neues Gleichgewicht eingestellt hat. Da nun der nächste Atemzug von einer höheren FRC aus gestartet wird und somit von einem höheren Druckniveau, wird das Tidalvolumen entsprechend kleiner, zumal sich die Compliance bei zunehmender Dehnung mehr und mehr verschlechtert. Mundnah gemessen wird dieser „inadvertant PEEP" kaum sichtbar. Mißt man die Beatmungsdrücke dagegen weiter zentral, also an der Tubusspitze, so wird dieser PEEP bei guter Katheterlage jedoch meßbar und damit kontrollierbar (Tabelle 2). Bei höheren Atemfrequenzen ist somit auch bei normaler Lungenmechanik besonders dann an einen „inadvertant PEEP" zu denken, wenn sich die Ventilation verschlechtert (Δ P wird kleiner). Aber auch durch intraoperative Veränderungen der Widerstände, z.B. durch Verlegen der Tube, kann ein unvorhersehbarer „inadvertant PEEP" zu einer dramatischen Beeinträchtigung der Ventilation oder letztlich sogar zum Barotrauma führen.

Richtlinien für die intraoperative Beatmung von Neugeborenen

Ein Beatmungsgerät für Neugeborene muß vom Anästhesisten sehr differenziert in engem funktionellen Zusammenhang mit dem Kind bzw. mit seiner kardiopulmonalen Funktion gesehen und somit als funktionelle Einheit beurteilt werden. Wie beide Teile sich gegenseitig beeinflussen (Kopplungsgrad beider Systeme [1]), determiniert, wie gut die Lungen schließlich beatmet werden. Durch die erheblich ungünstigere Lungenmechanik des Früh- und Neugeborenen müssen an Respiratoren für diese Kinder auch andere Anforderungen als an Geräte zur Beatmung von Erwachsenen gestellt werden. Deswegen ist es auch nicht ausreichend, einen Respirator, der für die Beatmung Erwachsener konzipiert wurde, lediglich durch Umrüstung (z.B. auf kleineres Schlauchsystem, Beatmungsbalg, Befeuchter) so zu modulieren, daß er zu einem leistungsfähigen Gerät wird, das an die Charakteristika einer Neugeborenenbeatmung tatsächlich angepaßt ist.

Aufgrund der Erkenntnis, daß eine optimale Einstellung von Respiratoren in hohem Maß von der *Mechanik und Funktion der individuellen Lungen* abhängt, kann vom heutigen Stand des Wissens auch keine *allgemein gültige Regel* für die Beatmung von Neugeborenen gegeben werden.

Für das Verständnis der Respiratorfunktion, aber auch aus didaktischen Gründen hat es sich bewährt, das Beatmungsgerät immer in gleicher Reihenfolge einzustellen:

1. Parameter der Steuerung, die die aktiven Phasen der In- und Exspiration beenden;
2. Begrenzung der Freiheitsgrade;
3. Gaszusammensetzung;
4. Monitoring.

Wurde das Kind bereits vor der Operation beatmet, so richten wir uns bei der Ersteinstellung des Respirators für die Narkosebeatmung selbstverständlich nach den Angaben des Neonatologen.

Zur Steuerung: Da die meisten Narkoserespiratoren für Kinder zeitgesteuert sind und dies somit ein einheitliches Merkmal ist, steht es in der Reihung der einzustellenden Variablen an erster Stelle. Die Inspirationszeit für Neugeborene wird in der Regel zunächst mit 0,7 ± 0,2 Sekunden festgelegt. Die Exspirationszeit kann entweder direkt eingestellt werden oder ergibt sich anhand der Frequenz und des I:E-Verhältnisses. Bei festem I:E-Verhältnis ergeben sich diese Zeiten aus der Beatmungsfrequenz. Nur selten ist eine kürzere Inspirationszeit (maximal bis auf 0,2 s) indiziert. Dies kann dann gegeben sein, wenn die Zeitkonstanten der Lungen niedrig sind (z.B. bei niedriger Compliance und gleichzeitig niedriger Resistance) und/oder wenn es ein Ziel der Beatmungstherapie ist, den pH-Wert durch Hyperventilation anzuheben (z.B. bei pulmonaler Hypertension). Längere Inspirationszeiten können bei Verteilungsstörungen zu einer größeren Gasaustauschfläche führen. Hohe exspiratorische Widerstände erfordern dagegen längere Zeiten für ausreichende Exhalationen.

Zur Begrenzung: Beim druckbegrenzten Respirator sollte der inspiratorische Beatmungsdruck zunächst mit 20 mbar limitiert werden. Bei diesem Druck können die Thoraxexkursionen beobachtet und die Lungen auskultiert werden. Ist das optische bzw. auskultatorische Ergebnis nicht zufriedenstellend, wird die Begrenzung unverzüglich noch vor der ersten Blutgasanalyse korrigiert. Die Plateaudauer ergibt sich als Teil der Inspirationsphase aus der Anstiegssteilheit der Atemdruckkurve. Das Tidalvolumen wird bei der Grundeinstellung mit 15 ml/kg festgelegt. Bei einigen volumenbegrenzten Respiratoren wird es über Atemminutenvolumen und Frequenz eingestellt. Beim zeitgesteuerten volumenbegrenzten Respirator kann das Tidalvolumen nur über den eingestellten konstanten Flow (Flow-Zerhacker) und die Inspirationszeit eingestellt und abgeschätzt werden. Beispiel: Flow 6 1/min = 100 ml/s; Inspirationszeit 0,7 s; *eingestelltes* Tidalvolumen 100 ml/s · 0,7 s = 70 ml. Da aber ein eingestelltes Tidalvolumen von *keinem* Respirator direkt in die Lungen abgegeben werden kann, sondern über gasführende, druckabhängige Behälter und Leitungen gepumpt werden muß, ist zu bedenken, daß ein Teil des eingestellten bzw. resultierenden Volumens als kompressibles Gas nicht zum Patienten gelangt. In der Sprache der Technik könnte man diesen Volumenverlust mit einem parallelgeschalteten Kondensator vergleichen [1]. Je schlechter die Lungencompliance des Kindes wird und je größer die innere Compliance des Respiratorsystems ist (0,3–3 ml/cm H_2O), desto größer wird die Diskrepanz zwischen eingestelltem und tatsächlich abgegebenem Tidalvolumen [7]. In einer Gleichung ausgedrückt lauten diese Zusammenhänge:

$$\frac{V_T\text{-Patient}}{V_T\text{-Respirator}} = \frac{1}{1 + \dfrac{C\text{-Respirator}}{C\text{-Lungen}}}$$

(V_T = Tidalvolumen, C = Compliance)

Da aus diesen Gründen eine Volumenkonstanz ohnehin in den seltensten Fällen realisierbar ist und darüber hinaus Gasverluste (z. B. Tubenleck) mit dieser Beatmungsform nicht kompensiert werden, verwendet man im allgemeinen zeitgesteuerte druckbegrenzte Respiratoren. Undichtigkeiten im System werden bei dieser Beatmungsform kompensiert.

Zur Gaszusammensetzung: Die inspiratorische O_2-Fraktion (F_IO_2) wird zwischen 0,3 und 0,5 begonnen und mit Lachgas bzw. Luft entsprechend diluiert. Unmittelbar vor der Intubation wird die F_IO_2 zur Präoxygenierung grundsätzlich *für eine Minute* auf 1,0 gesteigert, um die FRC als wesentlichen O_2-Speicher in der Apnoephase maximal anzureichern.

Zum Monitoring: Die erste und schnellste Kontrolle der primären Respiratoreinstellung geschieht unmittelbar nach Konnektion durch visuelle Kontrolle der Thoraxexkursion, Auskultation der Lungen und Inspektion der Hautfarbe.

Als obligates Monitoring müssen *tubusnah gemessene Beatmungsdrücke* und die kontinuierliche Bestimmung der *F_IO_2* angesehen werden. Fakultativ kann es hilfreich sein, die endtidale CO_2-Konzentration zu erfassen, obwohl diese Größe keine absolute Gewähr für ausreichende Ventilation bietet und somit die arterielle Blutgasanalyse auch keinesfalls hinfällig werden läßt.

Der Traum jedes Anästhesisten, bei einem Neugeborenen *Atemzugsvolumina* praktikabel messen zu können, ist bis heute nicht in Erfüllung gegangen. Anzumerken ist, daß ein zeitgesteuerter druckbegrenzter Respirator diesen Traum nie erfüllen kann, so daß wir möglicherweise in Zukunft bei der Beatmung Neugeborener wieder zum zeitgesteuerten volumenbegrenzten Respirator zurückkehren werden. Zusätzlich sei hier angemerkt, daß dies nur dann sein kann, wenn das Problem einer adäquaten Befeuchtung bei dieser Kategorie von Respiratoren tatsächlich gelöst worden ist.

Wenn dann die erste arterielle *Blutgasanalyse* vorliegt und Korrekturen an der Respiratoreinstellung vorgenommen werden müssen, sollte nach dem Prinzip vorgegangen werden, daß immer nur *eine* Änderung zur Zeit sein darf und diese *maximal 10% vom Istwert* zu betragen hat. Dabei muß beachtet werden, daß anhand von *Prioritäten* die *Ventilation* einmal vom Tidalvolumen bestimmt wird und zum anderen von der Frequenz, die *Oxygenation* dagegen von der F_IO_2 bzw. vom mittleren Alveolardruck. Da der mittlere Alveolardruck von der Fläche unterhalb der Atemwegsdruckkurve determiniert wird, hängt er auch von der Steilheit und dem erreichten Druckniveau der

Inspirationsphase, von der Exhalation und vom PEEP ab. Somit ergeben sich auch verschiedene Möglichkeiten, Korrekturen vorzunehmen. Bei Änderung der F_IO_2 ist zu berücksichtigen, daß diese (in Prozent) zu einer Änderung des alveolären Sauerstoffdruckes führt, der mit $\pm 7,1$ multipliziert werden muß (unter Annahme einer konstanten alveolo-arteriellen O_2-Differenz, $AaDO_2$). An einem Beispiel sei dies aufgezeigt: Der PaO_2-Wert sei 130 mm Hg, die F_IO_2 0,7. Bei dem Ziel, den arteriellen Sauerstoffdruck auf 95 mm Hg zu vermindern, müßte die F_IO_2 um 0,05 gesenkt werden $(0,05 \cdot 100 \cdot 7,1 = 35,5$ mm Hg$)$.

Neben einer den Charakteristika des individuellen Neugeborenen angepaßten Respiratoreinstellung, die recht zeitkonsumierend sein kann und laufend kontrolliert werden muß, können wir schließlich noch einiges beitragen, um die *Effektivität eines Respirators* für Früh- und Neugeborene möglichst optimal zu gestalten. Wir müssen darauf achten, daß das kompressible Volumen minimal ist. Neben kleinlumigen steifen und kurzen Atemschläuchen können wir dafür sorgen, daß der Befeuchter korrekt angefüllt ist. Bei sehr niedriger Compliance der Lungen kann auch einmal der Verzicht auf einen Befeuchtertopf notwendig werden. Um das Beatmungsgas aber dennoch anfeuchten zu können, sollte dann eine „künstliche Nase" vor den Tubuskonnektor interponiert werden. Zusätzlich kann die Effektivität eines Respirators für Neugeborene aber auch dann verbessert werden, wenn die Ausatemwiderstände möglichst niedrig sind. Deswegen muß sorgfältig darauf geachtet werden, daß das Kondensationswasser sich nicht im Exspirationsschenkel staut und Wasserfallen korrekt plaziert sind.

Zum Schluß sei die Bemerkung erlaubt, daß trotz aller pathophysiologischer Erkenntnisse und technischer Anpassungen bei der intraoperativen Beatmungstherapie ein weites, oft noch viel zu unsicheres Feld auf diesem relativ jungen Gebiet der Anästhesie zu bestellen bleibt. Deswegen muß es unser Ziel sein, tiefere Einblicke in die funktionell eng verzahnten Zusammenhänge zu bekommen. Nur dann können wir Früh- und Neugeborene rationell und noch sicherer über den operativen Eingriff führen und somit unseren Beitrag als haltbares Glied in der therapeutischen Kette für diese Kinder leisten.

Literatur

1. Baum M, Frankenberger H, Schwanbom E, Steinbereithner K (1984) Technische Aspekte der künstlichen Beatmung. In: Steinbereithner K, Bergmann H (Hrsg) Intensivstation, -pflege, -therapie. Thieme, Stuttgart New York S 267
2. Crone R K (1983) The respiratory system. In: Gregory G A (ed): Pediatric anesthesia. Churchill Livingstone, p 35
3. Epstein R A, Hyman A J (1980) Ventilatory requirements of critically ill neonates. Anesthesiology 53:379
4. Prince Watson S, Watson D C (1982) Anatomy, physiology, and hemodynamics of congenital heart disease. In: Ream A K, Fogdall R P (eds) Acute cardiovascular management – anesthesia and intersive care. J B Lippincott Comp, Philadelphia, p 571
5. Reynolds E O R (1974) Methods of mechanical ventilation for hyaline membrane disease. Proc R Soc Med 67:248
6. Simbruner G, Coradello H, Lubec G, Pollak A, Salzer H (1982) Respiratory compliance of newborns after birth and its prognostic value for the course and outcome of respiratory disease. Respiration 43:414
7. Simbruner G, Popow C, Baum M, Gregory G A (1983) Neonatal respirators. Clinics in Perinatology 10:205

Respiratortherapie beim Früh- und Neugeborenen

J. Wawersik

Die Indikation zur künstlichen Beatmung Früh- und Neugeborener sowie die flankierende Allgemeintherapie in diesen Fällen gehören inzwischen überwiegend in den Kompetenzbereich der Neonatologie. Aus der Sicht der allgemeinen Intensivtherapie seien an dieser Stelle lediglich die grundlegenden apparativ-technischen Gesichtspunkte erörtert. Zur intermittierenden positiven Druckbeatmung und deren Modifikationen, wie CPAP, IMV oder SIMV, stehen zahlreiche Beatmungsgeräte zur Verfügung. Soweit ersichtlich, sind

1. Servo-Ventilator 900;
2. Babylog-Respirator;
3. Bourns-Ventilator;
4. Stephan-Respirator

besonders verbreitet. Diese Respiratoren verfügen über die verschiedensten Regler zur Einstellung des Ventilationsvolumens (Tabelle 1).

Nur der Servo-Ventilator gestattet es, neben der Frequenz auch das Atemminutenvolumen unmittelbar einzustellen. Zusätzlich sind an diesem Respirator die Inspirationsdauer und dadurch der Atemzeitquotient sowie eine Pausendauer regulierbar, womit ein inspiratorisches Druckplateau erzeugt werden kann.

Tabelle 1. Die Regler zur Einstellung des Ventilationsvolumens an verschiedenen Beatmungsgeräten

Gerät	Regler
Servo-Ventilator	Atemminutenvolumen [Flow/min]
	Frequenz
	[Inspirationsdauer]
	[Pausendauer]
Stephan	Atemminutenvolumen [Flow/min]
	Frequenz
	[I:E]
Bourns	Flow/min
	Frequenz
	[Druckbegrenzung]
	[I:E]
Babylog	$t_i + t_e$ [Frequenz]
	Flow/min
	[Druckbegrenzung]

Beim Stephan-Respirator sind das Atemminutenvolumen über die Flußgeschwindigkeit/min, darüber hinaus die Atemfrequenz und der Atemzeitquotient regulierbar.

Auch beim Bourns-Ventilator werden die Flußgeschwindigkeit/min, die Atemfrequenz und der Atemzeitquotient geregelt. Beim Babylog muß die Atemfrequenz mittels Inspirationszeit und Exspirationszeit eingestellt werden. Außerdem wird auch hier das Atemminutenvolumen von der Flußgeschwindigkeit/min bestimmt.

Bourns und Babylog bieten darüber hinaus eine sogenannte inspiratorische Druckbegrenzung an.

Die Erfahrung hat gezeigt, daß zwischen der Zuflußgeschwindigkeit, dem sogenannten Flow/min, und dem effektiven Ventilationsvolumen große Differenzen bestehen. Auch wird die Funktion der Druckbegrenzung vielfach mißverstanden. In einer Betriebsanleitung findet sich wörtlich die Feststellung: „Der Inspirations-Beatmungsdruck ist stufenlos zwischen 10 und 60 mbar einstellbar, mit Druckplateau."

Dies verleitet zu dem Mißverständnis, der Beatmungsdruck könnte unabhängig vom Ventilationsvolumen reguliert werden. Es wird darzulegen sein, daß diese Schlußfolgerung falsch wäre.

Außerdem besteht bei allen zeitgesteuerten Stromgeneratoren das Problem, wie man für ein bestimmtes Atemminutenvolumen die notwendige Flußgeschwindigkeit findet.

Welche Ventilation die Einstellungen an den genannten Beatmungsgeräten jeweils bewirken, sei an charakteristischen Pneumotachogrammen demonstriert (Abb. 2–8). Zuvor sei es gestattet, in aller Kürze die Voraussetzungen aufzuzeigen, von denen das Ventilationsvolumen abhängt.

Letzten Endes bestimmt die Menge der Kohlensäure, die eliminiert werden soll, die Größe des Ventilationsvolumens. Diese Menge beträgt bei Früh- und Neugeborenen 10 bis 30 ml/min. Daraus ergibt sich zwingend die alveolare Ventilation. Gemäß

$$\dot{V}_A = \frac{\dot{V}_{CO_2}}{P_{aCO_2}} \cdot \frac{310}{273} \cdot 760 = \frac{\dot{V}_{CO_2} \cdot 863}{P_{aCO_2}}$$

mit $\dot{V}_{CO_2} = 10{-}30$ ml/min

und $P_{CO_2} = 35$ mmHg

ist $\dot{V}_A = 247 - 740$ ml/min

Für eine bestimmte alveolare Ventilation ist das Beatmungsvolumen/min dann nur vom funktionellen Totraum abhängig, nicht dagegen vom Ventilationsmuster. Das Atemminutenvolumen ist also unabhängig vom Verhältnis zwischen Atemfrequenz und Atemhubvolumen, denn die alveolare Ventilation ergibt sich aus der Differenz von Atemminutenvolumen und Totraumventilation

$$\dot{V}_A = \dot{V}_{min} - f \cdot V_D$$

oder

$$\dot{V}_A = f \cdot (V_T - V_D)$$

die wiederum vom Verhältnis zwischen dem funktionellen Totraum und dem Hubvolumen bestimmt wird. Es ist nämlich

$$\frac{V_D}{V_T} = \frac{\dot{V}_{min} - \dot{V}_A}{\dot{V}_{min}} = 0{,}3\text{--}0{,}7$$

Ersichtlich kann man aber VD/VT auch aus dem Atemminutenvolumen und der alveolaren Ventilation berechnen. Bei Früh- und Neugeborenen wurden Werte zwischen 0,3 bis 0,7 gemessen.

Für einen konkreten Einzelfall seien ein arterieller pCO_2-Wert von 35 mmHg und eine Kohlensäureelimination von 25 ml/min vorausgesetzt. Daraus folgt dann

$$\dot{V}_A = \frac{25}{35} \cdot 863 = 616 \text{ ml/min}$$

und bei $\dfrac{V_D}{V_T} = 0{,}3$

$$\text{ist } \dot{V}_{min} = \frac{\dot{V}_A}{1 - \dfrac{V_D}{V_T}} = \frac{616}{0{,}7} = 880 \text{ ml/min}$$

Dieser Ansatz beweist zugleich, daß eine Änderung der Atemfrequenz wohl zur Änderung des Hubvolumens, aber nicht zur Änderung des Atemminutenvolumens führen darf. Dies ist leicht ersichtlich, wenn man oben für $\dot{V}$/min das Produkt Frequenz · Hubvolumen einsetzt.

Bei diesen Berechnungen gibt es unter normalen klinischen Bedingungen zwei unbekannte Größen, nämlich V_{CO_2} und V_D/V_T. Außerdem verändern sich beide Größen im Verlauf einer Respiratortherapie. Deshalb muß jede künstliche Beatmung baldmöglichst duch Blutgasanalysen kontrolliert werden. Einstellungen des Ventilationsvolumens am Respirator aufgrund klinischer Einschätzungen und aufgrund der dargelegten physiologischen Überlegungen sind immer provisorisch.

Andererseits bedarf es für den Augenblick, in dem ein Respirator in Betrieb genommen wird, gewisser Anhaltspunkte. Überwiegend wird unterstellt, daß bei altersentsprechender Atemfrequenz ein Hubvolumen von 10 ml/kg KG angemessen ist.

Für ein Kind von 2,9 kg mit einer Atemfrequenz von 30/min würde sich danach ein Atemminutenvolumen von 870 ml/min ergeben.

Dies entspricht recht gut der Ventilation, die soeben aufgrund von physiologischen Daten berechnet wurde. Man würde aber damit wahrscheinlich nur die Verhältnisse bei einem gesunden Neugeborenen treffen. Solche Kinder werden jedoch in der Regel nicht beatmet. In den Fällen aber, die unter respiratorbedürftigen Störungen der Atemtechnik und des Gaswechsels leiden, befindet man sich unter Umständen weit unterhalb des tatsächlichen Ventilationsbedarfs.

Dies zeigt der Verlauf der Blutgaswerte bei einem Säugling von 2900 g unter Beatmung nach Thorakotomie (Tabelle 2). Bei einem Ventilationsvolumen von 2,3 l/min lag der pCO_2-Wert anfangs um 26 mmHg. Eine Reduktion des Ventilationsvolumens

Tabelle 2. Verlauf der Blutgaswerte bei einem Säugling (2900 g) unter Beatmung nach Thorakotomie wegen TGA

Meßgröße	Uhrzeit am 1. Tag				am 2. Tag		
	14	16	18	20	4	14	20
pH-Wert	7,53	7,36	7,33	7,39	7,44	7,45	7,35
pCO_2-Wert (mmHg)	26,2	40,7	48,5	37,0	32,8	40,9	37,5
Bikarbonat (mval/l)	25,7	22,4	23,3	22,2	23,5	28,1	21,1
pO_2-Wert (mmHg)	39,2	44,8	41,1	39,5	39,1	48,2	48,9
FIO_2-Wert	0,5	0,4	0,4	0,4	0,5	0,5	0,5
Ventilationsvolumen (1/min)	2,3	1,7	1,5	2,5	2,4	3,0	2,9

auf zunächst 1,7, danach 1,5 l/min führte zu einem pCO_2-Wert von 41 mmHg und danach von 48 mmHg. Erst die Steigerung des Ventilationsvolumens auf 2,5 bis 3 l/ min ergab dann im weiteren Verlauf befriedigende pCO_2-Werte.

Unterstellt man, daß in diesem Falle die Kohlensäureelimination 30 ml/min betrug und deshalb eine alveolare Ventilation von 750 ml/min erforderlich war, so hatte dieses Kind zu dieser Zeit eine Totraumfraktion von 0,7. Mit solchen Werten muß man bei ateminsuffizienten Patienten rechnen. Deshalb ist es ratsam, für die Grundeinstellung am Respirator vor der blutgasanalytischen Kontrolle ein Hubvolumen von 20 ml/ kg KG bei einer Frequenz von 30/min anzusetzen.

Nachdem das Atemminutenvolumen zwingend durch die Kohlensäureelimination und den funktionellen Totraum festgelegt ist, kann man den Beatmungsdruck nicht frei wählen. Er ergibt sich nach Einstellung des Ventilationsvolumens aus den elastischen und viskösen Widerständen des Thorax-Lungensystems. Gemäß

$$C = 1\text{-}5\,\frac{cmWS}{ml}\ \text{oder}\ E = 0,2\text{-}1,0\,\frac{ml}{cmWS}$$

$$\text{und}\ R = 60\text{-}80\,\frac{cmWS}{l/min}$$

ist der Beatmungsdruck $P_{resp} = E \cdot V_T + R \cdot \dot{V}$

Eine Druckbegrenzung unter den Wert, der für das verlangte Atemminutenvolumen erforderlich ist, würde das Ventilationsvolumen reduzieren.

Sodann kommt es noch darauf an, die Relation zwischen dem eingestellten Flow/ min und dem effektiven Atemminutenvolumen abzuschätzen. Der Verlauf der Atemstromstärke kann mit guter Annäherung als Sinuskurve aufgefaßt werden (Abb. 1). Wie sich herausstellt, ergibt sich die maximale inspiratorische Strömungsgeschwindig-keit/s dann aus dem Atemminutenvolumen, das mit $\frac{\pi}{60}$ multipliziert wird (Abb. 1).

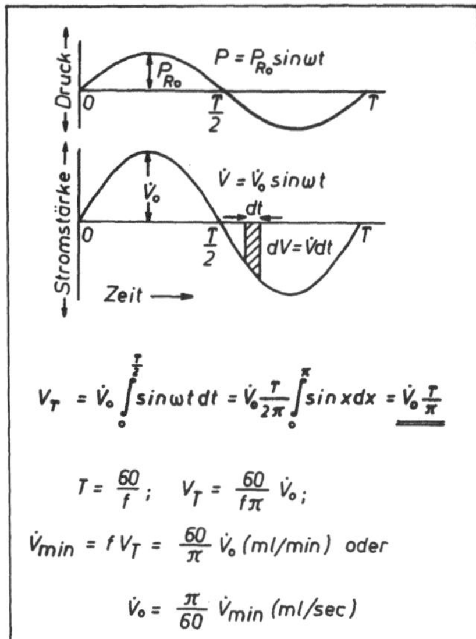

$$V_T = \dot{V}_o \int_0^{\frac{T}{2}} \sin \omega t \, dt = \dot{V}_o \frac{T}{2\pi} \int_0^{\pi} \sin x \, dx = \dot{V}_o \frac{T}{\pi}$$

$$T = \frac{60}{f} \; ; \quad V_T = \frac{60}{f\pi} \dot{V}_o \; ;$$

$$\dot{V}_{min} = f V_T = \frac{60}{\pi} \dot{V}_o \; (ml/min) \; \text{ oder}$$

$$\dot{V}_o = \frac{\pi}{60} \dot{V}_{min} \; (ml/sec)$$

Abb. 1. Die Berechnung des Atemminutenvolumens aus der maximalen inspiratorischen Strömungsgeschwindigkeit am Modell der harmonischen Schwingung

Da der Gaszustrom am Respirator kontinuierlich erfolgt, wird man demnach erwarten, daß der Flow/min etwa das 3fache des Atemminutenvolumen betragen muß.

Wie sich herausstellt, ist dies bei einigen Respiratoren nicht ausreichend.

Um eventuelle Unterschiede zwischen den zuvor genannten Respiratoren aufzuzeigen, wurde ein Kind mit einem Körpergewicht von 2900 g innerhalb von 2 Stunden konsekutiv mit dem Babylog, dem Bourns, dem Stephan und dem Servo-Ventilator beatmet.

Bei der Beatmung mittels Babylog (Abb. 2) waren am Respirator eine Inspirationszeit und eine Exspirationszeit von je einer Sekunde und ein Flow von 14 l/min eingestellt. Das tatsächliche Atemminutenvolumen betrug 1,9 l/min, die Inspirationszeit war 0,66, die Exspirationszeit 0,72 s, die Frequenz lag bei 42/min.

Durch Anhebung des Flow auf 18 l/min (Abb. 2) stieg das Hubvolumen auf 50 ml. Durch Einstellung der Inspirationszeit auf 1,1 s und der Exspirationszeit auf 1,5 s (Abb. 2) fiel die Frequenz auf 33/min ab. Das Hubvolumen betrug danach 60 ml, die Strömungsgeschwindigkeit war dezelerierend, die Ventilation unter diesen Umständen befriedigend.

Durch Einschaltung der Druckbegrenzung (Abb. 3) auf etwa zwei Drittel des Regelbereichs fiel das Hubvolumen um 13% ab, die dezelerierende Form der Strömungsgeschwindigkeit war ausgeprägter.

Beim Bourns-Respirator (Abb. 4) führt die Einstellung eines Flow von 10 l/min bei einer Frequenz von 30/min und einem Atemzeitquotienten von 1 zu einem Atemminutenvolumen von 1,8 l. Der Verlauf der Strömungsgeschwindigkeit ist nur leicht dezelerierend. Eine Veränderung des Atemzeitquotienten zugunsten der Exspirationszeit (Abb. 4) reduziert das Atemminutenvolumen. Auch eine Reduktion der Druckbegrenzung auf etwa ein Drittel des Regelbereichs (Abb.5) reduziert das Atemhubvolumen und damit das Atemminutenvolumen um 40%.

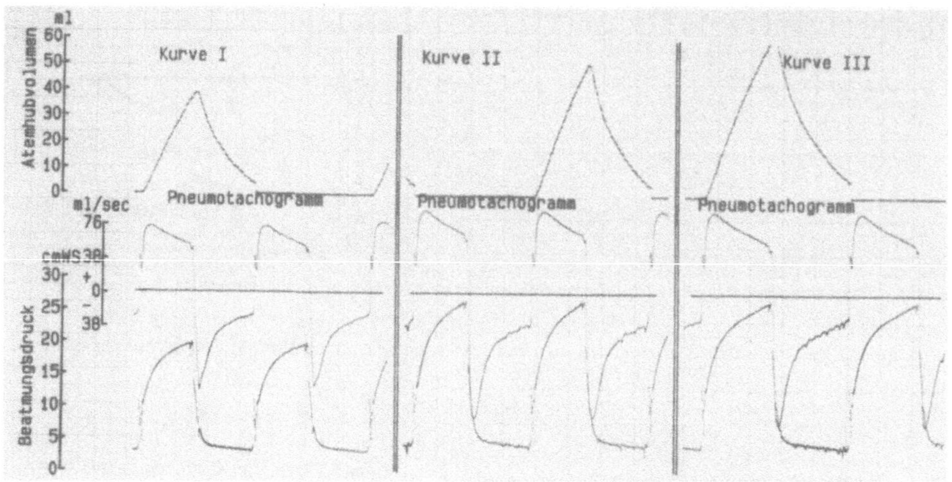

Abb. 2. Atemhubvolumen, Atemstromstärke und Beatmungsdruck bei der Beatmung eines Säuglings von 2900 g mit dem Babylog-Respirator.
Frequenz = 42/min, Hubvolumen = 41 ml, max. Strömung = 75 ml/s.
Atemminutenvolumen = 1,9 l/min, t(insp.) = 0,66 s, t(exsp.) = 0,71 s (Kurve I).
Einstellung am Gerät: t(insp.) = 1 s, t(exsp.) = 1 s, Flow = 14 l/min. Druckbegrenzung = maximal *(Kurve I)*.
Kurve II: Anhebung des Flow auf 18 l/min führt zu einem Hubvolumen von 50 ml.
Kurve III: Einstellung von t(insp.) = 1,1 s und t(exsp.) = 1,5 s am Gerät bewirkt ein Hubvolumen von 60 ml bei einer Frequenz von 33/min

Der Stephan-Respirator (Abb. 6) reproduziert das eingestellte Atemminutenvolumen von 1,5 l/min für das Atemminutenvolumen bei einem Flow von 4 l/min, einem Atemzeitquotienten von 1 und einer Frequenz von 30/min. Frequenz und Atemzeitquotienten weichen gegenüber der Einstellung am Gerät nur geringfügig ab. Eine Reduktion des Grenzdruckes um etwa ein Drittel des Regelbereiches reduziert das Atemminutenvolumen auf 25% (Abb. 6).

Beim Servo-Ventilator (Abb. 7) wurden am Gerät ein Atemminutenvolumen von 1,5 l/min, eine Frequenz von 30/min, eine Inspirationsdauer von 25% und eine Pausendauer von 20% eingestellt. Dieses Volumen wurde exakt reproduziert und die Inspirationszeit von 0,9 s entsprach genau den Einstellungen am Gerät. Jedoch erreichte die maximale inspiratorische Strömungsgeschwindigkeit 140 ml/s.

Veränderungen der Inspirationsdauer auf 33% und der Pausendauer auf 10% (Abb. 7) reduzierten die maximale Strömungsgeschwindigkeit auf 100 ml/s. Bei einer Inspirationsdauer von 50% ohne Pause (Abb. 8) lag die maximale Strömungsgeschwindigkeit um 70 ml/s und verläuft akzelerierend.

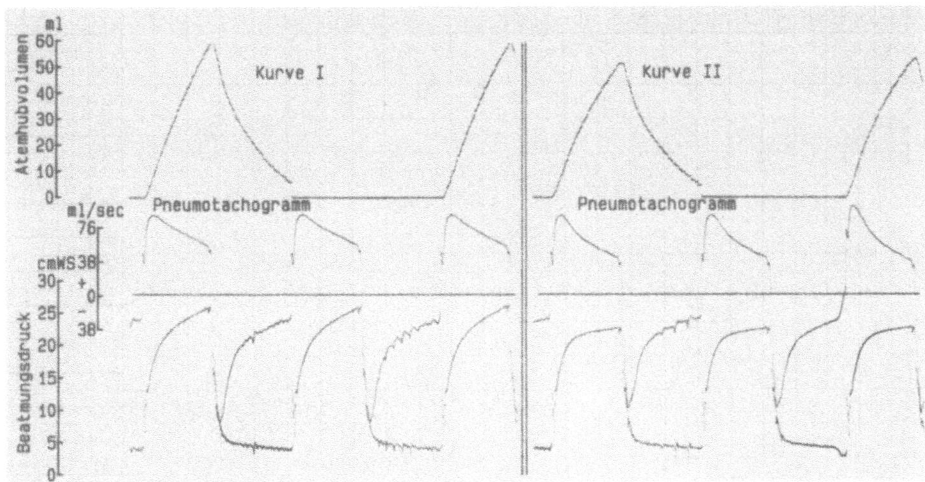

Abb. 3. Atemhubvolumen, Atemstromstärke und Beatmungsdruck wie Abb. 2 mit veränderter Einstellung am Gerät.
Frequenz = 33/min, Hubvolumen = 60 ml, max. Strömung = 79 ml/s.
Atemminutenvolumen = 1,9 l/min, t(insp.) = 0,86 s, t(exsp.) = 1,0 s (Kurve I).
Einstellung am Gerät: t(insp.) = 1,1 s, t(exsp.) = 1,5 s, Flow = 18 l/min. Druckbegrenzung = maximal *(Kurve I)*.
Kurve II: Reduktion der Druckbegrenzung führt zur Reduktion des Hubvolumens auf 52 ml

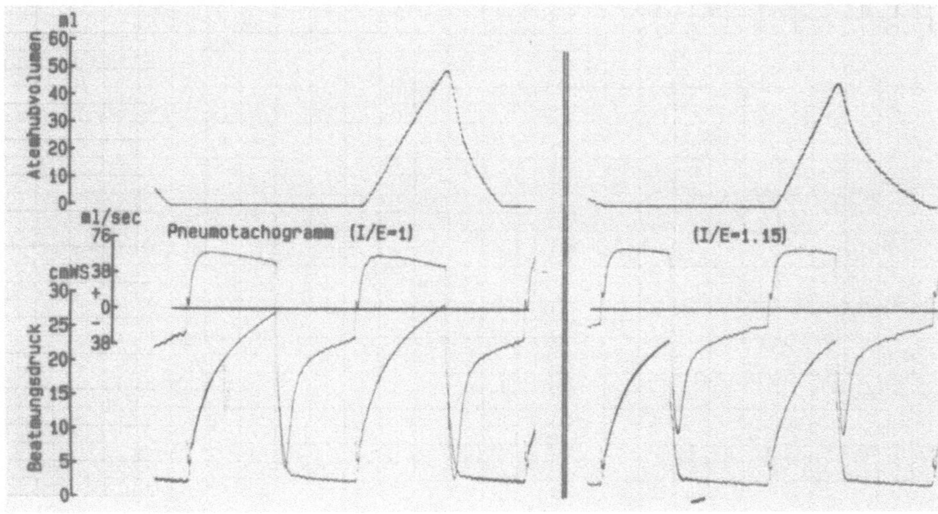

Abb. 4. Atemhubvolumen, Atemstromstärke und Beatmungsdruck bei der Beatmung eines Säuglings von 2900 g mit dem Bourns-Respirator.
Frequenz = 30 min, Hubvolumen = 60 ml, max. Strömung = 58 ml/s.
Grundeinstellung: Fluß = 10 l/min, Frequenz = 30/min, I/E = 1, Press Limit = Max. Veränderung von I/E auf 1,15 reduziert das Atemhubvolumen

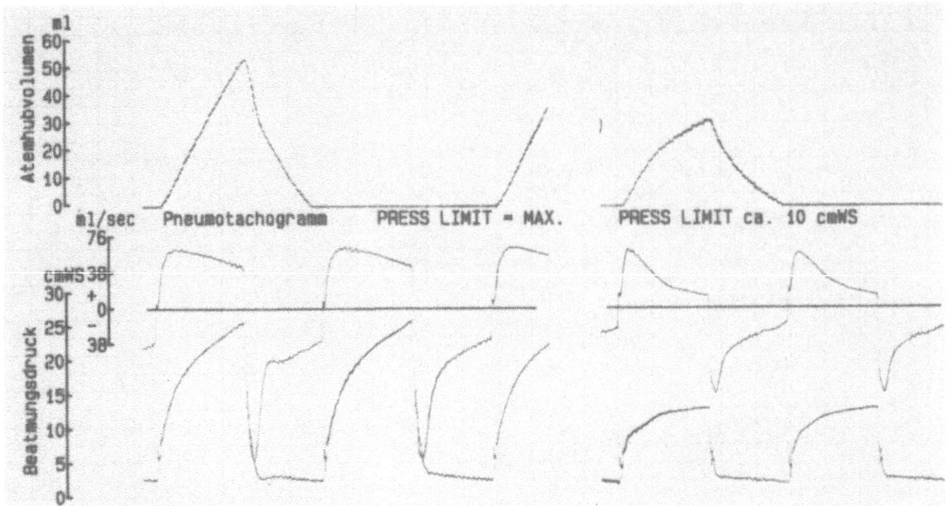

Abb. 5. Atemhubvolumen, Atemstromstärke und Beatmungsdruck wie Abb. 4 mit veränderter Einstellung am Gerät.
Frequenz = 30 min, Hubvolumen = 60 ml, max. Strömung = 58 ml/s.
Grundeinstellung: Fluß = 10 l/min, Frequenz = 30/min, I/E = 1, Press Limit = Max. Veränderung der Druckbegrenzung reduziert das Atemvolumen um 40%

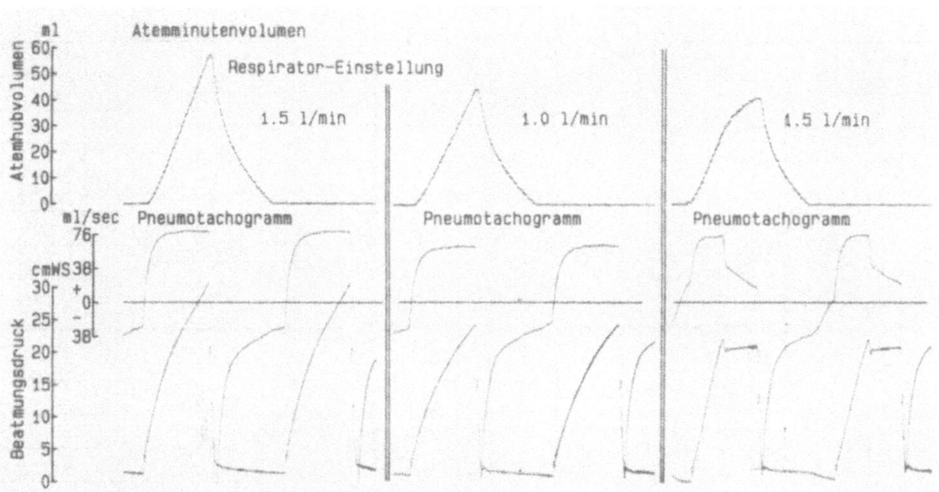

Abb. 6. Atemhubvolumen, Atemstromstärke und Beatmungsdruck bei der Beatmung eines Säuglings von 2900 g mit dem Stephan-Respirator.
Frequenz = 34/min, Hubvolumen = 58 ml, max. Strömung = 79 ml/s.
Atemminutenvolumen = 1,9 l/min, I/E = 1,15.
Grundeinstellung am Gerät: Atemminutenvolumen = 1,5 l/min, I/E = 1, Inspirationsdruck = max.
Reduktion des AMV auf 1 l/min am Gerät bewirkt ein AMV von 1,5 l/min beim Patienten – Ein Grenzdruck von ca. 25 cmWS (Kurve rechts) reduziert das AMV um 25%

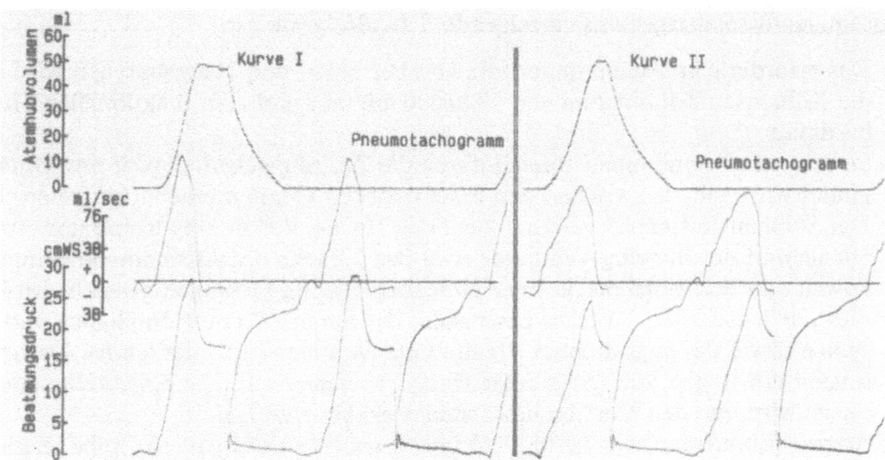

Abb. 7. Atemhubvolumen, Atemstromstärke und Beatmungsdruck bei der Beatmung eines Säuglings von 2900 g mit dem Servo-Ventilator.
Frequenz = 29/min, Hubvolumen = 50 ml, max. Strömung = 140 ml/s.
Atemminutenvolumen = 1,5 l/min, t(insp.) = 0,9 s, t(exsp.) = 1,2 s, I/E = 1,3 (Kurve I).
Einstellung am Gerät: Minutenvolumen = 1,5 l/min, Frequenz = 30/min, Inspirationsdauer = 25%, Pausendauer = 20% *(Kurve I).*
Kurve II: Frequenz = 29/min, t(insp.) = 0,9 s, t(exsp.) = 1,2 s, Hubvolumen = 50 ml.
Atemminutenvolumen = 1,5 l/min, I/E = 1,3, max. Strömung = 100 ml/s.
Einstellung am Gerät: Inspirationsdauer = 33%, Pausendauer = 10%

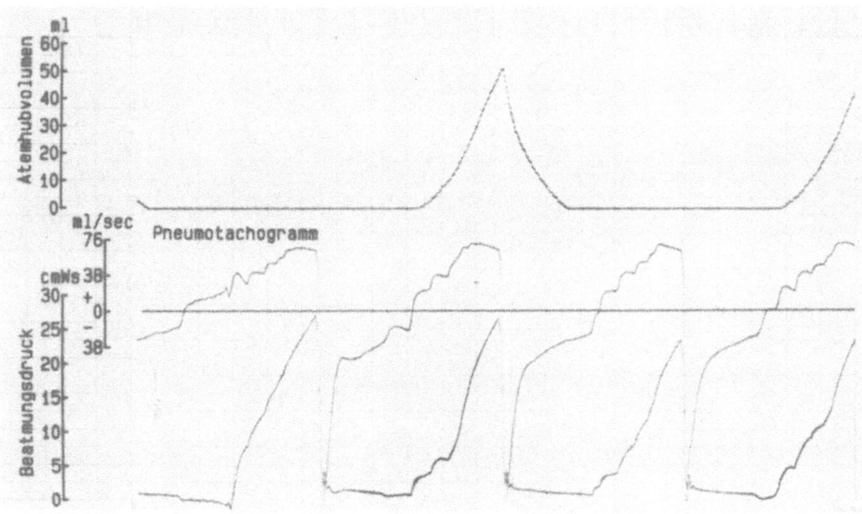

Abb. 8. Atemhubvolumen, Atemstromstärke und Beatmungsdruck wie Abb. 7 mit veränderter Einstellung am Gerät.
Frequenz = 29/min, Hubvolumen = 50 ml, max. Strömung = 72 ml/s.
Atemminutenvolumen = 1,5 l/min, t(insp.) = 1,0 s, t(exsp.) = 1,1 s, I/E = 1,1.
Einstellung am Gerät: Minutenvolumen = 1,5 l/min, Frequenz = 30/min, Inspirationsdauer = 25%, Pausendauer = 0%

Zusammenfassend ergeben sich folgende Schlußfolgerungen:

1. Das erforderliche Atemminutenvolumen bei Früh- und Neugeborenen wird durch die Kohlensäureelimination von 10 bis 30 ml/min und vom funktionellen Totraum bestimmt.
2. Soweit das Atemminutenvolumen durch die Zuflußgeschwindigkeit pro Minute reguliert wird, gibt es zwischen den beschriebenen Geräten erhebliche Unterschiede. Der Stephan-Respirator verlangt etwa das 3fache, der Bourns-Respirator etwa das 5fache und der Babylog-Ventilator etwa das 10fache des Atemminutenvolumen.
3. Soweit von der Möglichkeit einer Druckbegrenzung Gebrauch gemacht wird, darf dies nur jenseits der Druckes geschehen, der aufgrund von Compliance und Resistance sowie des angestrebten Atemminutenvolumens erforderlich ist. Deshalb erscheint ein Regler zur Druckbegrenzung problematisch. Die eingestellte Atemfrequenz wird von den Geräten nicht immer exakt reproduziert.
4. Atemzeitquotienten, die 1,0 bis 1,15 überschreiten, bedingen sehr hohe inspiratorische Strömungsgeschwindigkeiten. Dies könnte Verteilungsstörungen provozieren. Unter diesem Gesichtspunkt wären beim Servo-Ventilator die Einstellung der Inspirationsdauer und der Pausendauer zu bedenken. Günstig erscheinen eine Inspirationsdauer von 25% und eine Pausendauer von 10%.

Infusionstherapie und Volumenzufuhr beim Früh- und Neugeborenen*

G. Trittenwein

Problemstellung

Die Planung und Durchführung einer adäquaten Infusionstherapie sowie des Volumenersatzes beim Früh- und Neugeborenen stellt für den befaßten Anästhesisten häufig eine Quelle therapeutischer Probleme dar. Dies, weil das Früh- und Neugeborene

1. auf Grund seiner speziellen physiologischen Erfordernisse,
2. der speziellen pathologischen Konditionen, und
3. der speziellen perioperativen Erfordernisse

sowohl abweichend von den Bedürfnissen der anderen Altersgruppen als auch von den Erfordernissen der konservativen Neonatologie besonderer therapeutischer Überlegungen bedarf. Während in früheren Jahren der Anästhesist in Anlehnung an die Usancen der Erwachsenenanästhesie eher zu großzügig infundierte, zeigte sich in den letzten Jahren durch kritiklose Übernahme der Behandlungsgrundsätze der konservativ-neonatologischen Intensivmedizin der Trend zur Minimalzufuhr mit ebenso negativen Auswirkungen wie das frühere Fehlverhalten, wie Gregory dies eindrucksvoll beschrieb [1, 2].

Flüßigkeitszufuhr

Die zur Anwendung kommende Zufuhrmenge variiert bei unserem Krankengut aus drei Gründen erheblich:

1. ändert sich der Bedarf an Flüßigkeitszufuhr während der ersten 28 Tage (Neugeburtsperiode) erheblich;
2. benötigen Früh- und Neugeborene unter verschiedenen pathophysiologischen Bedingungen sehr unterschiedliche Zufuhrmengen;
3. unterscheiden sich die Zufuhrmengen für reife bzw. frühgeborene Neugeborene voneinander.

Wie in Abb. 1 zur Darstellung kommt, nimmt der Flüßigkeitsbedarf *während der Neonatalperiode* von etwa 1–2 ml/kg/h während der ersten Lebenstage physiologischerweise auf etwa 5–6 ml/kg/h am Ende der Neugeburtsperiode zu.

---

* Herrn Dr. Paul Vadon in memoriam gewidmet

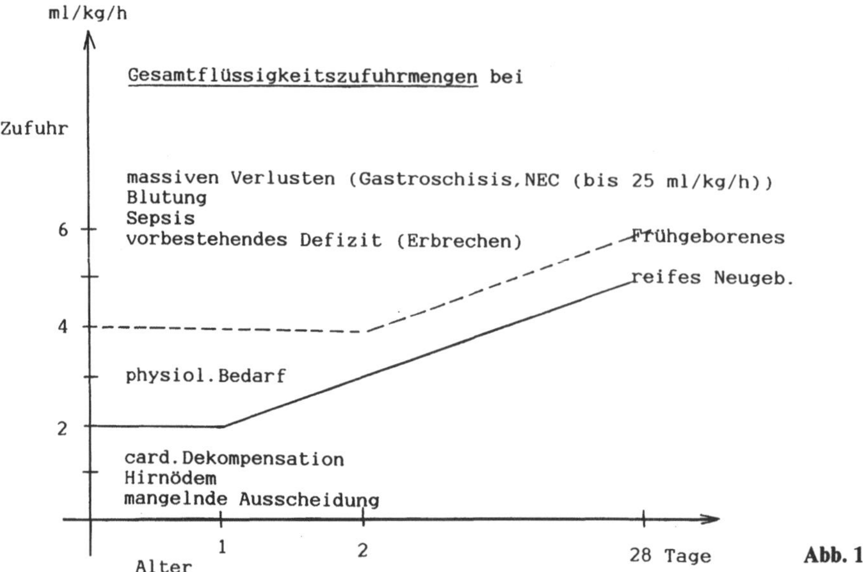

Abb. 1

Frühgeborene, in utero physiologischerweise parenteral ernährt und postpartal verzögert enteral adaptiert, weisen insbesondere in den ersten Lebenstagen einen höheren Bedarf an (zumindest teilweiser parenteraler) Flüßigkeitszufuhr (3–4 ml/kg/h) auf, zeigen andererseits, insbesondere bei Kardiopulmonalen Adaptationsstörungen (Linkdsdekompensation bei offenem ductus arteriosus), eine ausgeprägte Volumsintoleranz auf, welche zu weiteren therapeutischen Maßnahmen zwingen, will man eine minimale Ernährung und Flüßigkeitssubstitution durchführen (Digitalis, Diuretica, Katecholamine, pharmakologischer oder chirurgischer Ductusverschluß).

Damit wird das Problem der *speziellen pathophysiologischen Konditionen* angesprochen, welche die erheblichsten Differenzen in der Volumszufuhr erzwingen: während bei kardialer Dekompensation (Vitien mit Links-Rechts-Shunt wie PDA, VSD und Dekompensation etc.) bzw. Hirnödem (geburtstraumatische intrakranielle Blutungen, postasphyktisches Hirnödem) oder bei renalen Funktionsstörungen eine maximale Zufuhrbeschränkung auf 0,5 bis 1 ml/kg/h notwendig werden kann, erfordern Erkrankungen mit erheblichen enteralen und peritonealen Verlusten, besonders bei zusätzlichen septischen Sequestrationen paravasal vergleichsweise gewaltigen Zufuhrvolumina von z.B. 25 ml/kg/h. Dies gilt natürlich auch für Blutungen z.B. in das Abdomen [3].

Besondere Probleme ergeben sich bei der Operation *septischer Neugeborener,* da hier wie in den älteren Altersgruppen einerseits ein erheblicher transvasaler Verlust insbesondere auch an höhermolekularen Substanzen (Albumin) besteht, andererseits häufig eine kardiale Funktionseinschränkung, nicht selten auch verbunden mit einer Hyperkoagulabilität vorliegt. Diese Kinder sind oft intraoperativ katecholaminabhängig (Dopamin 5–20 mcg/kg/min, ev. zusätzlich Dobutamin 5–15 mcg/kg/min) und benötigen oft erhebliche Flüßigkeitsmengen.

Im Gegensatz zur Situation an der neonatologischen Intensivstation besteht *intraoperativ,* besonders bei Frühgeborenen, infolge der „trockenen" Umgebung ein durchaus ins Gewicht fallender *transepidermaler Wasserverlust* (z. B. bei einem Frühgeborenen mit einem Gestationsalter von 31 Wochen während der ersten 4 Lebenstage etwa 2 ml/kg/h) [4].

Intra- und postoperativ kommt es, in Abhängigkeit vom Operationstrauma, zu einem unterschiedlich großen Flüßigkeitsverlust durch *Sequestration* in den „dritten Raum" des Wundödems, der zusätzlich in Rechnung gestellt werden muß.

Das Nüchterndefizit sollte bei zu operierenden Neugeborenen kein Problem mehr darstellen. Mit Ausnahme von gesunden Neugeborenen (Säuglinge während der ersten 28 Tage) welche z. B. herniotomiert werden, und welche klare Flüßigkeiten bis zu 3 h vor dem Eingriffen p.o. erhalten, sollten Neugeborene unseres Erachtens bis zur Operation infundiert werden. Ein trotzdem vorliegendes Nüchterndefizit wird entsprechend dem physiologischen Erhaltungsbedarf und der Zeit der Nüchternheit substituiert, nicht selten besteht dann aber eine mehr oder weniger ausgeprägte metabolische Azidose sowie eine Hypoglykämie, welche entsprechend ausgeglichen werden müßen. Gesunde Säuglinge erhalten nach kurzer Nüchternheit für die Operation (welche meist eine Dauer von unter 1 Stunde aufweist) 10 ml/kg einer $\frac{1}{4}$ isotonen 5% Glukoselösung.

Über das übliche für die Operation typische Ausmaß hinaus auftretende *zusätzliche Verluste* werden entsprechend ihrer Menge und voraussichtlichen Zusammensetzung substituiert (s. unten).

Die Beurteilung des *präoperativen Hydratationszustandes* erfolgt durch Kontrolle des Allgemeinaspektes, des Unterhautturgors sowie durch Vergleich mit dem Geburtsgewicht sowie durch Beurteilung des Kreislaufes entsprechend den Richtlinien für die Beurteilung der adäquaten Infusionstherapie (s. unten). Die *Kompensation* vorbestehender Defizite erfordert jedoch mindestens 24 Stunden (Expansion des Kreislaufvolumen sowie Ausgleich der Osmolarität), es sei denn, sie sind perakut präoperativ aufgetreten.

Zusammensetzung der Infusionslösung

Wie die Zufuhrvolumina unterliegen auch die notwendigen Zusammensetzungen der Infusionslösungen unterschiedlichen Bedürfnissen. Diese orientieren sich im wesentlichen an vorliegenden Verlusten von Na, Cl und Eiweiß sowie der Notwendigkeit, eine ausreichende Glukosezufuhr zur Vermeidung der besonders beim Frühgeborenen rasch einsetzenden Hypolykämie zu gewährleisten.

Da die Menge an inkorporiertem *Natrium* den Hauptfaktor für die Größe des Extrazellulärvolumen darstellt, erscheint es verständlich, daß gerade der exakten Bilanzierung von Natrium großes Augenmerk geschenkt werden muß. Abbildung 2 zeigt den Natriumgehalt häufig an Verlusten beteiligter Körperflüssigkeiten sowie der Ersatzlösung.

Es zeigt sich dabei, daß, scheinbar paradox, in der Regel je höher die notwendige Zufuhrmenge ist, desto höher der Anteil an natriumreicher (halbisotoner oder isotoner) Lösung sein muß.

Intraoperativ verabreichte *Medikamente* und *Spülungen* der intravasalen Leitungen müßen bezüglich ihres Elektrolytgehaltes (Na bei semisynthetischen Penizillinen, Lösungsmittel von Pharmaka) sowie ihres Volumens berücksichtigt werden.

```
Natriumgehalt von Verlusten und Zufuhrlösungen


     "isoton" = Natriumgehalt von 135 mval/l


Verlust:

     gastrointestinal .....ca 65 mval/l (1/2 isoton)
     paravasale Sequestration
        ("dritter Raum")...ca 135 mval/l(1/1 isoton)
     Erhaltungsbedarf .....ca 35 mval/l (1/4 isoton)


Ersatz: "isoton"= Ringerlösung,o,9% NaCl-Lösung,
              5% Eiweißlösung (Plasma),Blut
        Verdünnung: 10% Glucoselösung
```

Abb. 2

Die Reserve an *Glukose* spendenden Speicherverbindungen (Glykogen) ist besonders beim Frühgeborenen extrem gering, so daß die Hypoglykämie, welche zerebrale, kardiale und weitere metabolische Funktionseinbußen induziert, bei mangelnder Zufuhr rasch eintreten kann. Für den praktischen Gebrauch ist mit dem Wert von 40 mg/dl die untere Grenze des Blutglukosepsiegels beim Neugeborenen zu definieren [5]. Bei Ermittlung niedrigerer Werte sind sofort 2 ml/kg einer 20% Glukoselösung zu injizieren, gefolgt von einer 10% Glukoseinfusion mit Kontrolle der Blutglukose nach 15 bis 20 min.

Es ist verständlich, daß die Glukosekonzentration mit sinkender Gesamtinfusionszufuhrmenge steigen muß, so daß, kontrolliert durch Blutglukosebestimmungen, ausreichend Glukose zur Infusion gelangt. Perioperativ erweist sich beim reifen Neugeborenen häufig eine 5% Glukoselösung als ausreichend, bei Frühgeborenen ist primär jedoch eine 10% Glukoselösung zu verwenden, es sei denn, es liegen ausgeprägte Verwertungsstörungen vor (Hirnblutung).

Bei der Substitution von *Kalium* beim Neugeborenen ist Vorsicht am Platz, da bereits physiologischerweise Serumwerte bis 6,5 mval/l vorliegen können, und bei eingeschränkter renaler Ausscheidung, Hämolyse, Hyperkatabolie und Exsiccose sehr rasch Werte bis zu 8 mval/l erreicht werden.

Ähnliches gilt für die Zufuhr von *Phosphat* bei mit Kuhmilchmischungen vollständig oder teilweise enteral ernährten Neugeborenen, welche Blutspiegel bis zu 8 mval/l aufweisen können.

Abbildung 3 zeigt ein praktikables Schema modifiziert nach Smith et al. [6] für Zufuhrmengen unter verschiedenen pathophysiologischen Konditionen.

Unser praktisches Vorgehen sieht die Infusion von 3 ml/kg/h (= 1 gtt/kg/min) einer halbisotonen Glukose-Ringer-Lösung (=Glukose : Ringer = 1:1) intraoperativ bei Neugeborenen vor, wobei bei Abdominaleingriffen dies verdoppelt wird, zuzüglich zusätzlicher Verluste (welche bei gastrointestinalem Ursprung halbisoton, sonst isoton – Ringer, Plasma oder Blut – ausgeglichen werden).

```
        Intraoperatives Infusionsregime
       modifiziert nach Holliday,Oh,Jahrig und Smith


1.Neugeb.mit Zeichen cardialer
        Dekompensation,Hirnödem      0-2 ml/kg/h

2.Frühgeborene ohne Zeichen
        cardialer Dekompensation     4-6 ml/kg/h

3.reife Neugeborene bei Routine-
        eingriffen                   2-4 ml/kg/h

4.Neugeb. bei massiven enteralen
        Verlusten (NEC)              15-25 ml/kg/h


    + Nüchterndefizit
    + zusätzliche Verluste


Zusammensetzung (bes.Natrium,Glucose,Albumin
                 nach Verlust) s.Text

Blutglucose über 4o mg/dl !
```

Abb. 3

Blutersatz und Eiweißsubstitution

Die Substitution bei *Blutverlusten* ist oft Gegenstand von Diskussionen. Häufig erscheinen diese jedoch von geringer praktischer Bedeutung. Bei Bagatelleingriffen (Herniotomie) wird, treten keine Komplikationen auf, bei sorgfältiger Operationstechnik der Blutverlust durch die intraoperative Infusionstherapie (s. oben), eventuell unter zusätzlicher Gabe von 2–5 ml/kg/h Ringer-Lösung kompensiert werden. Bei allen größeren Eingriffen stellen wir a priori Erythrozytenkonzentrat bereit und versuchen den Blutverlust durch Erythrozytenkonzentrat, wenn nötig, kombiniert mit Plasmaprotein oder Humanalbumin, zu ersetzen. Dieses Vorgehen ermöglicht es, eine durchaus unerwünschte postoperative Anämie (Hgb unter 10 bis 15 g/dl je nach Oxygenierung), insbesondere bei intensivgepflegten Neugeborenen, welche praktisch immer bereits präoperativ anämisch sind, zu vermeiden. Als Einzelmenge verwenden wir 1–5 ml/kg KG, erwärmt und von Hand injiziert, welche, je nach Bedarf (Monitoring, s. unten) wiederholt wird.

Der *Eiweißsubstitution* kommt besondere Bedeutung zu, da ein spezielles pathophysiologisches Problem der neonatalen Phase eng mit dem Serumeiweißspiegel korreliert, nämlich die *Ödemneigung*. So konnte Kero zeigen, daß die an sich im Neugeborenenalter niedrige Serumeiweißkonzentration (5 g/l) in Abhängigkeit vom Gestationsalter absinkt und damit auch der kolloidosmotische Druck [7]. Bland konnte einerseits die spezielle Ödemneigung der Lunge unter Hypoxiebedingungen beim neugeborenen Schaf demonstrieren sowie andererseits die Tatsache, daß durch Anheben des Serumeiweißspiegels diese vermindert werden konnte [8].

Sowohl für den Blutersatz als auch für die Substitution mit Blutprodukten (Humanalbumin, Plasmaprotein sowie fresh frozen plasma) besteht natürlich die Notwendigkeit, ein suffizientes *Hepatitis* und *AIDS* nachweisendes Screening durchzuführen, wie dies bei uns auch vorgenommen wird.

Eiweißreiche Verluste liegen insbesondere bei gastrointestinalen Stenosen, Peritonitis und Sepsis vor, in welchem Falle die Sibstitution mit Plasmaproteinlösung (⅓ bis ½ des Ersatzvolumens) erfolgt.

Parenterale Ernährung

Die Durchführung der über die unmittelbare perioperative Phase hinausgehenden parenteralen Ernährung liegt in aller Regel nicht in der Hand des Anästhesisten. Nichtsdestoweniger seien einige grundsätzliche Überlegungen dazu geäußert.

Wie auch im perioperativen Betrieb unterscheiden sich die Bedürfnisse der konservativen Neonatologie von denen der operativen. Während postoperativ häufig eine Glukoseintoleranz besteht und ein parenteraler Aufbau stufenweise erfolgen muß, ist der Bedarf an parenteraler Substitution von Glukose, Animosäuren und auch Fetten sowie Vitaminen, Spurenelementen bei längerzeitiger ausschließlicher parenteraler Ernährung (short bowel syndrome, enteralen Wegsamkeitshindernissen, NEC etc.) beträchtlich (bis zu Mengen an Glukose von 10 g/kg/die, Aminosäuren 4 g/kg/die, Fett 2 g/kg/die).

Ein gewissenhaftes Monitoring der metabolischen Situation, insbesondere auch im Hinblick auf die Entstehung einer cholestatischen Hepatose ist hier vonnöten.

Als *normaler Tagesbedarf* kann für Natrium 4 mval/kg, für Kalium 2 mval/kg, für Kalzium 2 mval/kg, für Chlorid 4 mval/kg, für Phosphat 2 mval/kg angesehen werden. Die parenterale Substratzufuhr beginnen wir mit 5 g/kg/die Glukose und 1 g/kg/die Aminosäuren.

Bei *marginaler respiratorischer Leistungsfähigkeit* ist in jedem Falle von entscheidender Bedeutung, daß jede Form der parenteralen Ernährung über die Vermeidung der Hypoglykämie hinaus eine Steigerung des Sauerstoffverbrauches und bei überwiegender Ernährung mit Kohlenhydraten zusätzlich der CO_2-Elimination induziert [9]. Eine Verschlechterung der respiratorischen Situation mit Hyperkapnie, Hypoxie und Laktatazidose sind die Folge. Darüber hinaus sind bei beeinträchtigter Metabolisierung oder übermäßiger Zufuhr z.B. Hyperglykämie mit folgender hypernaträmischer Dehydratation und Hyperosmolarität, Hypertriglyzeridämie und Anstieg des Blutammoniak neben der erwähnten Cholestase die häufigsten *metabolischen Probleme.*

Die Zufuhr hyperosmolarer Lösungen erfordert wie in der Erwachsenenmedizin die Applikation eines zentralen Zugangsweges, der allerdings bei Früh- und Neugeborenen (für die parenterale Ernährung) auch vorteilhaft über einen peripheren Zugang mittels *Silastic-Katheter* gelegt werden kann [10].

Intraoperative Überwachung der adäquaten Infusionstherapie

Von mindestens derselben Bedeutung wie die Planung der adäquaten Infusionstherapie erscheint gerade in der Neonatalphase, und hier speziell intraoperativ, die Überwachung derselben.

Abbildung 4 zeigt eine Zusammenstellung der notwendigen Maßnahmen dazu.

Die Erkennung einer inadäquaten Perfusion, häufig infolge einer *Hypovolämie,* welche bei dem geringen Gesamtblutvolumen (ca. 85 ml/kg) häufig unterschätzt wird, gelegentlich jedoch auch einer Hypervolämie, ist eines der Hauptanliegen der intraoperativen Überwachung. Dabei ist von Bedeutung, daß Neugeborene eine verminderte und Frühgeborene häufig *keine Barorezeptorreaktion* unter Narkosebedingungen zeigen [2], d.h. ein Blutdruckabfall z.B. durch eine Hypovolämie keine Erhöhung der Herzfrequenz nach sich zieht und durch alleinige EKG-Überwachung daher nicht er-

```
Intraoperative Überwachung der adaequaten
Infusionstherapie und Volumsubstitution


Voraussetzung:
            Information   über   Physiologie (Normalwerte
                                             Bedürfnisse)
                                 Pathologie d. Erkrankung
                                 geplanten Eingriff und möglichen
                                             intraoperativen Problemen

Überwachung:

            periphere Zirkulation (Rekapillarisationszeit)
            Herztöne
            Harnausscheidung (unmittelbar postpartal
                              mit Vorbehalt)
            Blutdruck
            Basendefizit
            Blutglucose
            Serumelektrolyte (wenn notwendig)
            Hämatokrit (mit Vorbehalt)
```

Abb. 4

kannt werden kann. Die *Blutdruckmessung* nichtinvasiv (Dopplersonographisch oder sphygmometrisch möglichst maschinell) oder invasiv (a. radiallis oder a. tibialis post.) ist daher unbedingt notwendig. Bei Registrierung der blutig gemessenen Druckkurve sind sowohl mittlerer arterieller Druck, als auch Blutdruckamplitude, wie auch die respirationsabhängige Druckschwankung (bei Hypovolämie inspiratorischer Druckabfall über 5 mm Hg [2]) zur Kreislaufbeurteilung verwertbar.

Klinisch ergibt die Überwachung der *Herztöne* (bei low output leiser und undeutlicher), der *peripheren Zirkulation* (bei low output blaß, kühl, marmoriert, Rekapillarisationszeit über 2 s) wichtige Hinweise.

Die Harnausscheidung reflektiert während der ersten Lebenstage mehr den hormonell zu diesem Zeitpunkt physiologischerweise hohen *renovaskulären Gefäßwiderstand* als das adäquate Herzzeitvolumen [11].

Eine gute Beurteilung der adäquaten Perfusion ergibt die Beachtung des *Basendefizits,* sensitiv sowohl bei Hypovolämie als auch bei Hypervolämie mit folgender Dekompensation und resultierendem verminderten Herzzeitvolumen (intraoperativ sonst noch durch Erhöhung des CVP (elektromanometrisch gemessen!) und Verschlechterung der Blutgase und der Beatmungsgrößen erkennbar). Die Behandlung der perfusionsbedingten metabolischen Azidose (low output Syndrom) erfolgt daher auch günstigerweise durch Verbesserung der Perfusion (Volumen, Katecholamine) als primär durch Bikarbonat, bei dessen Applikation nicht selten bei Hypovolämie der Blutdruck zunächst noch weiter abfällt.

Besonders bei Frühgeborenen ist intraoperativ die Kontrolle der *Blutglukose* notwendig, andernfalls unklare neurologische oder kardiale Symptome (als Symptome der Hypoglykämie) in der postoperativen Phase auftreten können.

Bei vergleichsweise großen Infusionsvolumina (über 10 ml/kg/h) wird die kontrollierende Bestimmung der *Serumelektrolyte* häufig notwendig sein.

Der *Hämatokrit* ist während einer Blutung ein schlechter Indikator des Blutungsausmaßes. Erst nach Dilution bei Volumssubstitution (oder durch das extravasale Extrazellulärvolumen) wird der Blutverlust bei Bestimmung des Hämatokrites erkennbar.

Zusammenfassend erfordert die Planung der intraoperativen Infusionstherapie und Volumssubstitution eine zutreffende Beurteilung der physiologischen und pathophysiologischen Bedürfnisse des Patienten. Darüber hinaus ist die genaue Überwachung der Effizienz der geplanten und durchgeführten Infusionstherapie und Volumszufuhr notwendig.

Die intraoperative Infusion und Volumszufuhr erfolgt günstigerweise über Kunststoffverweilkanülen (bei jedem Eingriff, dessen Ausmaß das der Bagatelloperationen übersteigt, über 2 Kanülen).

Die Applikationen eines *Zentralvenenkatheters* für die parenterale Ernährung alleine kann problemlos über einen peripher gelegten Silastic-Katheter erfolgen, zentrale Venendruckmessung und die rasche Applikation großer Volumina erfolgt jedoch günstigerweise über einen zentral gelegten Katheter, dazu wird auf eigene frühere Mitteilungen verwiesen [12].

Literatur

1. Bell EF, Oh W (1983) Water requirement of praemature newborn infants. Acta Paediatr Scand Suppl 305:21–26
2. Gegory GA (1983) Pediatric Anesthesia, Resusciation of the Newborn in: Miller RD (ed) Anesthesia, Vol II. Churchill Livingstone, New York
3. Jahrig K, Margies D (1972) Osmolar clearance of total electrolytes in newborn infants. Biol Neonate 20:94
4. Hammarlund K, Sedin G, Stroemberg B (1983) Transepidermial Water Loss in Newborn Infants. Acta Paediatr Scand Vol 72, Nr 5:721–728
5. Wald MK (1978) Störungen der Adaptation des Stoffwechsels. In: Klaus MH, Fanaroff AA (Hrsg) Das Risikoneugeborene. Fischer, Stuttgart, S 168
6. Smith RM (1980) Anaesthesia for infants and children. Mosby Company, St Louis, p 578
7. Kero P, Korvenranta H, Alamaakala P, Selaenne P, Kiilholma P, Vaelimaeki I (1983) Colloid osmotic pressure of cord blood in relation to neonatal outcome and mode of delivery. Acta Paediatr Scand Suppl 305:88–91
8. Bland RD (1983) Oedema formation in the lungs and its relationship to neonatal respiratory distress. Acta Paediatr Scand Suppl 305:92–99
9. Askanazi J et al. (1980) Respiratory changes induced by the large glucose loads of total parenteral nutrition. JAMA 243:1444–1447
10. Müller WD, Trittenwein G, Stein J, Schober P (1983) Percutanperipherer Hohlvenenkatheterismus bei intensivgepflegten Früh- und Neugeborenen. Anaesthesist 32:545–547
11. Wolgast M, Elinder G, Kaellskog Oe (1983) Dynamics of glomerular ultrafiltration in the neonate kidney. Cta Paediatr Scand Suppl 305:66–69
12. Trittenwein G, Müller WD, Schober P (1984) Zentrale Zugangswege bei Früh- und Neugeborenen. Gynaekol Prax 8:463–467

Überwachung und Behandlung der Infektion beim Neugeborenen

R. Kurz und J. Kainz

Einleitung

Der Grund für eine besonders aufmerksame Überwachung und Früherkennung der Infektionen beim Neugeborenen ist die erhöhte Frequenz schwerer Infektionen und die relativ hohe Mortalität bei septischen Infektionen [9]. Die folgenden Ergebnisse basieren auf Daten und Erfahrungen mit reifen Neugeborenen und Frühgeborenen der kinderchirurgischen Intensivstation der Universitätsklinik für Kinderchirurgie, die eine Patientengruppe mit besonders hohem Infektionsrisiko darstellt, und sie beziehen sich auf Infektionen mit Bakterien und Pilzen. Die Angaben über die Häufigkeit von Infektionen bei Neugeborenen auf üblichen Entbindungsstationen schwanken zwischen 7 und 30% [12]. Die Häufigkeit für generalisierte bakterielle Infektionen wird mit 1 bis 5% [19] angegeben. Bei operierten Neugeborenen auf Intensivstationen treten bei über 70% der Neugeborenen in der perioperativen Krankheitsphase Infektionszeichen auf. Etwa 20–30% davon sind septischer Natur [12].

Infektionsfördernde Faktoren

Es gibt zahlreiche Faktoren, die die Entstehung einer postnatalen Infektion begünstigen [12]:

1. Die Haut und Schleimhäute des Neugeborenen weisen einen höheren Grad an Vulnerabilität auf, wobei durch operative Eingriffe die erste natürliche Schutzbarriere künstlich durchbrochen wird.
2. Eindringende Infektionen treffen auf einen Organismus, der zwar mit den „Werkzeugen" für eine adäquate Immunabwehr ausgestattet ist, aber immunologisch unvorbereitet und unerfahren ist. Abgesehen von den transplazentar übertragenen IgG-Globulinen kann das Neugeborene neue und spezifische Antikörper erst durch den Antigenkontakt aufbauen. Auch der Schutz der Secretory-IgA-Globuline der frischen Muttermilch fällt bei chirurgisch kranken Kindern mangels Still- und Trinkfähigkeit oft weg.
3. Je unreifer das Neugeborene ist, desto schwächer reagieren auch seine zellulären und humoralen Immunmechanismen. Außerdem verursachen verschiedene Streß-Situationen wie Schock, Ileus, große Operationen und die Sepsis selbst zusätzliche Immunsuppressionen [10].

Infektionsquellen sind zuerst der Geburtskanal und später vor allem die pflegenden Hände von Arzt und Schwestern. Die Patienten selbst stellen das beste Keimreservoir dar, von wo aus die Keime weiter verbreitet werden oder über Tubus und Katheter in Körperhöhlen eindringen.

Die wichtigsten Schutzmaßnahmen sind neben standardisierten Methoden der Infektionsverhütung die Früherfassung der Infektionserreger und die Früherkennung der Infektion. Ein wesentlicher Faktor ist die kontinuierliche Verfügbarkeit von Kinderchirurg und Pädiater.

Bakteriologische Überwachung

Es besteht keine Einigkeit darüber, ob eine generelle und kontinuierliche Erfassung der Keimkontamination der Neugeborenen sinnvoll ist, oder ob der Keimnachweis bei Infektionsverdacht ausreichend ist. Allgemein anerkannt wird die Forderung, bei jedem Infektionsverdacht vor Therapiebeginn den Keimnachweis am Infektionsort zu versuchen. Wir sind darüber hinaus überzeugt, daß bei operierten Neugeborenen die konsequente Durchführung von Abstrichkulturen von verschiedenen Körperstellen in regelmäßigen Abständen uns in die Lage versetzt, den Überblick über die aktuelle und oft wechselnde Situation der Keimbesiedelung der Patienten einer Abteilung zu bewahren und im Falle einer Infektion die Antibiotika mit der größten Wirksamkeitswahrscheinlichkeit zu wählen, bevor das Ergebnis der Kultur beim einzelnen Patienten bekannt ist. Zu unserem Standardprogramm gehören Abstriche des Operationsgebietes, der Atemwege, des Nabels, des Magensaftes, des Harns und Stuhls und fallweise von Punktionsmaterial. Bei Sepsisverdacht erfolgt zusätzlich eine Blut- und Liquorkultur. Hohenauer [8] konnte durch prospektive Keimerfassung Infektionsketten erkennen und die therapeutische Strategie danach ausrichten. Dieses Vorgehen scheint uns dadurch begründet, daß die Berichte über Keimspektren von Intensiv- bzw. Neugeborenenabteilungen in Abhängigkeit von Ort und Zeitpunkt sehr unterschiedlich sind [1, 7, 15, 17, 19]. Dies veranschaulicht auch eine eigene Untersuchung. Wir evaluierten alle Keimbefunde eines ganzen Jahres nach verschiedenen Gesichtspunkten (Die bakteriologischen Befunde verdanken wir Frau Dr. B. Sixl-Voigt aus dem Hygiene-Institut der Universität Graz). Die 1852 Befunde bei 144 Kindern der kinderchirurgischen Intensivstation ließen im Jahresprofil erkennen, daß das Keimspektrum zu verschiedenen Zeiten einem starken Wechsel unterlag (Abb. 1). Auch die Fluktuation der Erregerempfindlichkeit im Antibiogramm läßt sich am Beispiel des Pseudomonas nachweisen (Tabelle 1). Besonders deutlich war auch der Unterschied zu einer früher durchgeführten Studie, in der 77% der Pseudomonasstämme gegen das damals verwendete Mexlocillin empfindlich waren [11]; nun zeigte sich nur mehr eine Sensibilität von 37%.

Die Gesamtzahl aller Erreger, die bei den Patienten isoliert werden konnten, zeigte folgende Verteilung (Tabelle 2). Am häufigsten Pseudomonas mit 21% gefolgt von Serratia, Staph. epidermidis, Streptokokkus viridans, Staph. aureus, E. coli, Enterokokken, Neisserien, Klebsiellen und anderen. Auffällig war der häufige Nachweis von Sproßpilzen. Die Reihenfolge änderte sich allerdings bei Berücksichtigung der Keime, die zu Infektionen führten (Tabelle 3). Nun stand Staph. aureus an erster Stelle, gefolgt von Pseudomonas und E. coli und anderen. Die Verteilung deckte sich weitge-

Tabelle 1. Die Empfindlichkeit von Pseudomonas in % ausgedrückt

	Jan.	Febr.	März	April	Mai	Juni	Juli	Aug.	Sept.	Okt.	Nov.	Dez.	Ges.
Mezlocillin[a]	37,0	51,5	31,0	0,0	26,1	20,6	31,8	41,4	63,6	50,0	80,4	11,8	37,1
Azlocillin[a]	83,9	78,4	62,1	30,0	66,7	35,3	75,0	68,8	93,7	77,8	88,5	78,9	69,8
Ticarcillin[a]	94,7	72,7	64,0	22,2	52,4	52,9	55,0	46,4	82,3	70,0	85,1	84,2	65,1
Cefotaxim[a]	66,7	58,1	52,9	33,3	42,1	22,2	5,0	27,3	8,3	0,0	50,0	11,7	31,5
Gentamycin[a]	100	82,1	79,2	90,0	59,1	88,6	50,0	90,9	100	77,8	86,5	33,3	78,1
Tobramycin[a]	100	97,3	89,6	100	72,7	33,3	68,2	96,7	100	77,8	88,2	100	85,3
Amikacin	100	82,7	82,6	100	90,5	36,1	85,7	96,5	100	100	98,1	100	89,3

[a] wurde in dem Beobachtungszeitraum als Therapeutikum bei Pyocyaneusinfektionen eingesetzt

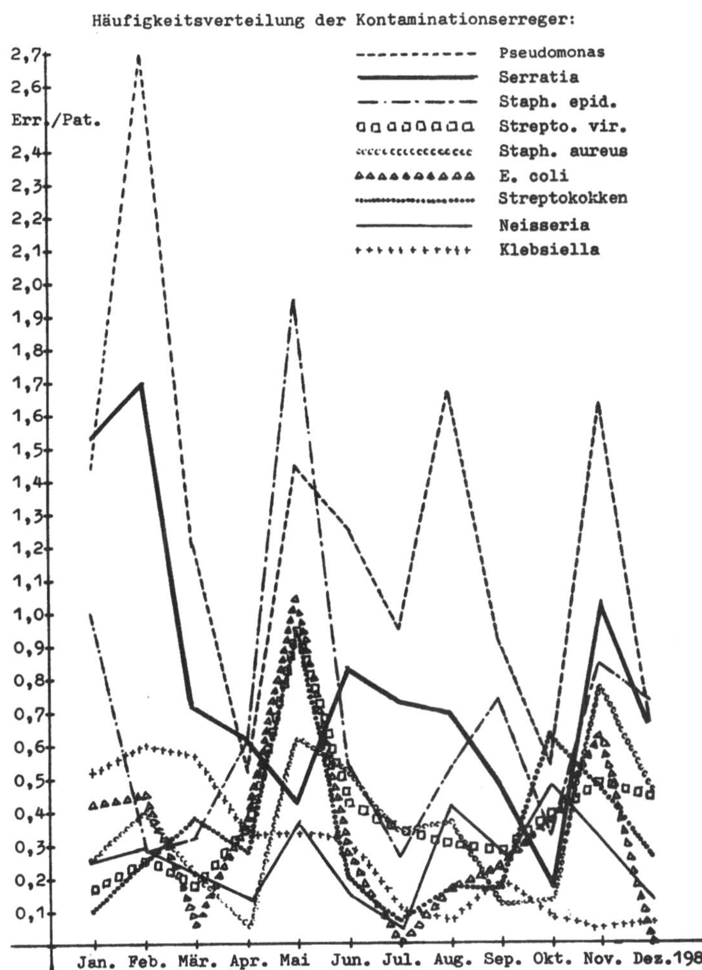

Abb. 1

Tabelle 2. Häufigkeitsverteilung der Kontaminationskeime (n = 1832)

Pseudomonas aerug.	393
Sproßpilze	264
Serratia marc.	255
Staph. epidermidis	216
Strept. viridans	125
Staph. aureus	112
E. coli	101
Enterokokken	96
Neisseria	89
Klebsiella	83
Enterobacter	37
Proteus	32
Mikrokokken	12
β-hämol. Streptokokken	4
Salmonellen	4
Citrobacter	5
Bac. anuitratum	4

Tabelle 3. Häufigkeit der Infektionserreger (n = 95) [Intensivstation der Universitätsklinik für Kinderchirurgie Graz, 1982]

Staph. aureus	14
Pseudomonas	13
E. coli	12
Enterokokken	12
Serratia	10
Klebsiella	9
Sproßpilze	9
Staph. epidermidis	6
Proteus	5
Salmonella	3
Enterobacter	1
Citrobacter	1

hend mit den Angaben von Daschner [5]. Diese Übersicht zeigt den Trend, daß neben der bekannten Bedeutung der E. coli wieder Staph. aureus als Infektionserreger im Vormarsch ist, daß nosokomiale Infektionen mit gramnegativen Keimen eine große Rolle spielen, daß Pilze in zunehmendem Maße ins Kalkül gezogen werden müssen, daß aber die so gefürchteten β-hämolysierenden Streptokokken der Gruppe B bis dahin noch keine Rolle spielten.

Hinsichtlich des Infektionsortes waren die ursächlichen Keime vor allem Staph. aureus bei Septikämie, E. coli bei Harnwegsinfektionen und Peritonitis, Pseudomonas und Serratia bei pulmonalen und Wundinfektionen, und ein sehr weitgestreutes Spektrum bei schweren Enterocolitiden (Tabelle 4).

Tabelle 4. Infektionsarten mit zugehörigen Infektionserregern

	n	%			
Septikämie	29	20,1	Staph. aureus	9	davon Misch-
			Staph. epider.	5	infektionen: 0
			Sproßpilze	4	
			Serratia	3	
			Pseudomonas	2	
			Klebsiella	2	
			keine	4	
				29	
Enterokolitis	24	16,7	E. coli	4	davon Misch-
Nekr. Enterokolitis	14		Enterokokken	4	infektionen: 5
Appendicitis perf.	4		Pseudomonas	4	
Salmonellose	3		Staph. aureus	3	
Enteritis	1		Salmonella	3	
Colitis	1		Klebsiella	3	
Intestin. Abszeß	1		Staph. epiderm.	1	
			Citrobacter	1	
			keine	9	
				32	
Harnwegsinfekt	12	8,3	E. coli	6	davon Misch-
			Proteus	4	infektionen: 5
			Enterokokken	4	
			Klebsiella	3	
			Pseudomonas	1	
			keine	1	
				19	
Pneumonie	11	7,6	Serratia	5	davon Misch-
			Pseudomonas	4	infektionen: 1
			Staph. aureus	1	
			Staph. epiderm.	1	
			keine	1	
				12	
Wundinfektion	6	4,2	Pseudomonas	3	davon Misch-
			Serratia	1	infektionen: 3
			Proteus	1	
			Staph. aureus	1	
			E. coli	1	
			Enterokokken	1	
			keine	1	
				9	
Diverse	17	11,8	Sproßpilze	6	davon Misch-
Soorinfektionen der			E. coli	5	infektionen: 2
Haut u. Schleimhaut	6		Enterokokken	4	
Peritonitis	6		Staph. aureus	1	
Bauchdeckenabszeß	2		Serratia	1	
Cholangitis	1		Klebsiella	1	
Osteomyelitis	1		Enterobacter	1	
Omphalitis	1		keine	1	
				20	
Gesamt	99	68,7			

% = Anzahl in % der Patienten (144 = 100%)

Früherkennung der Infektion

Abgesehen von den sichtbaren Entzündungszeichen lokaler Infektionen sind die Symptome sehr unspezifisch. Statt Fieber besteht häufig Untertemperatur. Wenn immer ein Neugeborenes entweder lethargisch oder hyperirritabel erscheint, wenn eine ungeklärte Tachykardie, marmorierte Haut, Tachy- und Apnoen, Trinkschwäche oder Erbrechen mit einem geblähten Abdomen auftreten, muß an ein septisches Geschehen gedacht werden. Wegen der fehlenden pathognomonischen Zeichen sind objektive Laborparameter von großer Bedeutung [19]. Für uns hat sich der kombinierte Einsatz von Blutbild und C-reaktivem Protein (CRP) bewährt.

Die Leukozyten bzw. die Granulozyten weisen eine hohe Streubreite auf, relativ aussagekräftig ist das Verhältnis von unreifen neutrophilen Granulozyten zu absoluter Gesamtzahl der neutrophilen Granulozyten (I.T.-Ratio). Ein Index über ca. 0,2 ist ein relativ sicherer Infektionshinweis [13]. Bei Sepsis liegt er meistens über 0,5 [4]. Das Akutphasen-Protein CRP ist ebenfalls ein guter früher Infektionsparameter. Eine Konzentration über 1 mg% muß als verdächtig, über 5 mg% als eindeutig pathologisch betrachtet werden [16]. Nach unserer Erfahrung besteht auch eine relativ gute Übereinstimmung zwischen dem einfachen semiquantitativen Latex-Test und den quantitativen Spiegelbestimmungen [20]. Allerdings war das CRP auch bei der Hälfte der operierten Kinder in den ersten zwei postoperativen Tagen ohne Infektionsereignis erhöht [20].

Eine vergleichende Studie über Leukozytenwerte und CRP-Spiegel bei 248 Kindern zeigte, daß im Frühstadium klinisch erkennbarer Infektionen bei ca. 60% Blutbildveränderungen und bei ca. 80% CRP-Erhöhungen nachweisbar waren [20]. Eine Übereinstimmung zwischen infektiösem Differential-Blutbild und erhöhten CRP-Konzentrationen lag nur in 70% vor. Es fand sich jedoch in 95% der Fälle, bei denen sich eine bakterielle Infektion entwickelte, entweder ein erhöhtes CRP oder ein infektiöses Blutbild im Initialstadium [20].

Behandlung

Trotz der erhöhten Infektionsneigung hat sich eine generelle Antibiotikaprophylaxe nicht als wirksam erwiesen. Die Antibiotikatherapie erfolgte erstens, wenn eine massive Kontamination anzunehmen war, z. B. bei Amnioninfektion oder Gastroschisis, und zweitens, wenn klinische Hinweise und Labordaten eine Infektion anzeigten. Es wurde eine Kombinationstherapie angewandt. Entsprechend dem Erregerspektrum und der Resistenzlage begannen wir früher mit Oxacillin plus Mezlocillin plus Sisomycin [11]. Ein Wechsel erfolgte, wenn die Therapie ungenügend wirkte. Entsprechend der heutigen Keimsituation wird als Initialtherapie ein Cephalosporin der neueren Generation plus Gentamycin, in schweren Fällen plus Azlocillin verwendet. Da wir die Anaerobier ungenügend bestimmen können, ist ein entsprechend wirksames Antibiotikum dabei (z. B. Mefoxitin, Moxalactam, o. a.). Die Pharmakokinetik der gewählten Antibiotika im Neugeborenenalter wurde dabei berücksichtigt [14].

In zunehmendem Maße traten Allgemeininfektionen mit Candida auf. Wir haben gute Erfahrung mit der Kombination von Amphotericin-B plus 5-Fluorcytosin gemacht, wogegen Miconazol beim Neugeborenen versagte.

Tabelle 5. Todesfälle operierter Kinder an der Universitätsklinik für Kinderchirurgie Graz, 1977–1982

			0–1 Jahre (Neugeborene)	1–14 Jahre	Gesamt
Stationäre Aufnahmen			4543	19894	24437
Operative Eingriffe			6121 (1032)	18189	24310
Todesfälle	Infektiöse	N	24	3	27
		%	0,5	0,01	0,1
	Gesamt	N	44	9	53
		%	0,9	0,04	0,2

Bei Sepsisverdacht wurde außerdem Gammaglobulin 1 mg/kg iv. verabreicht [18]. In Einzelfällen mit beginnender Verbrauchskoagulopathie wurde eine Austauschtransfusion durchgeführt [2].

Mit diesem Therapiekonzept lag in den letzten Jahren die Mortalität der Neugeborenen der kinderchirurgischen Intensivstation im Durchschnitt bei 10% [12], die Versagerquote bei Infektionen bei 4%. Unter allen 4543 Säuglingen, die in der Zeit von 1977 bis 1982 operiert wurden, betrug die Gesamtmortalität 0,9%, der Anteil der infektiösen Todesfälle 0,5% (Tabelle 5).

Literatur

1. Battisti O, Michison R, Davies PA (1981) Changing blood culture isolates in a referral neonatal intensive care unit. Arch Dis Childh 56:775
2. Belohradsky BU (1981) Immunität und Infektion des Neugeborenen. Immuntherapeutischer Einfluß des Blutaustausches. Urban und Schwarzenberg, München
3. Belohradsky BU, Marget W (1978) Neugeboreneninfaktionen. In: Bachmann KD, Ewerbeck H, et al (Hrsg) Pädiatrie in Praxis und Klinik, Bd I, 1136. Fischer-Thieme, Stuttgart
4. Christensen RD, Bradley PP, Rothstein G (1981) The leucocyte left shift in clinical and experimental neonatal sepsis. J Pediatr 98:101
5. Daschner F, Saal E, Pringsheim W (1981) Krankenhausinfektionen in einer Neugeborenen-Intensivpflegestation. Intensivbehandlung 6:81
6. Diekmann L (1978) Klinik der Neugeborenen-Septikämie. In: Simon C, Löwenich V (Hrsg) Neugeborenen-Infektionen. Enke, Stuttgart, S 132
7. Freedmann RM, Ingram DL, Gross I, Ehrenkranz RA, Warshaw JB, Baltimore RS (1981) A half Century of neonatal sepsis at Yale. Am J Dis Child 135:140
8. Hohenauer L (1983) Erfahrungen mit der prospektiven Keimerfassung an intensivneonatologischen Patienten als Grundlage der Hospitalismusbekämpfung und Antibiotikastrategie. Pädiatr u Pädol 18:68
9. Höllwarth M, Maurer G, Kuttnig JM, Kurz R, Sauer H, Sixl-Voigt B (1980) Die Sepsis des operierten Neugeborenen. Zeitschr. Kinderchir 30:57
10. Kurz R (1980) Einfluß operativer Eingriffe auf die Immunitätslage, In: Sauer H, Kurz R, Höllwarth M (Hrsg) Infektionsprobleme in der Neugeborenenchirurgie. Thieme, Stuttgart New York, S 125

11. Kurz R, Chysky V, Sixl-Voigt B (1983) Treatment of severe infections in neonatal and infant surgery with Mexlocillin-Oxacillin-Sisomycin. In: Proceedings of the III. Mediterranean Congress of Chemotherapy. Chemotherapia, Suppl 5 (2):329
12. Kurz R, Graf D, Höllwarth M, Sauer H, Sixl-Voigt B (1983) Infektionen bei Neugeborenen auf einer kinderchirurgischen Intensivstation. In: Müller WED, Schober P (Hrsg) Pädiatrische Intensivmedizin IV. Thieme, Stuttgart New York, S 122
13. Manroe BL, Weinberg A, Rosenfeld ChR, Browne R (1979) The neonatal blood count in health and disease. I. Reference values for neutrophil cells. J. Pediat. 95:89
14. McCracken GH Jr, Nelson JD (1977) Antimicrobial therapy for newborns. Practical application of pharmacology to clinical use. In: Monographs in neonatology, Grune & Stratton, New York
15. Pettay O (1982) Septicaemia in newborns and infants. Scand J Infect Dis Suppl 31:105
16. Sabel KG, Wadsworth Ch (1979) C-reaktive protein (CRP) in early diagnosis of neonatal septicaemia. Acta Paediatr Scand 68:825
17. Schaad UB (1983) Bakterielle Infektionskrankheiten im Neugeborenenalter. Pädiat. Fortbildk. Praxis 57:82
18. Sidiropoulos D, Böhme W, Muralt S, Morell A, Barandun S (1981) Immunglobulinsubstitution bei der Behandlung der neonatalen Sepsis. Schweiz med Wochenschr 111:1649
19. Siegel J, McCracken GH (1981) Sepsis neonatorum. N Engl J Med 304:642
20. Steinbrugger B, Kurz R (1986) C-reaktives Protein und Blutbildparameter für Infektionsfrühdiagnostik chirurgisch-kranker Kinder. Pädiatr u Pädol (im Druck)

Neue Gesichtspunkte zur Narkosebeatmung und deren Überwachung im Säuglings- und Kleinkindesalter

H. Dähn und I. Podlesch

Nur in wenigen speziellen Situationen oder Operationsphasen der Kinderchirurgie ist eine Spontanatmung wünschenswert. In der Regel erweist sich die apparative kontrollierte Beatmung aus zahlreichen Gründen vorteilhafter für Kinder und Anästhesisten.

Narkosesysteme

Wichtigste Momente bei der Konstruktion von Beatmungssystemen und -geräten für Kinder waren bisher die Atemwiderstände und der Totraum. Nach dem Prinzip, beide Größen so niedrig wie möglich zu halten, wurden halboffene Spülgassysteme, Nichtrückatmungsventile und Kinderkreissysteme, die kopfnah plaziert werden mußten, konstruiert. Allgemein bekannte Nachteile dieser Systeme sind die kostenträchtige hohe Zufuhr kalter, trockener Narkosegase mit entsprechenden Auswirkungen auf die kindlichen Atmungsorgane, Fehlen einer Atemwegsdruckmessung und einer nicht unerheblichen Kontamination der Umwelt mit Narkosegasen. Erst als bekannt wurde, daß intranarkotische Anstiege des p_aCO_2 weniger von den verwendeten Systemen als von der Narkosetiefe abhängen [1, 2], begann ein Umdenken. Die Firmen Dräger und Rüsch entwickelten Kinderkreissysteme, bestehend aus metallspiralverstärkten Schläuchen mit einem Innendurchmesser von 10 mm, kleineren Koni und Anschlußstutzen. Nach eigenen Erfahrungen und denen anderer Autoren [3, 4] sind diese Systeme komplikationslos bei Säuglingen und Kleinkindern anzuwenden. Sie bieten den Vorteil, die Atemluft in gewissem Umfange anzufeuchten und zu erwärmen und gewährleisten eine problemlose Abgasbeseitigung. Da man mit einem normalen Frischgaszustrom von beispielsweise 3 Litern pro Minute eine ausreichende Ventilation erzielen kann, sind sie darüber hinaus auch ökonomischer als die bisherigen Kindernarkosesysteme. Kinder jenseits des Kleinkindesalters können problemlos über Erwachsenen-Systeme narkotisiert bzw. beatmet werden.

Beatmungsgeräte

Tabelle 1 gibt eine Übersicht über derzeit gebräuchliche Kinderrespiratoren für die Beatmung in Narkose. Die Abgasbeseitigung ist für alle Respiratoren mit Ausnahme des Loosco Infant-Ventilators technisch gelöst. Über einen Druckabfallalarm und eine N_2O-Sperre verfügt lediglich der Engström-Apparat. Bei den übrigen Geräten sind für

Tabelle 1. Kinderrespiratoren

	Loosco Infant mK2	Dräger Babylog N	Heyer-Stephan Pädiatrie	Engström 311/321
Steuerprinzip	zeitgesteuert continuous flow	zeitgesteuert continuous flow	volumenkonstant zeitgesteuert	volumenkonstant zeitgesteuert
Atemfrequenz/min	20–60	8–75	2,5–75	16–58
AMV (l/min)	6,0	10	20	19
I:E	1:1 bis 1:3	4:1 bis 1:20	5:1 bis 1:50	1:2
max. Insp. Druck (cm H_2O)	60	60	60	90
PEEP (cm H_2O) bis	10	10	10	20

Tabelle 2. Erwachsenenrespiratoren mit Kinderausrüstung

	Dräger AV 1	Ventilog 2 Dräger	Siemens Servo 900-C	Siemens- Ventilator 700	Heyer ABV-A
Steuerprinzip	zeitgesteuert volumen- konstant	volumen- konstant zeitgesteuert	volumen- konstant zeitgesteuert	volumen- konstant zeitgesteuert	volumen- konstant zeitgesteuert
Atemfrequenz/min	7–70	6–60	5–120	6–60	6–60
AMV bis (l/min)	30	25	40	18	9
I:E	2:1 bis 1:4	1:1 bis 1:3	4:1 bis 1:4	1:3, 1:2, 1:1	2:1 bis 1:4
Max. Beatmungs- druck (cm H_2O)	100	~90	120	~100	60
PEEP bis (cm H_2O)	22	19	50	20	10

einen Diskonnektionsalarm zusätzliche Vorrichtungen notwendig. Ohne oder in Verbindung mit entsprechenden Narkosegeräten oder Mischköpfen erlauben die genannten Ventilatoren eine Luftbeatmung. Sensoren zur Messung der inspiratorischen O_2-Konzentration fehlen bei allen Kinderrespiratoren. Diese Umstände und die Anschaffungskosten legen es besonders Häusern, in denen nicht ausschließlich Kinder narkotisiert werden, nahe, Respiratoren anzuschaffen, mit denen sowohl Kinder als auch Erwachsene beatmet werden können. Tabelle 2 enthält eine Übersicht für Geräte dieses Typs. Die Tabelle ist noch zu erweitern um den Heyer-ABV-Universal-Respirator, der dem Heyer-ABVA-Respirator ähnelt und eine assistierte Beatmung ermöglicht. Entsprechend den Sicherheitsempfehlungen der DGAI geben alle Geräte über eingebaute oder anzuschließende Druckmonitore Stenose- und Diskonnektionsalarm. Bis auf die Geräte Servo 900 C und die Heyer-Respiratoren verfügen alle Ventilatoren über eine N_2O-Sperre (Ventilog mit Sulla 808 V oder Romulus). Inkorporierte O_2-Sensoren haben der AV 1 der Firma Dräger und die Geräte der Firma Siemens. Der Antrieb der Respiratoren erfolgt jeweils pneumatisch.

Überwachung der Beatmung

Präkordiales Stethoskop

Obwohl das präkordiale Stethoskop heute als obligates Zubehör einer Kindernarkose gilt, gewährleistet es keine ausreichende Kontrolle der Beatmung während Narkose. Seine alleinige Anwendung mag gerechtfertigt sein bei operativen Eingriffen mit einer Dauer bis zu 15 Minuten. Bei länger dauernden Eingriffen und Kindern mit anomaler Lungenfunktion sind deshalb andere Überwachungstechniken indiziert.

Messung des Beatmungsdruckes

Die Kontrolle des Beatmungsdruckes – bisher in Spülgassystemen nicht möglich – ist notwendig, weil man ihr wichtige Hinweise für Atemwiderstände, Stenosen oder Dekonnektionen entnehmen kann. Für die Überschreitung bestimmter Druckwerte sollten ebenso wie für Dekonnektionen Alarmvorrichtungen vorhanden sein.

Kapnometrie und Messung der inspiratorischen O_2-Konzentration

Als noninvasive Methode kommt der Kapnometrie heute in der Überwachung der Beatmung ein hoher Stellenwert zu. Während die zur Aufrechterhaltung einer Normocarbie notwendigen Atemvolumina nur Nomogrammen entnommen werden können, die für lungengesunde Kinder gültig sind, die Atemvolumina im ersten Lebenshalbjahr bisher technisch nicht exakt gemessen werden können und die Ventilation bei lungenkranken Kindern nur über punktuelle Blutgasanalysen zu kontrollieren war, erlaubt die Kapnometrie rasch eine Adaption der Beatmungsvolumina an die bestehenden Bedürfnisse.

Die Kapnographie erlaubt darüber hinaus eine Aussage darüber, inwieweit die kindliche Spontanatmung am Narkoseende als ausreichend bezeichnet werden kann. Zuverlässige kapnographische Resultate werden erreicht, wenn im Kapnogramm typische exspiratorische Plateaus aufgezeichnet werden [6]. Nach Untersuchungen von Valentin et al. [7] und uns liegen die alveolo-arteriellen CO_2-Druckgradienten während Spontan- und künstlicher Beatmung bei Kindern im Mittel unter 5 mm Hg. Höhere Gradienten sind möglich bei größeren Blutverlusten oder Störungen der pulmonalen Perfusion aus verschiedensten Ursachen. In Übereinstimmung mit Lenz et al. [5] erscheinen auch uns Kapnometer, die im Nebenstromverfahren messen, vorteilhafter zu sein als Geräte mit Meßköpfen direkt im Atemstrom der Patienten. Fösel et al. [8] haben experimentell gezeigt, daß mit Ausnahme des Kapnometers der Firma Hewlett

Packard alle bisher erhältlichen Geräte erhebliche Fehlerquellen aufweisen. Aufgrund eigener Erfahrungen müssen wir diese Aussage dahingehend einschränken, daß bei physiologischen Atemzugvolumina und Atemfrequenzen auch der Normocap der Firma Datex befriedigende Ergebnisse liefert. Die kontinuierliche Messung der inspiratorischen Sauerstoffkonzentration sollte routinemäßig erfolgen, weil sie in Zusammenhang mit einer entsprechenden Warnvorrichtung lebensbedrohliche Sauerstoffmangelzustände früher als andere Überwachungsmaßnahmen verhindern hilft.

Arterielle Blutgasanalysen und kontinuierliche pO_2-Messung

Zweifellos kann bei langdauernden Narkosen auf punktuell vorgenommene Blutgasanalysen im arteriellen Blut nicht verzichtet werden.

Es ergeben sich aus den arteriellen Blutgasanalysen nicht nur Hinweise auf die Ventilation sondern auch auf den Säure-Basen-Status des Kindes. Gasanalysen erfolgen meist aus percutan in die A. radialis eingeführten Kanülen oder Kathetern. In Entwicklung befindlich sind derzeit auch Radialiskatheter, die mit einem äußeren Umfang von 0,3 mm für Kinder zur kontinuierlichen Sauerstoffdruckmessung geeignet sind. Der Hersteller ist Orange Medical (USA). Den Vertrieb für Europa wird die Firma Fresenius übernehmen. Bei Neugeborenen ist zu berücksichtigen, daß Gasanalysen aus präduktalem Blut vorgenommen werden.

Transcutane pO_2- und pCO_2-Bestimmung

Während dieses Verfahren in der Intensivtherapie brauchbare Werte liefert, können intraoperative Störfaktoren wie Änderungen der Hautperfusion, Temperaturänderungen, Interferenzen mit Inhalationsanästhetika die angezeigten Werte stark verfälschen. Vor jeder Messung ist eine Eichung der Elektroden notwendig. Bei akuten Ventilationsstörungen erfolgt die Anzeige außerdem relativ träge [9].

Oximetrie

In den letzten Jahren hat die Oximetrie eine Renaissance erfahren. Es handelt sich nach unserer Ansicht um teure Geräte, die einen O_2-Mangel im Vergleich zur inspiratorischen O_2-Konzentrations- und Beatmungsdruckmessung Störungen der Beatmung zeitlich verzögert anzeigen und deren Meßergebnisse bei Verschlechterung der Gewebeperfusion (z. B. im Schock) klinisch nicht verwertbar sind. Wir sehen in der Angabe der Herzfrequenz keinen großen Vorteil, weil diese kontinuierlich vom EKG-Monitor und in Zeitabständen bis zu 1 min von den noninvasiv messenden Blutdruckgeräten angezeigt wird.

Literatur

1. Podlesch I (1977) Anästhesie und Intensivbehandlung im Säuglings- und Kindesalter. Thieme, Stuttgart, S 72
2. Valentin N, Lomholt B, Thorup M (1982) Halothane anaesthesia with spontaneous respiration for tonsillectomy in children. Acta anaesth scand 26:53
3. Altemeyer KH, Breucking E, Rintelen G, Schmitz JE, Dick W (1982) Vergleichende Untersuchungen zum Einsatz verschiedener Narkosesysteme in der Kinderanästhesie. Anaesthesist 31:271
4. Paravicini D, Vietor G (1981) Erste Erfahrungen mit dem neuen Dräger-Narkosekreissystem für Säuglinge und Kleinkinder. Anästh Intensivther Notfallmed 16:219
5. Lenz G, Klöss Th, Schorer R (1985) Grundlagen und Anwendung der Kapnometrie. Anästh Intensivmed 26:133–141
6. Nuzzo Ph F (1978) Capnography in infants and children. Respiratory Therapy, 14:15
7. Valentin N, Lomholt B, Thorup M (1982) Arterial to end – tidal carbon dioxide tension difference in children under halothane anaesthesia. Can Anaesth Soc J 29:12
8. Fösel Th, Altemeyer KH, Dick W (1983) Anforderungen an die endexspiratorische CO_2-Messung im Säuglings- und Kindesalter. Klinische Anästhesiologie u Intensivtherapie 26:60
9. Dangel P (1983) Die transkutane pO_2- und pCO_2-Messung – eine Möglichkeit zur Narkoseüberwachung bei Kleinkindern? Klinische Anästhesiologie u Intensivtherapie 26:34

Isofluran in der Kinderanästhesie

J. Hausdörfer, H. Hagemann, M. Bell und M. Mertinat

Die Inhalationsanästhetika spielen seit altersher eine dominierende Rolle in der Kinderanästhesie. So ist es nicht verwunderlich, daß Neuentwicklungen auf diesem Gebiet bei der Narkose von Kindern sehr bald zur Anwendung kommen. Die neueste, und aus Kostengründen wahrscheinlich letzte Entwicklungsstufe, stellt in dieser Hinsicht das Isofluran dar. Dessen Beurteilung hat sich, gemäß dem Motto der Kinderanästhesie auf Aspekte der Sicherheit zu konzentrieren.

Anzeigenübliche und auch theoretische Erwägungen ließen vom Isofluran Wunderdinge erwarten, die sich in der Praxis so nicht realisierten.

Die Abbildung 1 wurde einer Arbeit über Isofluran im Kindesalter von Cameron [1] entnommen. Der besonders im Lebensalter von 6 Monaten und darüber deutlich erhöhte MAC-Wert verlangt bis ins Schulalter hinein, verglichen mit den Verhältnissen beim Erwachsenen, ungewöhnlich hohe Anästhetikakonzentrationen. Der stickige Geruch des Dampfes bedingt jedoch häufig Atemanhalten und damit gegenüber Halothan verzögerten Schlafeintritt, das aufgrund seiner physikalischen Eigenschaften eigentlich längere Einschlafzeiten erwarten läßt.

Isofluran wird gerade bei der Hyperventilationsintubation oft unter Zuhilfenahme von nur geringen Dosen nichtdepolarisierender Muskelrelaxanzien eingesetzt, da sich damit Intubationsbedingungen sehr schnell herstellen lassen. Die Aufwachphase mit Isofluran ist bei Kindern ohne wesentliche Besonderheiten. Da dieses Inhalations-

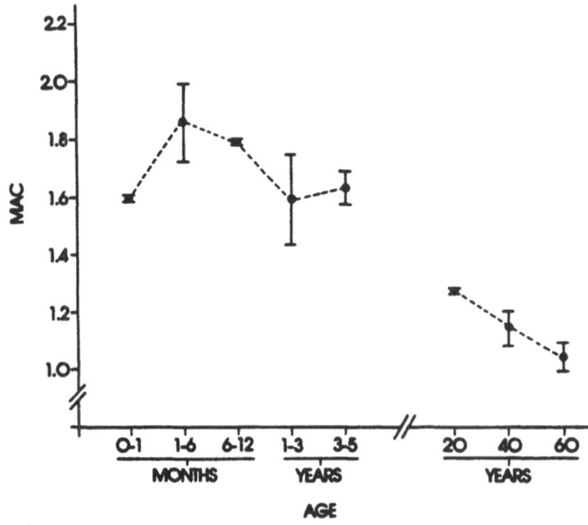

Abb. 1. MAC-Isofluran im Kindesalter (s. Text)

anästhetikum jedoch in der atemdeprimierten postoperativen Zeit nur über die Lunge ausgeschieden werden kann, gerät es im Vergleich mit Halothan, das zu 25% verstoffwechselt wird, in einen gewissen Nachteil.

Methodik und Patienten

Die aus Messungen resultierenden und reproduzierbaren Ergebnisse beziehen sich einmal auf Herz, Kreislauf und Atmung, zum anderen auf die Potenzierung der nichtdepolarisierenden Muskelrelaxanzien. Untersucht wurden im wesentlichen 2 Gruppen von je 25 Kindern im Alter zwischen 3 und 8 Jahren. Als Vergleichssubstanz wurde das allgemein eingeführte Halothan in äquipotenten Dosen herangezogen. Bei einheitlich prämedizierten Kindern wurde in Maskenhyperventilationsnarkose intubiert und ein steady-state unter verschiedenen Narkosedampfkonzentrationen massenspektrometrisch eingestellt. Die Untersuchung der Relaxationsverhältnisse erfolgt durch die Anwendung eines Nervenstimulators mit TOF-mode sowie der kurvenmäßigen Aufzeichnung der Transduzer-übertragenen muskulären Reaktion auf supramaximale Reize. Alle übrigen Untersuchungen setzten das in der Klinik üblicherweise vorgehaltene Überwachungsinstrumentarium ein.

Abbildung 2 zeigt unter äquipotenten Konzentrationen von Halothan bzw. Isofluran ansteigende Pulsraten verglichen mit den Ausgangswerten im Wachzustand. Unter 2,5 Vol.% Isofluran in einem Sauerstoff-Lachgas-Gemisch von 2:4 l/min kommt es zu einem Abfall des diastolischen Blutdruckwertes auf 73,5%, die Pulsbeschleunigung unter Isofluran deutet bei den untersuchten Kindern eine erhaltene Barorezeptor-Reaktion, der Abfall des diastolischen Blutdrucks eine Nachlastsenkung an.

Das Atemminutenvolumen geht bei den 3jährigen unter 1,3 Vol.% Isofluran auf 52,6% des Ausgangswertes zurück. Dieser Abfall ist statistisch signifikant. Unter äquipotenter Halothan-Konzentration kommt es dagegen nur zu einem Abfall auf 66,7%. Für die älteren Kinder ist der Rückgang der Atemvolumina nicht entsprechend ausge-

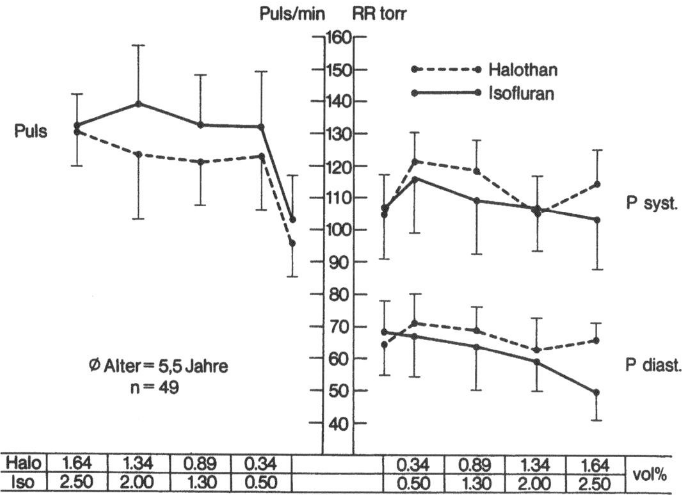

| Halo | 1.64 | 1.34 | 0.89 | 0.34 | | 0.34 | 0.89 | 1.34 | 1.64 | vol% |
| Iso | 2.50 | 2.00 | 1.30 | 0.50 | | 0.50 | 1.30 | 2.00 | 2.50 | |

Abb. 2. Kreislaufverhalten unter Halothan und Isofluran

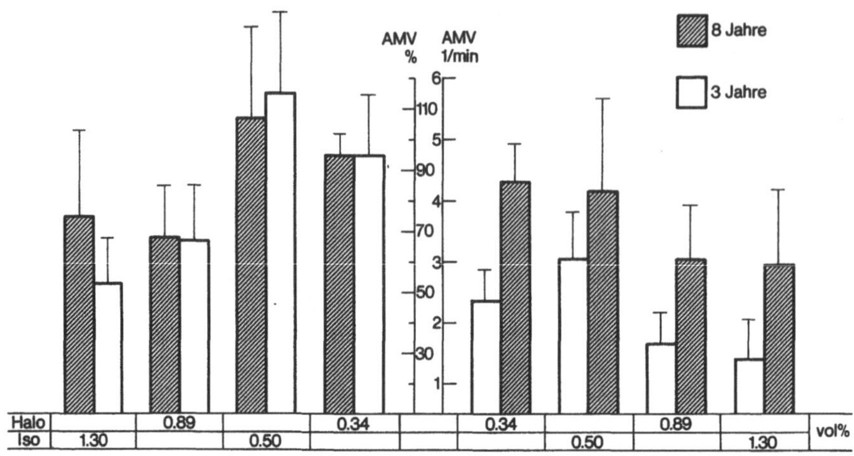

Abb. 3. Atemminutenvolumen (absolut und prozentual) in 2 Altersgruppen unter Halothan und Isofluran

prägt, so daß offensichtlich der altersabhängigen Atemdepression unter Isofluran bei jüngeren Kindern durch assistierte Beatmung entgegengewirkt werden muß (Abb. 3).

Die alveoläre CO_2-Konzentration ist, wie der im steady-state gemessene PO_2-Wert abhängig von der Narkosedampfkonzentration und steigt entsprechend, statistisch jedoch nicht unterscheidbar, sowohl in der Halothan- als auch in der Isofluran-Narkose. Eine Ausnahme bilden wiederum die 3jährigen Kinder, deren $FACO_2$ bei 1,3% Isofluran gegenüber 0,89% Halothan statistisch signifikant höher ist (Abb. 4).

In Abb. 5 wird die Einwirkung der untersuchten Inhalationsanästhetika auf die Atemmechanik deutlich. Wie erwartet, kommt es jeweils zu einem Abfall des noch überwindbaren Okklusionsdrucks, gemessen in cm/Wasser. Damit gelingt es den Kindern nicht mehr, einer entsprechend ausgeprägten Atemwegsverlegung von sich aus zu

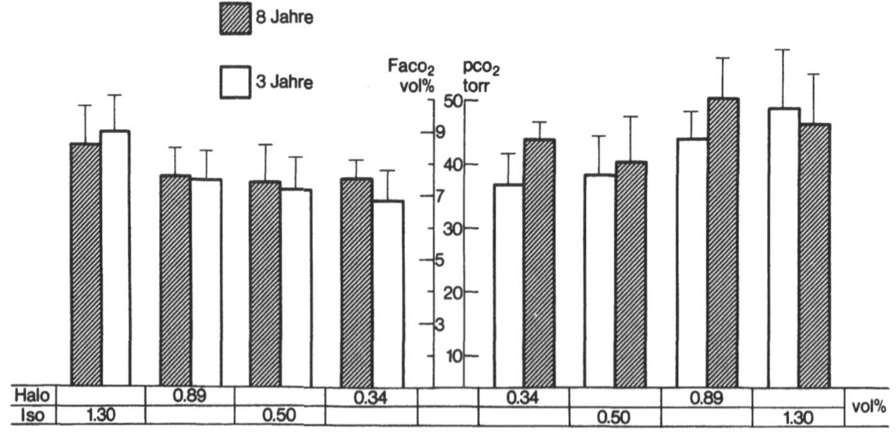

Abb. 4. Atemdepression bei Halothan- bzw. Isoflurannarkose in Spontanatmung

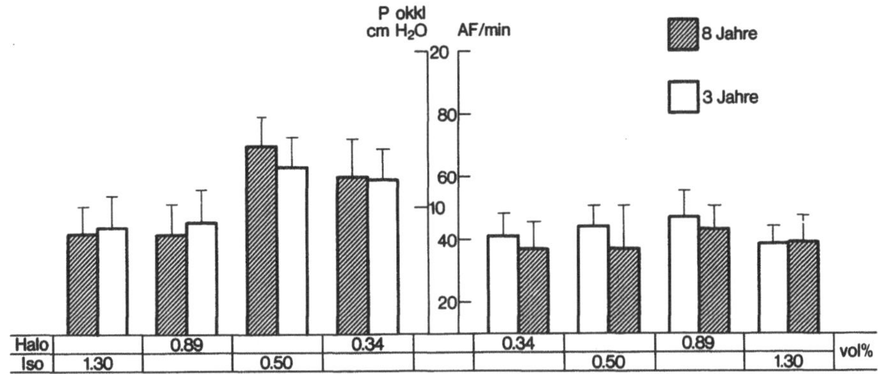

Abb. 5. Okklusionsdruck und Atemfrequenz bei Kindern unterschiedlichen Alters in Halothan- bzw. Isoflurannarkose

begegnen. Die Atemfrequenzen sind dagegen nur unter höheren Halothankonzentrationen, und hier auch nur bei den jüngeren Kindern, angestiegen.

In einer weiteren Serie von 70 Kindern wurde versucht, durch die Applikation von minimalen Mengen Vecuroniumbromid eine Kombination herzustellen, die eine atraumatische Intubation und dann eine Weiterführung der Narkose unter wesentlich verringerten Narkosedampfkonzentrationen ermöglicht. Die Ergebnisse sind in den Abbildungen 6 und 7 dargestellt.

Die Relaxation mit 10 µg/kg KG Vecuroniumbromid ergibt unter 1,5 Vol.% Halothan, bzw. 2,0 Vol.% Isofluran im steady-state 25 bzw. 48% Muskelerschlaffung. Der Unterschied ist statistisch signifikant. Unter höher dosiertem Vecuroniumbromid und bei 2,5 Vol.% Isofluran sind die Relaxationsverhältnisse optimal, so daß eine atraumatische Intubation durchgeführt werden kann. Ohne Inhalationsanästhetikum ist eine Vollrelaxation mit Norcuron erst in einer Dosierung von 70–80 µg/kg KG erreichbar (Abb. 6).

Die Zeit, in der eine mindestens 25%ige Relaxation vorherrscht, verlängert sich unter 2,5 Vol-% Isofluran von 30 auf 60 Minuten, wenn man statt 10 µg, 15 µg/kg KG Vecuronium appliziert (Abb. 7).

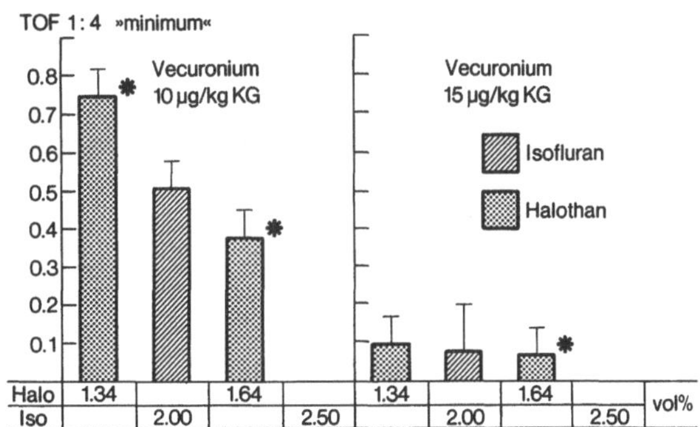

Abb. 6. TOF 1:4 bei unterschiedlicher Dosierung von Vecuronium, Halothan oder Isofluran in der Kinderanästhesie

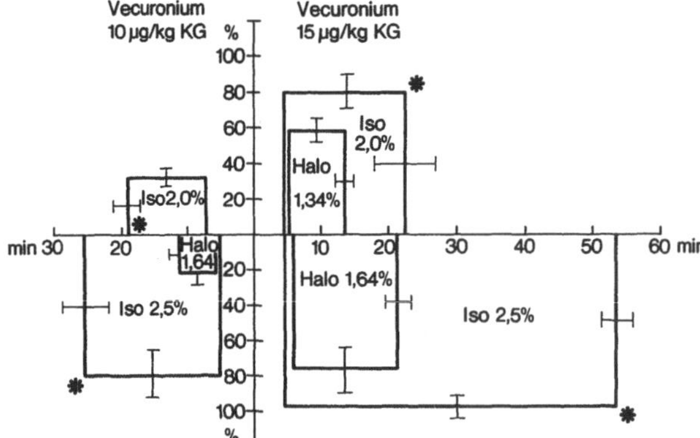

Abb. 7. Relaxation (Beginn, Grad und Dauer) unter Vecuronium, Halothan oder Isofluran bei Kindern

Die Anschlagzeit bis zur maximalen Relaxation beträgt unter 15 µg/kg KG Vecuronium bei 1,64 Vol.% Halothan 5,5 min, bei 2,5 Vol.% Isofluran jedoch nur 3 min (Abb. 8).

Unterschiede zum Halothan lassen sich in der gezeigten Synopsis besonders deutlich erkennen. Zusammen mit dem niedrig dosierten Vecuronium ergeben sich optimale Intubationsbedingungen in kurzer Zeit, die Succinylcholin in vielen Fällen der Kinderanästhesie obsolet erscheinen lassen (Abb. 9).

Diskussion

Isofluran scheint besonders über den durchblutungsfördernden Effekt seine muskelrelaxierende Wirkung, und zwar vornehmlich an der Muskulatur direkt und weniger an den muskelendplattenspezifischen Strukturen zu entfalten. Mit ⅓ der normalen Dosierung eines nichtdepolarisierenden Muskelrelaxans ist auf der einen Seite intraoperativ eine chirurgisch relevante Muskelerschlaffung zu erreichen, die postoperativ nach Abfluten des Isoflurans jedoch nicht antagonisiert werden muß. Die Stabilität der Kreislaufverhältnisse prädestiniert Isofluran als Inhalationsanästhetikum in der pädia-

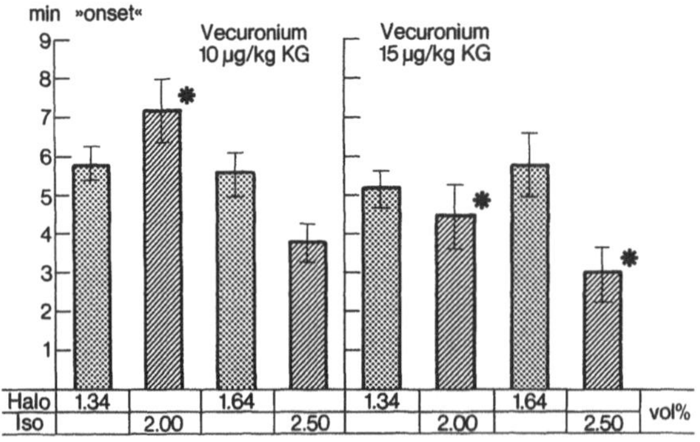

Abb. 8. Zeit bis zur maximalen Relaxation mit unterschiedlich dosiertem Vecuronium, Halothan oder Isofluran

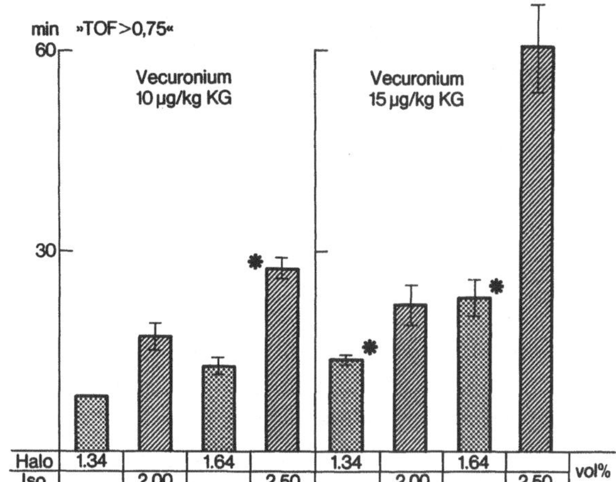

Abb. 9. Zeiten von $\mathrm{TOF_{min}}$ bis TOF > 0,75 unter Vecuronium, Halothan oder Isofluran

trischen Herz-Thorax-Chirurgie. Die deutliche Atemdepression kann als Vorteil insoweit gesehen werden, als die kontrollierte Beatmung auch bei nur sparsamem Einsatz von Muskelrelaxanzien erleichtert wird.

Nicht unerwähnt soll jedoch bleiben, daß Vecuroniumbromid bei Kindern unter ½ Lebensjahr sehr erratische Wirkzeiten aufweist, so daß hier bei normaler, d. h. geringer, Dosierung von Vecuroniumbromid (10–15 µg/kg KG) bereits lange behandlungspflichtige postoperative Ateminsuffizienzen auftreten können, die auch nach vollständiger Abatmung des Inhalationsanästhetikums problematisch bleiben.

Zusammenfassung

Über die gute muskelerschlaffende Wirkung der modernen Inhalationsanästhetika, und hier besonders des Isofluran, findet man einen neuen Zugang zur Intubationskombinationsnarkose bei Kindern, die uns einmal den Einsatz von Succinylcholin erspart, zum anderen aber auch den fehlenden Überhang neuromuskulärer Relaxanzien vom nichtdepolarisierenden Typ in der postoperativen Phase garantiert. Mit der Ersparnis von Inhalationsanästhetikum geht eine entsprechend kurze Aufwachphase einher.

Literatur

1. Cameron CB, Robinson S, Gregory DA (1984) The minimum anaesthetic conzentration of isoflurane in children. Anesth Analg 63:418

Anästhesie bei Kleinkindern und Säuglingen während CT-Untersuchungen

K. Hudabiunigg

Die Notwendigkeit einer Immobilisierung von Säuglingen und Kleinkindern für CT-Untersuchungen verlangt nach einer Anästhesieform mit adäquater Spontanatmung, da wegen der Strahlenbelastung eine kurzfristige und intermittierende Abwesenheit des Anästhesiologen im Untersuchungsraum erforderlich ist. Das Anästhesieverfahren muß dem Grundleiden der zu untersuchenden Kinder angepaßt sein und soll zusätzlich einen raschen Ablauf des Untersuchungsverfahrens gewährleisten. Da die Zuweisung der Untersuchten meist aus räumlich mehr oder weniger weit entfernten Abteilungen erfolgt, müssen zusätzlich die Kriterien einer ambulanten Anästhesie berücksichtigt werden. Vorgestellt wird im folgenden ein Anästhesieverfahren, welches diesen Prämissen Genüge leistet.

Methodik

Untersucht wurden 113 Säuglinge und Kleinkinder (mittleres Alter 14,9 Monate, 0–72 Monate; mittleres Gewicht 9,5 kg, 3–20 kg) mit den aus Tabelle 1 ersichtlichen Indikationen für eine CT-Untersuchung des Gehirnschädels. Nicht in die Untersuchung aufgenommen wurden Kinder mit akuter Hirndrucksymptomatik. Die Prämedikation erfolgte randomisiert in 4 Gruppen in der aus Tabelle 2 ersichtlichen Form. Bei allen Kindern war durch den zuweisenden Arzt bereits ein venöser Zugang gelegt worden.

Die Einleitung der Anästhesie erfolgte meist noch auf dem Arm der Mutter oder begleitenden Schwester mit 4 mg/kg KG Penthotal i.v. (Abb. 1). Nach dieser Schlafinduktion wird das Kind auf dem Untersuchungstisch gelagert und die Anästhesie mit einer Maske und Ayre'schen T-Stück weiter eingeleitet (Tabelle 3 und Abb. 2). Nach 1–2 Minuten wurde auf eine handelsübliche, mit einem Gummiband fixierte Gesichtsmaske (Abb. 3) gewechselt und die Anästhesie mit einer reduzierten Ethranedosis weitergeführt (Tabelle 4). Durch eine in die Maske eingeschnittene Öffnung wurde eine Thermistorsonde in ein Nasenloch eingeschoben und mit Hilfe eines Registriergerätes (Respeep) wurden Atemfrequenz und -rhythmus akustisch dargestellt (Abb. 4). Bei fehlender Spontanatmung gibt das Gerät nach 15 Sekunden einen Alarmton ab. Der Anästhesist verließ nun den Raum für die Zeit der CT-Untersuchung.

Vor der Einleitung wurde der Prämedikationseffekt durch den Anästhesisten in 4 Stufen bewertet:

Stufe 1: Kein erkennbarer Prämedikationseffekt (Das Kind weint und wehrt sich).
Stufe 2: Geringer Effekt (weinerlich, keine wesentliche Abwehr)

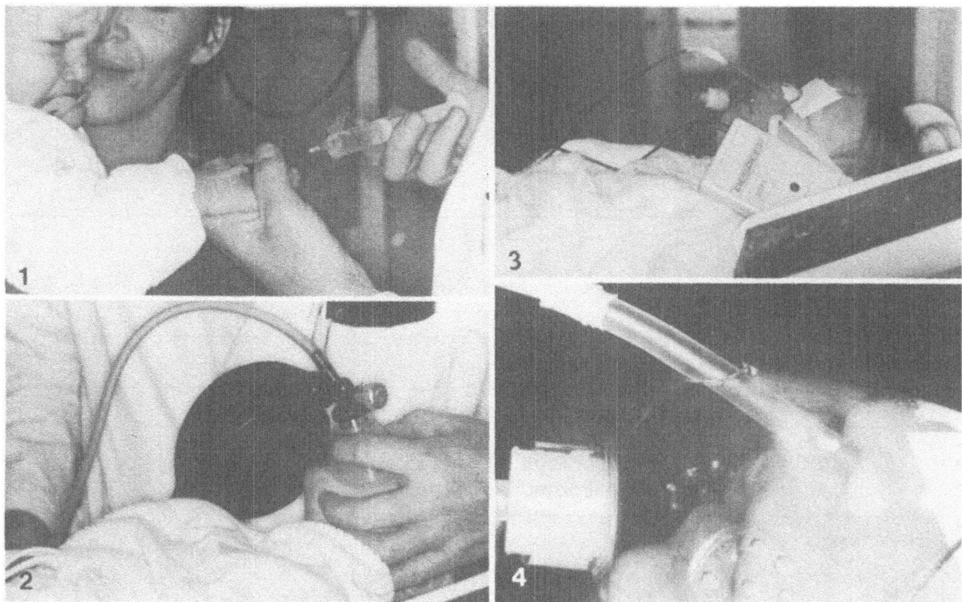

Abb. 1–4

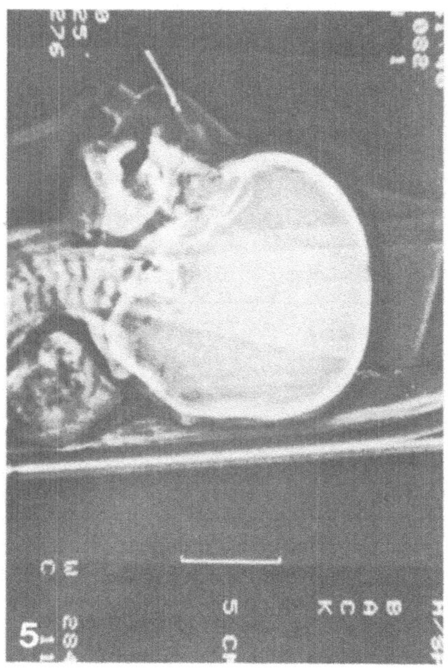

Abb. 5

Tabelle 1. Indikationen

- Hydrocephalus
- Shunt-Funktion
- Entwicklungsstörungen
- Anfallsleiden
- Kontrollen nach Operationen
- St.p. SHT

Tabelle 2. Prämedikation

Gruppe	n	Art
0	39	Keine Prämedikation
1	23	1 mg Alodan/kg KG i.m.
2	25	Pentobarbital Na Supp. 10 mg/kg KG
3	26	Chloraldehydrat 50 mg/kg KG Supp.

Tabelle 3. Einleitung

Pentothal	4 mg/kg KG i.v.
$N_2O:O_2$	2:1
Ethrane	1,5–2 Vol.% 1–2 min

Tabelle 4. Aufrechterhaltung

$N_2O:O_2$	2:1
Ethrane	0,6 Vol.%
Überwachung:	Thermistor-Sonde

Tabelle 5. pCO_2 vor und nach Anästhesie

Vor Anästhesie	Nach Anästhesie
26–41 mmHg	28–39 mmHg
$\overline{M}$: 32	$\overline{M}$: 33

Tabelle 6. Thermistorüberwachung der Spontanatmung

	113 Überwachungen
	18 Alarmauslösungen
davon	14 Technik
	4 Atemwegsverlegungen

Stufe 3: Guter Effekt (ruhig, keinerlei Abwehr)
Stufe 4: Prämedikation allein für die Immobilisierung ausreichend, keine Anästhesie
notwendig.

Zur Beurteilung des Einflusses dieses Anästhesieverfahrens auf die Spontanatmung
des Patienten wurden vor der Einleitung und knapp vor Beendigung der Anästhesie
kapilläre Blutgaswerte bestimmt.

Ergebnisse

Innerhalb der Prämedikationsgruppen 1, 2 und 3 bestand kein signifikanter Unterschied in der Stufenbeurteilung des Effektes der Prämedikation. Die Kinder dieser
Gruppe wurden im Mittel in die Stufe 2,1 eingeordnet. Die Nichtprämedizierten
(Gruppe 0) wurden im Mittel mit der Stufe 1,6 beurteilt. Mit dem angegebenen Anästhesieverfahren wurde immer eine ausreichende Immobilisierung der Patienten erreicht. Keiner der Patienten erwachte oder wehrte sich während der bis 30 Minuten
dauernden CT-Untersuchung. War die Verabreichung von Kontrastmittel notwendig,
kam es aber sehr wohl bei der Manipulation am Venenweg bzw. bei der Injektion zu
leichten Abwehrbewegungen. Die CO_2-Werte am Ende dieser so oberflächlich geführ-
ten Anästhesie wiesen bei 111 Patienten keine signifikanten Veränderungen gegenüber
den CO_2-Werten vor der Einleitung auf (Tabelle 5). Bei 2 Patienten stieg der CO_2-Wert
von 41 bzw. 43 mmHg vor, auf 46 mmHg am Ende der Anästhesie. Hypoxien wurden
nie beobachtet (PO_2:μ 79 mgHg, 72–101). Die Thermistorüberwachung von Atem-
rhythmus und Frequenz war schnell und problemlos installierbar und erlaubte eine
ausreichende Überwachung der Spontanatmung (Tabelle 6). 14 der 18 Alarmauslösun-
gen waren technischer Natur, hervorgerufen durch Verrutschen der Sonde infolge der
ruckartigen Bewegungen des Untersuchungstisches bei Wechsel von einer Untersu-
chungsschicht zur anderen. Vier Alarme wiesen auf eine Verlegung des Atemweges
hin, was die Einführung eines oropharyngealen Tubus indizierte. Auf diesen wurde
ansonsten verzichtet, da der Atemweg bei entsprechender Lagerung immer frei blieb
(Abb. 5). Nach Beendigung der Untersuchung atmeten die Kinder 2–3 Minuten reinen
Sauerstoff und boten danach ausreichende Schutzreflexe, um dem Begleitpersonal
überantwortet werden zu können.

Diskussion

Die verschiedenen Prämedikationsarten führten zu keinem unterschiedlichem Prämedikationseffekt und hatten keinen Einfluß auf den Anästhesieverlauf. Der rektalen
Prämedikation sollte daher der Vorzug gegeben werden. Dabei erscheint eine Dosis-
steigerung diskussionswürdig, um die Anzahl der Kinder zu steigern, die die Prämedi-
kationsstufe 4 erreichen.
   Ein Venenweg mit einer Verweilkanüle sollte dann vor der Untersuchung angelegt
werden, wenn sehr ängstlichen Kindern eine Maskeneinleitung erspart bleiben soll
oder eine Kontrastmittelgabe bei der Untersuchung als notwendig erachtet wird.

Die Thermistorüberwachung gestattet es dem Anästhesisten, den Untersuchungs-raum zu verlassen und respiratorische Störungen auch auf eine Distanz von 4–5 Metern und zusätzlich behindert durch eine strahlenabschirmende Türe zu erkennen.

Literatur

Rehak PH, Wageneder FM (1979) Acta Medicotechnica 27. Jg, 9:292–293

Midazolam in der Kinderanästhesie

M. Pečan, M. Pevec-Gasperin und M. Cokič

Einleitung

Midazolam wurde als neues Benzodiazepin einerseits zur Einleitung der Anästhesie, sowie in Kombination mit einem Analgetikum auch für die gesamte Operationsdauer als Anästhetikum beschrieben [6, 7]. Als vorteilhaft wurde hierbei die kurzdauernde Wirkung vorwiegend aufgrund des Fehlens aktiver Metaboliten, die gute Venenverträglichkeit aufgrund der Wasserlöslichkeit und die geringe Kreislaufbeeinträchtigung beschrieben [9, 12, 17, 18]. Wir haben daher Midazolam in Kombination mit Fentanyl und Ketamin in der pädiatrischen Anästhesie verwendet und dabei untersucht ob diese Kombination im Vergleich zur Halothananästhesie Vorteile bietet.

Material und Methode

Die untersuchten Kinder wurden in 3 Altersgruppen aufgeteilt: 1. Säuglinge, 2. Kleinkinder (2–3 Jahre alt) und 3. größere Kinder (4–14 Jahre alt). Tabelle 1 zeigt eine Übersicht über Durchschnittsalter und Gewicht der Kinder. Die Kinder wurden ausnahmslos prämediziert und wiesen das Narkoserisiko I bzw. II der ASA Klassifikation auf. Die untersuchten Kinder wurden wegen angeborener Lippen-Kiefer-Gaumen-Spalten operiert und die Operationsdauer betrug 60 bis 150 Minuten.

Tabelle 1. Patientenkollektiv und Anästhesiedauer

Daten		Gruppe I (4–12 Monate)	Gruppe II (13–36 Monate)	Gruppe III (4–14 Jahre)
Patienten	n	30	56	17
Alter	$\bar{x}$	7,46	26,51	8,47
	SD	2,04	8,06	3,55
Gewicht (kg)	$\bar{x}$	8,31	12,86	26,43
	SD	1,34	2,25	10,27
Anästhesiedauer (min)	$\bar{x}$	126,33	129,19	112,05
	SD	34,03	31,76	39,64

Anästhesie und Überwachung

Die Prämedikation wurde unter Verwendung von Valium-Sirup (0,2 mg/kg KG, Diazepam, 0,2–0,4 mg Atropin) durchgeführt. Zur Induktion wurde danach Ketamin i.m. (7 mg/kg KG Gruppe I und II) verabreicht. Nach Anlegen der Blutdruckmanschette, der EKG-Elektroden sowie der Temperatursonde wurde eine intravenöse Kanüle gelegt und Midazolam 0,15–0,3 mg/kg KG appliziert. Zur Analgesie wurde danach entweder Fentanyl (5–10 µg/kg KG) oder Ketamin mittels Tropfinfusion (50 mg in 50 ml) verabreicht. Nach Intubation unter Verwendung eines depolarisierenden Muskelrelaxans wurde wenn notwendig eine weitere Relaxation mit Pancuronium (0,05–0,08 mg/kg KG) durchgeführt. Alle Kinder wurden unter Verwendung eines Kindersystems mit teilweiser Rückatmung (Emona) kontrolliert beatmet [16]. Dabei wurde Sauerstoff und Lachgas im Verhältnis 1:1 oder 1:2 verwendet. Präoperative Defizite sowie intraoperative Verluste wurden durch Tropfinfusion ersetzt. Bei einem intraoperativen Verlust von mehr als 20% wurde eine Bluttransfusion durchgeführt. Bei einigen Kindern wurden Blutgasanalysen durchgeführt. Dabei wurde meist die erste Probe während der Einleitung, die zweite nach Operationsbeginn und die letzte nach Ende des Eingriffes entnommen. Die erste und letzte Probe wurde arteriell durchgeführt, die zweite Blutgasanalyse erfolgte aus Kapillarblut. Naloxon (Narcanti) wurde zur Antagonisierung des restlichen Effektes der Opiatanalgetika verwendet. Es wurde verdünnt in kleinen Dosen gegeben [14]. Postoperativ wurden die Kinder mindestens 2 Stunden ununterbrochen überwacht. Die Daten wurden mit einem Computer Sinclair Spectrum statistisch bearbeitet. Als statistischer Test wurde der T-Test nach Student angewandt.

Ergebnisse

Bei 103 Kinderanästhesien wurde Midazolam angewandt. In der ersten Gruppe waren höhere Dosen notwendig (0,3 mg/kg KG), in den Gruppen II und III wurde mit geringeren Dosen Auslangen gefunden. 88 Kinder erhielten Fentanyl (5–9 µg/kg KG), bei 15 Kindern wurde Ketamin in Form von Dauertropf angewandt (Tabelle 2, Abb. 1).

Fentanyl wurde entweder als Bolus (MF-B) oder fraktioniert (MF-Fr) verabreicht. Dabei wurde die gesamte Dosis in 3 oder 4 Teilen unmittelbar vor oder nach der Intubation verabreicht. Bei längeren Operationen war die zusätzliche Applikation von 10

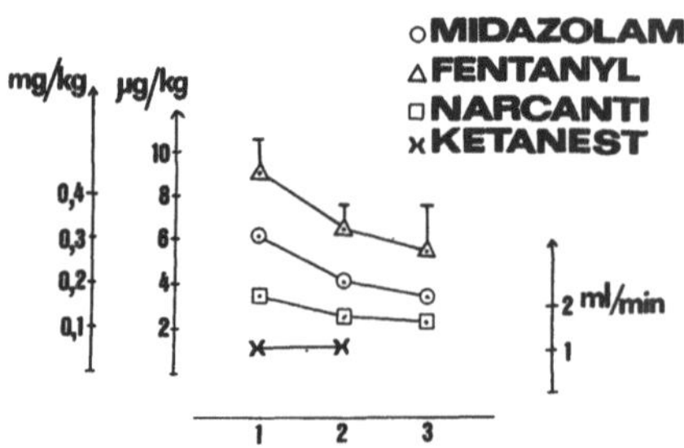

Abb. 1. Durchschnittliche Medikamentendosen in Gruppen I, II und III

Tabelle 2. Medikamentenverbrauch

Midazolam	x̄	2,59	2,94	4,64
mg	±SD	0,93	0,75	2,44
mg/kg		0,31	0,22	0,17
	n	30	56	17
Fentanyl	x̄	9,02	6,42	4,72
µg/kg	±SD	2,96	1,72	1,78
	n	21	50	17
Ketanest	mg/min	1,0	1,1	Ø
mg/kg (tot.)		18,9	18,9	Ø
	n	9	6	Ø
Narcanti	x̄	30	37	65
µg	±SD	10	12	17
µg/kg		3,60	2,87	2,40
	n	11	14	8

oder 20 µg notwendig. Midazolam wurde in der Regel als Einzeldosis verabreicht und zwar nach Ketamin und vor der Intubation. Eine Repetition von Midazolam erfolgte frühestens nach 1½ Stunden und zwar in einer Dosierung eines Drittels der Ausgangsdosis. Es erwies sich jedoch günstiger, wenn diese Repititionsdosis nur 0,5 mg war. Bei kürzeren Eingriffen, bei welchen die Analgesie durch Ketamindauerinfusion durchgeführt wurde, wurde etwa 1 mg/min gegeben. Die Gesamtdosis des Ketalar überstieg dabei nie 20 mg/kg KG (Tabelle 2). Während der Anästhesie wurden der arterielle Blutdruck und die Pulsfrequenz gemessen (Tabelle 3, Abb. 2). Alle gemessenen Werte des Blutdruckes (Ausgangswert) nach Intubation, nach Operationsanfang und letzter Wert lagen innerhalb der physiologischen Grenzen. Der erste Wert erschien dabei normal bis leicht erhöht, nach Intubation kam es zu einem geringen Blutdruckabfall bei allen Altersgruppen und jeder Anästhesieform. Bei Operationsanfang erreichte der Blutdruck seinen Ausgangswert und bei Operationsende überstieg er bei MF-Anästhesie in der Regel diesen Punkt. Bei MK-Anästhesie wurden geringere Blutdruckveränderungen gefunden. Tabelle 3 berichtet über die statistische Signifikanz.

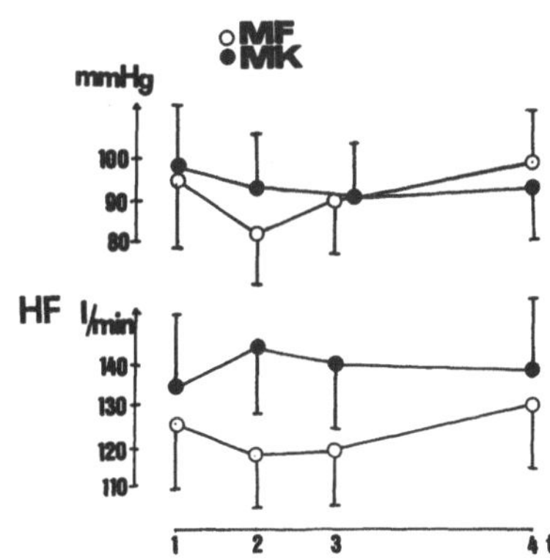

Abb. 2. Durchschnittliche Werte des arteriellen Druckes und der Pulsfrequenz: *1:* am Anfang, *2:* sofort nach der Intubation, *3:* nach dem Operationsbeginn, *4:* am Ende des Eingriffs. *MF* = Midazolam und Fentanyl, *ML* = Midazolam und Ketalar

Tabelle 3. Hämodynamisches Verhalten während der Anästhesie. Anästhesietyp: *MF*= Midazolam und Fentanyl, *B*= Bolus, *FR*= fraktioniert, *MK*= Midazolam und Ketalar; *1*= am Anästhesieanfang, *2*= nach der Intubation, *3*= am Operationsbeginn, *4*= am Operationsende

Arterieller Bluthochdruck

Pat.-Gruppe	Anästhesie	$\bar{x}$, SD in Fasen				Patienten-zahl	n
		1	2	3	4		
I.	MF	88,5±16,8	77,3±12,2	84,2±15,7	98,0±14,9	21	
	MK	95,0±13,2	96,6±12,0	91,1±12,6	93,3±10,6	9	30
II.	MF – B	97,7±14,1	80,0± 9,7	90,2±10,4	98,0±12,5	20	
	MF – Fr	97,3±15,2	88,1±14,5	91,5±14,6	103,6±12,4	30	56
	MK	101,6±11,6	93,3± 8,1	92,5±15,4	96,6±17,2	6	
III.	MF	95,8±13,7	85,8±13,8	94,1±10,6	103,2±11,3	17	17
I., II., III.	MF	94,8±17,4	82,8ᵃ±13,0	90,0±12,2	100,5±12,3	88	
	MK	98,3±12,4	94,9ᵃ±10,0	91,8±14,0	94,9±13,9	18	103

Herzfrequenz

Pat.-Gruppe	Anästhesie	1	2	3	4	Patienten-zahl	n
I.	MF	139,2±17,4	132,1±16,7	140,0±15,1	151,9±15,2	21	
	MK	146,6±18,8	152,7±13,9	147,7±11,4	151,1±13,6	9	30
II.	MF – B	123,2±18,1	114,0± 9,9	115,5±10,5	131,2±12,1	20	
	MF – Fr	130,6±12,2	124,6±17,2	125,3±15,9	134,1±14,4	30	56
	MK	121,6±19,5	100,2±24,0	133,3±21,8	128,3±20,8	6	
III.	MF	108,8±19,5	100,2±13,4	97,9±15,6	103,2±19,6	17	17
I., II., III.	MF	125,4±17,6	117,7±13,6	119,6±13,6	130,1±14,6	88	
	MK	134,1±18,9	143,0±16,6	140,5±16,6	139,7±17,2	15	103

ᵃ bezeichnete Werte sind statistisch signifikant (p = 0,05)

Die höchste Herzfrequenz wurde bei MK-Anästhesien gefunden. Die Pulsfrequenzvariabilität war bei allen Gruppen gering. Lediglich bei den älteren Kindern wurden Verminderungen der Pulsfrequenz am Ende der Operation gefunden. In den Gruppen 1 und 2 wurde die Körpertemperatur kontinuierlich gemessen (Tabelle 4). Die Mittelwerte der Temperaturveränderungen überstiegen 1 °C nicht. Auch waren die Temperaturschwankungen während der einzelnen Operationsphasen und bei Vergleich zwischen den Anästhesieformen gering (Abb. 3a). Bei den meisten Kindern stieg die Körpertemperatur während der Operation an. Eine Abkühlung der Kinder wurde vorwiegend in der ersten Hälfte des Eingriffes gefunden. Die Kleinkinder wiesen dabei bei Einleitung durchschnittlich höhere Temperaturen als die Säuglinge auf (Abb. 3b). Zur Operation der Lippen-Kiefer-Gaumenspalte wurde in Gruppe 2 POR 8 als lokales Vasokonstringens verwendet. In einigen Fällen erfolgte die Verdünnung desselben durch Xylokain. Bei Operation ohne Anwendung dieses Vasokonstriktors war in 80% der Fälle eine Bluttransfusion notwendig. Bei den Patienten der Gruppen 1 und 2 wurden intraoperativ auch Blutgasanalysen durchgeführt (Tabelle 5, Abb. 4). Es konnte dabei

Tabelle 4. Körpertemperatur während der Anästhesie mit Midazolam (Gruppe I. und II.). *MF*=Kombination Midazolam und Fentanyl, *B*=Bolus, *Fr*=fraktioniert, *MK*=Midazolam und Ketalar; *1*=Anästhesieanfang, *2*=Eingriffsmitte, *3*=Operationsende

Gruppe	Anästhesie	Körpertemperatur, x̄, SD in °C			Zahl
I.	Erwärmung				
	MF	36,92±0,58	37,10±0,69	37,27±0,73	13
	MK	37,01±0,40	37,25±0,44	37,44±0,36	7
	Abkühlung				
	MF	36,82±0,43	36,60±0,52	36,60±0,57	8
	MK	37,20±0,14	37,00±0	37,00±0	2
II.	Erwärmung				
	MF – B	37,00±0,52	37,30±0,59	37,35±0,60	20
	MF – Fr	37,20±0,38	37,30±0,39	37,50±0,39	10
	MK	37,05±0,25	37,22±0,12	37,47±0,09	4
	Abkühlung				
	MF – B	37,30±0,42	37,18±0,48	37,00±0,53	10
	MF – Fr	37,16±0,37	36,84±0,33	36,86±0,35	10
	MK	37,30±0	37,20±0	37,06±0	2
	MF zus.	37,02	37,00	37,06	71
	MK zus.	37,14	37,16	37,24	15

eine mäßige Hyperventilation ohne Veränderung des Basendefizites festgestellt werden. Alle gemessenen Werte waren innerhalb des Normbereiches. Die Mehrzahl der Patienten konnte bei Operationsende extubiert werden. Lag eine Myosis vor oder kam es zu keiner ausreichenden Spontanatmung (Kontrolle mittels Respirometer) wurde die restliche Opiatwirkung mit Naloxon antagonisiert (Tabelle 6, Abb. 5). Dies war häufig notwendig bei Säuglingen, selten bei Kleinkindern, bei welchen außerdem die

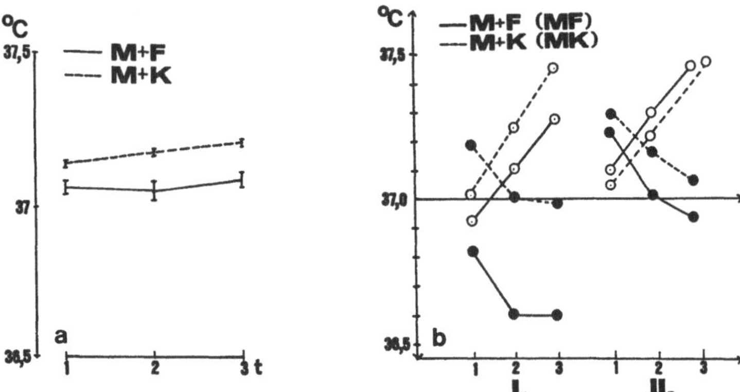

Abb. 3. a Durchschnittliche Werte der Körpertemperatur der Kranken bei der Anästhesie mit Midazolam und Fentanyl *(MF)* und Midazolam–Ketalar *(MK)*. Angeführt sind die Werte *1:* am Anfang, *2:* während, und *3:* am Operationsende; **b** Körpertemperaturschwankungen während des Eingriffs im Hinblick auf das Alter der Kranken und auf Anästhesiekombination. ●=Erwärmung, ○=Abkühlung

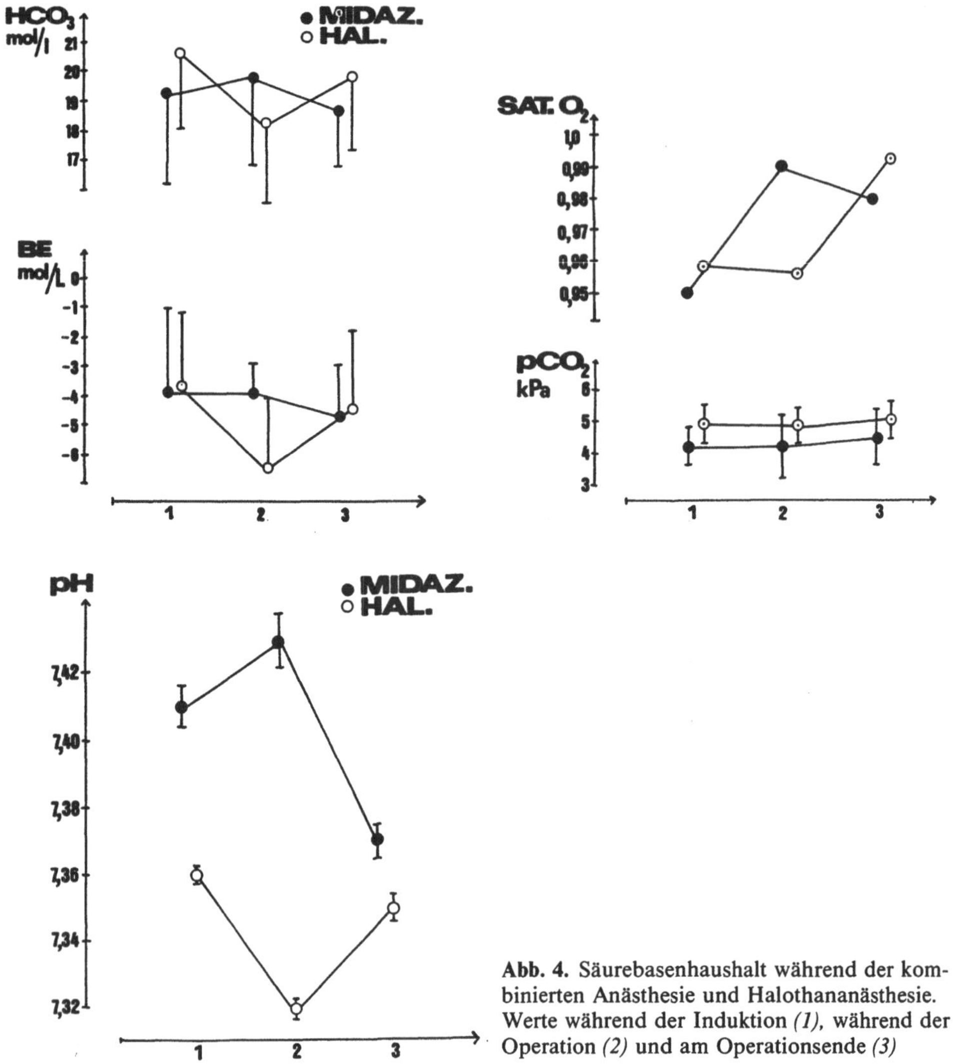

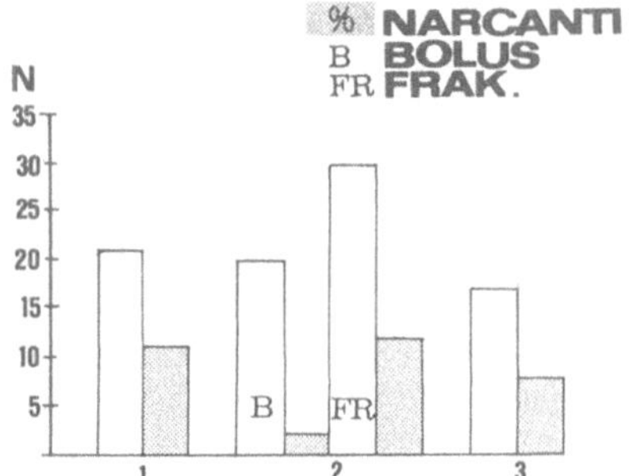

Abb. 4. Säurebasenhaushalt während der kombinierten Anästhesie und Halothananästhesie. Werte während der Induktion *(1)*, während der Operation *(2)* und am Operationsende *(3)*

Abb. 5. Antagonisierung von Fentanyl. Schwarze Felder zeigen die Häufigkeit in verschiedenen Gruppen (I., II., III.). Bei der III. Gruppe sind die Verhältnisse bei der Fentanyl-Gabe im Bolus (B) und fraktionierter i.v.-Gabe (FR) gesondert dargestellt

Tabelle 5. Säurebasenhaushalt: Inhalationsanästhesie mit Halothan im Vergleich zur balancierten intravenösen Anästhesie mit Midazolam

Blutgasanalyse		Vereinzelte Abnahmen					
		I		II		III	
		M	H	M	H	M	H
pH	$\bar{x}$	7,41	7,36	7,43	7,32	7,37	7,35
	±SD	0,06	0,02	0,08	0,03	0,05	0,04
	n	9	19	12	17	8	19
pCO_2	$\bar{x}$	4,23	37,47	4,26	35,93	4,48	37,15
kPa-M	±SD	0,65	4,69	0,97	4,63	0,89	4,32
torr-H	n	9	19	11	16	8	19
HCO_3	$\bar{x}$	19,25	20,71	19,79	18,26	18,76	19,87
mol/l	±SD	3,29	2,70	3,55	2,70	1,90	2,59
	n	9	19	11	17	8	19
BE	$\bar{x}$	−3,94	−3,57	−2,90[a]	−6,34[a]	−4,78	−4,42
mol/l	±SD	3,05	2,58	1,03	2,81	1,94	2,75
	n	9	19	11	17	8	19
SAT O_2	$\bar{x}$	0,95	95,93	0,99	95,66	0,98	99,38
%	±SD	0,04	4,53	0,01	4,80	0,00	1,61
	n	9	16	11	17	8	18

Die Werte bei Halothannarkosen sind in alten Einheiten. Die Werte bezeichnet mit [a] unterscheiden sich signifikant

Tabelle 6. Aufwachen und Antagonisieren von Fentanyl

Aufwachen		Gruppe I.	Gruppe II.		Gruppe III.
			Bolus	Frakt.	
	n	=21	=20	=30	=17
Antagonisierung mit Narcanti Gesamtdosis	µg $\bar{x}$	30,00	30,00	46,00	65,00
	±SD	10	14	10	17
	µg/kg KG	3,60	2,33	2,95	2,4
	n	11	2	12	8
% aller mit Narcanti		52,38	10,00	40,00	47,05
Spontanes	n	10	18	18	8
Aufwachen	%	47,62	90,0	60,0	52,95
Laryngospasmus	0	0	0	0
Insp. Stridor	2	0	0	0
Erbrechen	0	0	0	0

Bolustechnik verwendet wurde (MF-B). Nach Extubation traten Erbrechen oder Krämpfe nicht auf, bei 2 Kindern war die Intubation wegen einer schweren kraniofazialen Dysplasie erschwert. Nach der Extubation trat ein mäßiger inspiratorischer Stridor auf, welcher jedoch nach üblicher Therapie nachließ. Die Kinder waren bis etwa 1 Stunde nach dem Eingriff schläfrig. Nach einer halben bis 2 Stunden nach dem Eingriff wurden antipyretische Schmerzmittel appliziert, in manchen Fällen wurde Pentacozin angewandt. Eine postoperative Sedierung wie nach unserer Kombination typischerweise gefunden, erstellt unseres Erachtens im Vergleich zur Extubation nach Halothananästhesie einen großen Vorteil dar. Postoperativ kam es zu keinerlei Komplikationen.

Diskussion

Wir analysierten das Kreislaufverhalten während der Anästhesie mit Midazolam. Die Ergebnisse zeigen Veränderungen des Blutdrucks und der Pulsfrequenz, die aber durchschnittlich innerhalb der physiologischen Werte liegen. Der Blutdruckabfall nach der Intubation könnte durch die Venodilatation, das Nachlassen des peripheren Wiederstandes unter der Wirkung von Midazolam erklärt werden [12]. Es ist jedoch fragwürdig, ob man die präoperative Dehydration eines Säuglings und Kleinkindes, die noch über keine vollkommen entwickelte Kreislaufregulation verfügen, mit der eines Erwachsenen oder Versuchtieres vergleichen kann [1]. Der Blutdruckabfall nach der Intubation kann auch nur Normalisierung nach der vorübergehenden Erhöhung wegen intramuskulärer Verabreichung von Ketalar bedeuten. Eine gewisse Rolle bei dem Blutdruckabfall könnte auch die Bolus-Gabe einer relativ großen Dosis von Fentanyl spielen. In der Kinderanästhesie ist eine solche Beurteilung auch durch verschiedene Angaben von Normalwerten der physiologischen Variablen erschwert. So gibt Sumner [22] für Blutdruck im Alter vom 15. Tag bis 4 Jahre den Wert 96 mm Hg an, Bachmann [3] für das Alter von 1 bis 4 Jahre – zwischen 94 und 96 mm Hg, während Altemeyer et al. [2] und Smith [21] für das gleiche Alter einen Normalwert von 85 mm Hg anführen. Auch die Spannweite der Pulsfrequenz für dieses Alter ist sehr groß, in unserem Material dagegen ist sie viel kleiner. Da der Puls vom Monitor abgelesen und der arterielle Druck mit einer Manschette gemessen wurden, sind wir der Meinung, daß die Pulsangaben genauer sind. In unserem Material ist die Pulsfrequenz nach Intubation niedriger als der Ausgangswert. Diese Ergebnisse können auch mit den Angaben von Lebowitz et al. [11] verglichen werden, die die Wirkung des Midazolam und Thiopental auf das Herzkreislauf untersuchten. Sie haben ebenso einen Pulsfrequenzabfall schon 2 min nach Intubation gemessen und einen noch größeren nach 10 min. Bei der Induktion der nicht prämedizierten Kranken wurde Pulsfrequenzanstieg angeführt [20, 18]. Am Operationsanfang war der arterielle Druck immer noch niedriger als am Ausgangspunkt. Durchschnittliche Werte sind gleich für alle Anästhesien mit Midazolam, das Gleiche gilt für die Pulsfrequenz bei der Kombination MF.

Die Körpertemperatur der Kranken war während der Anästhesie mit Midazolam ziemlich stabil und lag innerhalb der physiologischen Werte, gegenüber dem Ausgangswert jedoch leicht erhöht. Man kann dies mit einer leicht erschwerten Wärmeabgabe unter den gegebenen Umständen erklären: durchschnittlich schnelle Induktion, kleines Operationsfeld am Kopf, relativ lange Operationen.

Der Säure-Basen-Haushalt der Kinder war stabil, die Sauerstoffversorgung gut, die metabolische Reaktion auf Anästhesie und Operation minimal. Im Vergleich zur dekompensierten metabolischen Acidose während der Operationen in Halothananästhesie [5], sind diese Verhältnisse mit Midazolam stabiler. Midazolam wurde mit Rücksicht auf Literaturdaten [8, 13, 18] gegeben; Säuglinge erhielten die höchsten Dosen wegen ihrer physiologischen Charakteristiken der Verteilung der Körperflüssigkeiten in bezug auf die Pharmakokinetik der intravenösen Anästhetika [19]. Die Midazolam-Effekte in der Induktion können nicht direkt mit den Ergebnissen anderer Autoren verglichen werden, weil die Induktion mit i.m. Gabe von Ketalar begonnen wurde. Wir stimmen mit den Autoren überein, die die Wichtigkeit der richtigen Applikation betonen, da durch Titrieren die Wirkung von Midazolam sehr verlängert wird [10, 18].

Das Aufwachen nach der Anästhesie war am günstigsten bei Anwendung der Bolustechnik. Diese Kinder benötigten am seltensten Naloxon. Naloxon wurde in höheren titrierten Dosen, als sie in der Literatur für Erwachsene angegeben sind [5], verabreicht. Das Aufwachen verlief ohne Erbrechen und ohne Spasmen, die oft bei der Inhalationsanästhesie auftreten, aber auch bei Alfentanil beschrieben werden [23].

Schlußfolgerung

Die Anästhesie der Kinder mit Midazolam und Analgetikum wird durch stabile Kreislaufverhältnisse, geringe Schwankungen der Körpertemperatur und des Säure-Basen-Haushaltes ausgezeichnet. Im Vergleich zur Inhalationsanästhesie ist das Aufwachen rasch und sanft. Diese Anästhesie ist wegen der pharmakologischen Eigenschaften der verwendeten Anästhetika vor allem für längere Eingriffe gut geeignet.

Literatur

1. Adams P, Gelman S, Reves JG, Greenblat DJ, Alvis JM, Bradley E (1985) Midazolam pharmacodynamics and pharmacokinetics in dogs during acute hypovolemia. Anesth Analg 64:185
2. Altemayer KH, Fösel Th, Breuking E, Ahnefeld FW (1984) Narkosen in Kindersalter. In: Rüsch W (Hrsg). Kernen, Stuttgart, S 21
3. Bachmann KD (1976) Physiologische Grundlagen. In: Dick W, Ahnefeld FW (Hrsg) Kinderanästhesie. Springer, Berlin Heidelberg New York, S 8
4. Bauer-Miettinen U (1983) Besonderheiten der Anäesthesie bei Säuglingen und Kleinkindern. Refresher Course Nr. 9:77. Deutsche Akademie für Anästhesiologische Fortbildung, München
5. Dick W, Milewski P, Knoche E, Traub E (1978) Zur klinischen Anwendung von Naloxon nach Kurznarkosen mit Opiatanalgetika. Anästhesist 27:272
6. Dornauer RJ, Aston R (1983) Update: midazolam maleate, a new watersoluble benzodiazepine. JADA 106:650
7. Gemperle M, Kapp W (1983) Midazolam and anaesthesia. Br J clin Pharmac 16:187 S
8. Gross JB, Edwards MW, Caldwell CB (1985) Dose – response curves for Midazolam in premedicated ASA III and ASA IV patients. Anasth Analg 64:124
9. Heizmann P, Eckert M, Ziegler WH (1983) Pharmacokinetics and bioavailability of midazolam in man. Br J clin Pharmac 16:43 S
10. Kapp W (1982) Midazolam – ein neues Benzodiazepin. Ein Beitrag zur Problematik der Benzodiazepine in der Anästhesie. Ketanest- und Benzodiazepin-Kombination in der Anästhesie. In: Langrehr D (Hrsg) Workshop anläßlich des ZAK, Berlin 1981. Perimed, Erlangen, S 35
12. Reves JG, Kissin I, Fournier S (1984) Negative Inotropic Effects of Midazolam. Anesthesiology 60:517

13. Miller R, Eisenkraft JB, Jaffe DH, Dimich I, Thys DM, Azer ShA (1980) Comparison of Midazolam with Thiopental for anaesthesia induction. Anesthesiology Review 7:21
14. Patschke D (1978) Naloxon. Prakt Anästh 13:127
15. Pečan M (1979) Disturbances in acid – base balance during anaesthesia in small children. Anesteziologija in intenzivna terapija. 5:311m U K C, Ljubljana
16. Pečan M (1982) The Emona paediatric breathing system – ten years of experiences. Anaesthesia, Volume of summaries – Sixth European Congress of Anaesthesiology, Abstr. 672, London
17. Pieri L (1983) Comparative pharmacology of midazolam. Br J clin Pharmac 16:175
18. Reves G, Fragen RJ, Vinik HR, Greenblatt DJ (1985) Midazolam: Pharmacology and Uses. Anesthesiology 62:310
19. Scholler KL (1978) Pharmakokinetische Besonderheiten in der pädiatrischen Anästhesie. Anästhesiologische Informationen 19:108
20. Sekulić A, Žunac Z (1984) Usporedba djelovanja midazolama i tiopentala na porast sistoličkog tlaka i pulsa za vrijeme intubacije. Anaesthesiologia Iugoslavica 9:225
21. Smith RM (1968) Anesthesia for infants and children (3rd ed) Mosby Company, Saint Louis, p 20
22. Sumner E (1982) Paediatric anaesthesia and intensive care. Anaesthesia Review 1:145, Churchill Livingstone, Edinburgh London Melbourne New York
23. Zindler M, Hartung E (1985) Alfentanyl. Panel-Diskussion: Technik, Varianten und Komplikationen der Kurznarkose mit Alfentanil. Urban & Schwarzenberg, München Wien Baltimore, S 131

Pharmakodynamik von Vecuronium beim Kleinkind nach intravenöser Narkoseeinleitung mit Ketamin

M. Schultz, W. Friesdorf, T. Fösel und K.-H. Altemeyer

Zusammenfassung

Bei Kleinkindern im Alter zwischen ein und sechs Jahren wurde das Wirkungsprofil von Vecuronium in einer initialen Dosierung von 0,08 mg/kg KG oder 0,1 mg/kg KG nach intravenöser Narkoseeinleitung mit Ketamin untersucht. Durch mechanische Messung der Kontraktionskraft des Musculus adductor pollicis nach supramaximaler Stimulation des Nervus ulnaris wurde der Relaxierungsgrad bestimmt. Folgende Meßwerte (angegeben als Median, x_{min} und x_{max}) kennzeichnen das Wirkungsprofil von Vecuronium in dieser Altersgruppe: Initialdosis von 0,08 mg/kg KG: Anschlagzeit (Zeit bis zu maximaler Wirkung) 150 s (110–360), 100%ige Blockade bei fünf von neun Kindern, D25 (Zeitdauer zwischen Injektion und 25% Erholung) 13 min (10–31), RI (recovery index, Zeitdauer zwischen 25% und 75% Erholung) 8,5 min (6,0–14,5), D90 (Zeitdauer zwischen Injektion und 90% Erholung) 27 min (20–44). Initialdosis von 0,1 mg/kg KG: Anschlagzeit 135 s (80–300), 100%iger Block bei allen Kindern, D25 19,5 min (12–32,5), RI 8,75 min (6,5–13,5), D90 35 min (22–45). Nur für die D25 ließ sich ein signifikanter Unterschied erheben.

Bei intravenöser Einleitung der Narkose mit Ketamin werden höhere Dosen für eine 100%ige Blockade benötigt als in der Literatur unter den Bedingungen einer primären Inhalationseinleitung mit Halothan beschrieben. Die Erholung von der neuromuskulären Blockade ist in dieser Altersgruppe jedoch so rasch, daß selbst nach einmaliger Bolusgabe von 0,1 mg/kg KG auch bei den meist kurzdauernden Operationen dieser Altersgruppe auf eine Antagonisierung verzichtet werden kann.

Einleitung

Vecuronium hat beim Erwachsenen von allen nichtdepolarisierenden Muskelrelaxanzien die kürzeste Wirkungsdauer, es ist frei von kardiozirkulatorischen Nebenwirkungen und seine Wirkung ist durch Cholinesterasehemmer rasch und zuverlässig antagonisierbar [2, 4, 5, 11].

In der Kinderanästhesie wird zur Intubation häufig Succinylcholin eingesetzt, da nichtdepolarisierende Muskelrelaxanzien wie Alcuronium oder Pancuronium aufgrund ihrer langen Wirkungsdauer für die meist kürzeren operativen Eingriffe nicht geeignet sind. Typische Nebenwirkungen des Succinylcholins, wie z. B. Herzrhythmusstörungen, Myoglobinurie sowie passagere Hyperkaliämien, erweisen sich meist nicht als folgenschwer, gefürchtet ist jedoch gerade beim Kind das Auslösen einer malignen

Hyperthermie durch Succinylcholin, das als eine der wesentlichen Triggersubstanzen gilt. Zudem sollte bei Verwendung von Succinylcholin immer vorher Atropin gegeben werden, wodurch zusätzliche Nebenwirkungen wie Tachykardie und Wärmestau hervorgerufen werden können. Da die folgenschweren Effekte des Succinylcholins mit der Depolarisation der motorischen Endplatte in Zusammenhang stehen, erscheint der Einsatz von nichtdepolarisierenden Muskelrelaxanzien gerade auch in der Kinderanästhesie erstrebenswert.

Es gibt erst wenige Untersuchungen über Vecuronium für die spezielle Altersgruppe der Kleinkinder [7, 8, 12, 16]. In allen bisherigen Arbeiten wurde das Relaxanz erst nach Inhalationseinleitung verabreicht, so daß von einer Beeinflussung der Wirkungsstärke und Wirkungsdauer durch das Inhalationsanästhetikum auszugehen ist [9]. Dosierungsangaben für eine ausschließliche intravenöse Narkoseeinleitung liegen nicht vor.

Ziel dieser Arbeit war daher unter diesen Bedingungen bei Kindern der Altersgruppe von 1–6 Jahren das Wirkungsprofil von Vecuronium in der Dosierung von 0,08 mg/kg KG und 0,1 mg/kg KG zu untersuchen.

Patientengut und Methodik

Das Patientengut umfaßte 24 Kinder, die zu chirurgischen Eingriffen in Intubationsnarkose vorgesehen waren. Die Alters- und Gewichtsverteilung der Kinder sind in der Tabelle 1 zusammengefaßt. Bei keinem der Kinder gab es anamnestische oder klinische Hinweise auf Leber- oder Nierenerkrankungen. Nach einem Randomisierungsplan wurde Vecuronium zur Intubation in zwei verschiedenen Dosierungen verabreicht: 9 Kinder erhielten 0,08 mg/kg KG, 15 Kinder erhielten 0,1 mg/kg KG. (Die ungleiche Anzahl in den beiden Gruppen kommt dadurch zustande, daß nachträglich die Säuglinge wegen offensichtlich unterschiedlicher Pharmakodynamik aus dieser Studie herausgenommen wurden.)

Die Prämedikation erfolgte oral ca. 90 min präoperativ mit 2 mg/kg KG Chlorprothixen (Truxal-Saft). Nach Legen eines venösen Zugangs wurde die Narkose mit 2 mg/kg KG Ketamin i.v. eingeleitet, auf Atropingabe wurde verzichtet. Vor Gabe des Muskelrelaxanz wurde die Relaxometrievorrichtung (s. Abb. 1) befestigt. Die elektrische Reizung (Vierfachreiz, train-of-four in Intervallen von 15 s) des N. ulnaris erfolgte über Klebeelektroden mit supramaximaler Stromstärke (Stimulator: Neuro-

Tabelle 1

Vecuroniumdosis	Alter (Jahre/Monat)	Gewicht (kg)
Gruppe I, N=9 0,08 mg/kg KG	3 0/12 (1 1/12–6/0)	14 (9,1–21)
Gruppe II, n=15 0,10 mg/kg KG	2 10/12 (1 1/2–6/0)	17 (10–22)

(Medianwerte, x_{max} und x_{min} in Klammern)

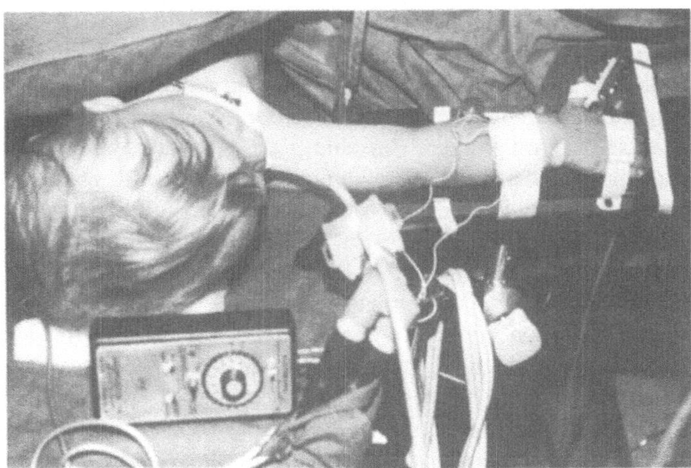

Abb. 1. Meßvorrichtung, befestigt am Arm eines dreijährigen Kindes. Einzelheiten siehe Text

stim T4, Fa. Hugo Sachs). Gemessen wurde die Kontraktionskraft des M. adductor pollicis longus, wobei im Unterschied zu dem von uns beschriebenen Meßprinzip [10] an einer Armschiene befestigte Meßfühler mit einer Federkonstanten von 10 N/mm zur Anwendung kamen, die die Messung einer praktisch isometrischen Kontraktionskraft ermöglichen.

Der erste Intubationsversuch erfolgte bei allen Kindern 90 s nach Vecuroniumgabe. Bei unzureichender Relaxierung wurde nach weiteren 30 s ein erneuter Versuch unternommen. Nach Intubation wurden die Narkosen mit einem Gemisch aus O_2/N_2O (Konzentrationsverhältnis 1:2) und Halothan mit maximal 1,5 Vol% im Inspirationsgemisch fortgesetzt. Die Beatmung erfolgte mit dem für Kinder modifizierten Erwachsenenkreisteil [1], dabei lag die Beatmungsfrequenz in der jeweiligen Altersnorm und der Beatmungsdruck war auf 15 cm H_2O begrenzt. Die Herzfrequenz wurde mit einem EKG-Monitor überwacht und der Blutdruck oszillometrisch gemessen (Dinamap).

Zur Bestimmung der pharmakodynamischen Eigenschaften von Vecuronium wurden die folgenden Parameter bestimmt: die Anschlagzeit (Zeit bis maximale Relaxierung erreicht ist), D25 (Zeitraum bis die erste Kontraktion nach Vierfachreiz wieder 25% vom Ausgangswert erreicht hat), RI (recovery index, Zeitraum zwischen 25%iger und 75%iger Erholung der ersten Kontraktion nach Vierfachreiz), D90 (Zeitraum bis zum Erreichen einer 90%igen Erholung der ersten Kontraktion nach Vierfachreiz).

Zur statistischen Berechnung auf mögliche Unterschiede zwischen den Gruppen wurde der Wilcoxon-Test für den Vergleich zweier unabhängiger Stichproben herangezogen.

Ergebnisse

Nach Vecuroniumgabe wurden weder Puls- noch Blutdruckänderungen beobachtet, es fanden sich keine klinischen Zeichen für eine Histaminfreisetzung. Während der Intubation wurde bei sechs Kindern ein Anstieg der Herzfrequenz beobachtet, bei elf Kindern kam es zu einem Abfall der Herzfrequenz von 10–35% für eine Dauer von wenigen Sekunden. Vagolytische Medikamente mußten in keinem Falle gegeben werden.

Die Ergebnisse für die Anschlagszeiten sowie für die Erholungszeiten sind in Tabelle 2 zusammengefaßt. Nach Gabe der höheren Dosis von 0,1 mg/kg KG wurde eine nicht signifikant kürzere Anschlagszeit gemessen, jedoch wurde bei allen Kindern nach dieser Dosis eine 100%ige neuromuskuläre Blockade gefunden und alle Kinder konnten 90 s nach Injektion von Vecuronium intubiert werden.

Nach Gabe der niedrigen Initialdosis von 0,08 mg/kg KG wurde bei 4 von 9 Kindern ein maximaler Block in der Größenordnung von 95% erreicht, zwei Kinder konnten erst nach 120 s intubiert werden. Leichte Bewegungen der Extremitäten konnten in beiden Gruppen bei ca. ⅔ der Kinder während der Intubation beobachtet werden, deutlich unterschiedlich dagegen war das Verhalten der Stimmbänder: bei neun von 15 Kindern nach 0,1 mg/kg KG Vecuronium wurde ein absoluter Stillstand der Stimmbänder gefunden, nach 0,08 mg/kg KG nur bei zwei von neun Kindern.

Bei Operationszeiten zwischen 20 und 50 Minuten mußte zum Operationsende bei keinem Kind die Wirkung von Vecuronium antagonisiert werden (s. auch Abb. 2).

Tabelle 2. Wirkungsprofil von Vecuronium bei Kleinkindern (1–6 Jahre)

Dosis	Zahl	Anschlagszeit (s)	D_{25} (min)	RI (min)	D_{90} (min)
0,08 mg/kg KG	9	150 (110–360)	13 (10–31)	8,5 (6–14,5)	27 (20–44)
0,1 mg/kg KG	15	135 (80–300)	19,5 (12–32,5)	8,75 (6,5–13,5)	35 (22–47)
Signifikanz		Ø	p < 0,05		Ø

(Medianwerte, x_{max} und x_{min} in Klammern)

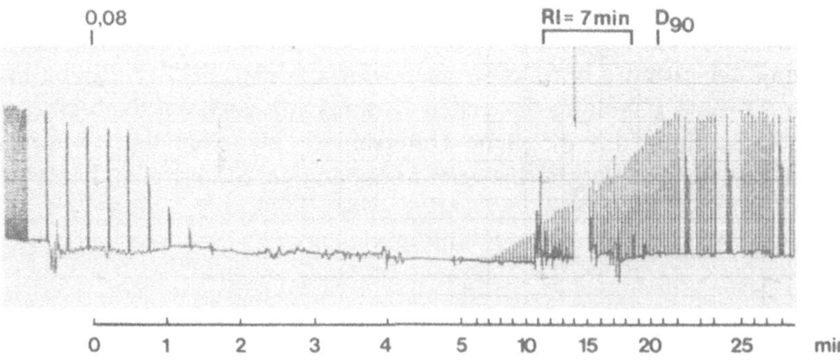

Abb. 2. Originalregistrierung: Typisches Myomechanogramm eines Kleinkindes nach Gabe von 0,8 mg/kg KG Vecuronium. Die Unterbrechung der Registrierung in der Erholungsphase ist bedingt durch den Transport vom Einleitungsprogramm in den Operationssaal

Diskussion

Wie auch schon für Erwachsene beschrieben, zeigte sich auch bei den Kleinkindern in unserer Studie keine klinisch relevante Veränderung im Herz-Kreislauf-Verhalten. Vagale Reaktionen bedingt durch die Intubation erwiesen sich als harmlos, da aber ausgeprägtere Bradykardien im Einzelfall nicht ausgeschlossen werden können, sollte unseres Erachtens bei Verzicht auf routinemäßige Atropingabe eine vorbereitete Spritze mit dem Vagolytikum bereitliegen.

Die von uns bei den Kleinkindern bestimmten Anschlagszeiten liegen unter den Werten, die für Erwachsene unter vergleichbaren Bedingungen mit drei [3] bis sechs [15] Minuten angegeben werden. Dieser Unterschied kann durch die kürzeren Kreislaufzeiten beim Kleinkind erklärt werden, wodurch das Relaxanz schneller zum Wirkungsort gelangt. Die Wirkungsstärke von Vecuronium lag in unseren Untersuchungen etwas niedriger als in der Literatur für Kleinkinder beschrieben. Während wir erst durch Gabe von 0,1 mg/kg KG bei jedem Kind eine 100%ige neuromuskuläre Blokkade erreichten, fanden Fisher und Miller [8] bereits bei einer Dosierung von 0,07 mg/kg KG immer eine vollständige Relaxierung. Diese Untersuchungen wurden jedoch nach einer Inhalationseinleitung mit Halothan durchgeführt, so daß hier eine Potenzierung durch das Inhalationsanästhetikum angenommen werden muß [9]. Um 90 s nach Injektion von Vecuronium in jedem Falle gute Intubationsbedingungen zu erhalten, mußten wir bei intravenöser Narkoseeinleitung eine Dosierung von 0,1 mg/kg KG applizieren. Die niedrigere Dosierung von 0,08 mg/kg KG ist prinzipiell zur Intubation ausreichend, wenn schlechtere Intubationsbedingungen oder längere Intubationszeiten akzeptiert werden.

Die von uns gemessene D25 einer Initialdosis von 0,1 mg/kg KG ist mit knapp 20 Minuten kürzer als beim Erwachsenen, bei dem unter vergleichbaren Bedingungen mit etwa 35 Minuten gerechnet werden muß [3, 8, 9, 15]. Eine Reduktion der Initialdosis auf 0,08 mg/kg KG verkürzt die D25 der Initialdosis signifikant auf 13 Minuten auf Kosten schlechterer Intubationsbedingungen.

Der recovery index (RI) als Maß für die Erholungsgeschwindigkeit liegt für beide Dosierungen mit ca. 8,5 Minuten unter dem für Erwachsene angegebenen Wert von etwa 13 Minuten [3].

Die von uns gemessene rasche spontane Erholung in der Altersgruppe der Kleinkinder steht in guter Übereinstimmung mit den Ergebnissen anderer Autoren [7, 8, 12, 16]. In dieser Altersgruppe ist der Extrazellulärraum größer als im Erwachsenenalter, so daß angenommen werden kann, daß ein Verdünnungseffekt bedingt durch einen größeren Verteilungsraum zu der vergleichsweise kurzen Wirkungszeit beiträgt. Zudem zeigten pharmakokinetische Studien bei Kleinkindern eine höhere Plasmaclearance bzw. eine kürzere Eliminationshalbwertszeit von Vecuronium als beim Erwachsenen [16]. Wie erste eigene Beobachtungen und Ergebnisse von Fisher und Miller [8] zeigen, muß bei Neugeborenen und Säuglingen jedoch mit einer erheblich längeren Wirkungsdauer gerechnet werden.

Für die praktische Anwendung von Vecuronium bei Kleinkindern können wir folgende Schlußfogerungen ziehen: Bei intravenöser Narkoseeinleitung im Kleinkindesalter (2.–6. Lebensjahr) empfehlen wir für Vecuronium eine initiale Dosierung von 0,1 mg/kg KG. Dabei kann nach unseren Untersuchungen 90 s nach Injektion die Intubation unter guten Bedingungen durchgeführt werden. Auf die Gabe von Atropin kann bei diesem Einleitungsverfahren verzichtet werden. Die Wirkungsdauer von Vecuronium ist nach einer einmaligen Dosis von 0,1 mg/kg KG in dieser Altersgruppe so kurz, daß nach typischen kurzzeitigen Eingriffen der Kinderchirurgie mit einer suffizienten Spontanerholung gerechnet werden kann.

Literatur

1. Altemeyer KH, Breucking E, Rintelen G, Schmitz JE, Dick W (1982) Vergleichende Untersuchungen zum Einsatz verschiedener Narkosesysteme in der Kinderanästhesie. Anästhesist 31:271
2. Agoston S, Salt P, Newton D (1980) The neuromuscular blocking properties of Org NC 45, a new pancuronium derivate, in anaesthetized patients, a pilot study. Brit J Anaesth (Suppl) 52:53
3. Agoston S (1983) Clinical pharmacology of vecuronium, a preliminary report on a multicenter study in 800 patients. In: Agoston S, Bowman WC, Miller RD, Viby-Mogensen I (eds) Clinical experiences with Norcuron. Excerpta Medica, Amsterdam Geneva
4. Buzello W, Nöldge G (1982) Repetitive administration of pancuronium and vecuronium (Org NC 45 Norcuron) in patients undergoing long lasting operations. Brit Anaesth 54:1151
5. Crul JF and Booij LHDJ (1980) First clinical experience with Org NC 45. Brit J Anaesth (Suppl) 52:49
6. Duvaldestin P, Lebrault C, Terestchenko MC, Strumza P (1983) Vecuronium in patients with liver disease. In: Agoston S, Bowman WC, Miller RD, Viby-Mogensen I (eds) Clinical experiences with Norcuron. Excerpta Medica, Amsterdam Geneva
7. Ferres CJ, Crean PM, Mirakhur RK (1983) An evaluation of Org NC 45 (vecuronium) in paediatric anaesthesia. Anaesthesia 38:943
8. Fisher DM, Miller RD (1983) Neuromuscular effect of vecuronium (Org NC 45) in infants and children during N$_2$O Halothane anesthesia. Anesthesiology 58:519
9. Foldes FF, Nagashima H, Ohta Y, Ono K, Chaudhy I, Kaplan R, Nguyen HD (1983) Modification of the neuromuscular blocking effect of vecuronium by various anesthetic agents. In: Agoston S, Bowman WC, Miller RD, Viby-Mogensen I (eds) Clinical experiences with Norcuron. Excerpta Medica, Amsterdam Geneva
10. Friesdorf W, Schultz M, Mehrkens HH (1984) Eine einfache Methode zur Bestimmung und Registrierung des Relaxierungsgrades. Anästh Intensivther Notfallmed 19:78
11. Gencarelli PJ and Miller RD (1982) Antagonism of Org NC 45 (vecuronium) and pancuronium neuromuscular blockade by neostigmin. Br J Anaesth 54:53
12. Goudsouzian NG, Martjn JJA, Liu LM, Gionfriddo M (1983) Safety and efficacy of vecuronium in adolescents and children. Anesth Analg 62:1083
13. d'Hollander A, Massaux F, Nevelsteen M, Agoston S (1982) Age-dependent dose – response relationship of Org. NC 45 in anaesthetized patients. Brit J Anaesth (Suppl) 54:65
14. Lienhart A, Guggiari M, Maneglia R, Cousin MT, Viars D (1983) Cardiovascular effects of vecuronium in man. In: Agoston S, Bowman WC, Miller RD, Viby-Mogensen I (eds) Clinical experiences with Norcuron. Excerpta Medica, Amsterdam Geneva
15. Nagashima H, Kaplan R, Yun HD, Duncalf D, Foldes FF (1983) Clinical pharmacology of vecuronium in patients with kidney disease. In: Agoston S, Bowman WC, Miller RD, Viby-Mogensen I (eds) Clinical experiences with Norcuron. Excerpta Medica, Amsterdam Geneva
16. Steinbereithner K, Fitzal S, Schwarz S, Semsroth M, Weindlmayr-Goettel M (1984) Pharmacocinétique et pharmacodynamique du vécuronium chez l'enfant. Cahiers d'Anésthesiologie 32:5

Sachverzeichnis